機能性タンパク質・ペプチド
と生体利用

日本栄養・食糧学会
監修

岡　達三・二川　健・奥　恒行
責任編集

建帛社
KENPAKUSHA

New Functions of Dietary Proteins and Their Derived-Peptides

Supervised by

JAPANESE SOCIETY OF

NUTRITION AND FOOD SCIENCE

Edited by

Tatsuzo Oka

Takeshi Nikawa

Tsuneyuki Oku

©Tatsuzo Oka et al.2010, Printed in Japan

Published by

KENPAKUSHA Co. , Ltd.

2-15 Sengoku 4-chome, Bunkyo-ku, Tokyo 112-0011, Japan

序　文

　機能性タンパク質・ペプチドとは，経口摂取したタンパク質の全体あるいは一部（ペプチド）が消化管での消化・吸収過程において始めて機能を発揮するようになるものを意味する。近年，高血圧や食欲減退など特定の疾患に効果のある機能性タンパク質・ペプチドが同定され，新規の機能性食材として注目されるようになってきた。しかしながら，コラーゲンを多くとると皮膚の老化（しわ）を防ぐことができるといった過剰な広告も氾濫しており，"機能性タンパク質やペプチドは本当に機能性があるの？" といった疑問が存在するのも事実である。なかでも，食品由来のタンパク質やペプチドは，基本的に経口摂取した場合，消化管でアミノ酸に分解されるのであまり効果は期待できないのではという問題が，機能性タンパク質・ペプチドの将来性を塞いでいた。

　ところが，近年，解析機器やペプチド合成技術の進歩に伴い，経口摂取したタンパク質が分解されずに，あるいは部分的に分解されただけで体内に吸収されることが徐々に明らかになってきた。小腸にはアミノ酸だけでなく，トリペプチドやジペプチドのトランスポーターが存在し，それぞれの遺伝子も同定された。さらに，分子量が約 8 万ダルトンにもなるラクトフェリンが経口投与後に体内へ移行していることを示唆する報告もなされている。

　そこで，以上のような問題を解決するため，2009年 5 月に長崎で開催された日本栄養・食糧学会では，「機能性タンパク質・ペプチドと生体利用」というタイトルのシンポジウムを立ち上げた。機能性タンパク質・ペプチドの機能性を科学的に実証してこられた先生方，あるいはその実用化を試みている先生方に発表していただいたところ，機能性食材としてのタンパク質・ペプチドの発展性と将来性を再確認できた。さらに，その反響は非常に大きく，作用機序などより詳細を知りたいという声が上がり，本書を編集するに至った。

　編集にあたり，シンポジウムでは揃えられなかった機能性タンパク質・ペプチドのトランスポーターと合成の専門家を加え，初学者から研究者に至るまで

ii

の幅広い読者層を対象として，本書を企画した。機能性タンパク質・ペプチドの生体利用（第1編），作用機序（第2編）から発現・合成（第3編）の全体を概説した本書は，これまで科学的な根拠の少なかった機能性タンパク質・ペプチドの基礎から応用にわたる最近の知見を読者に示すことができたと自負している。その際，読者が容易に理解できるよう，用語はできる限り日本栄養・食糧学会編『英和和英栄養・食糧学用語集』に従った。

　機能性食材としてのタンパク質・ペプチドの研究はまだ緒に就いたばかりであり，今後の発展が大いに期待される分野である。改訂に向けて，読者諸賢より忌憚のないご意見を賜れば幸いである。

　短期間に最新の知見を執筆していただいた著者各位に感謝するとともに，出版に際し全力を傾注された建帛社社長の筑紫恒男氏に深甚の謝意を表します。

2010年4月

責任編集者　岡　　達三

二　川　　健

奥　　恒　行

目　　次

序章　機能性タンパク質・ペプチドとは 〔岡　達三・二川　健〕

1．はじめに………………………………………………………………………… 1

2．機能性タンパク質・ペプチドの生体利用（第1編）………………… 1

3．機能性タンパク質・ペプチドの作用機序（第2編）………………… 3

4．機能性タンパク質・ペプチドの発現・合成（第3編）……………… 5

5．機能性ペプチド研究の難しさと問題点 ……………………………… 6

第1編　機能性タンパク質・ペプチドの生体利用

第1章　食品タンパク質から派生する血圧降下ペプチド 〔吉川　正明〕

1．はじめに………………………………………………………………………… 9

2．アンジオテンシン変換酵素（ACE）阻害ペプチド……………………… 9

　⑴　アンジオテンシン変換酵素阻害とは　　9

　⑵　ACE 阻害ペプチドの多様性　　10

　⑶　ACE 阻害作用測定の問題点　　15

　⑷　血圧降下作用測定の問題点　　17

　⑸　特定保健用食品としての ACE 阻害ペプチド　19

3．動脈弛緩ペプチド……………………………………………………………… 20

　⑴　Rubisco から派生する動脈弛緩ペプチド rubimetide　　21

　⑵　ナタネタンパク質由来の動脈弛緩ペプチド rapakinin　　22

（3）卵白アルブミン由来の動脈弛緩ペプチド ovokinin
　　およびovokinin（2-7）　23

（4）ovokinin（2-7）をもとにして設計された動脈弛緩ペプチド
　　novokininと遺伝子改変作物におけるその生産　24

（5）その他の動脈弛緩ペプチド　26

4．おわりに…………………………………………………………………… 26

第2章　食品タンパク質由来の脂質代謝改善ペプチド　　〔長岡　利〕

1．はじめに…………………………………………………………………… 31

2．乳由来のコレステロール代謝改善ペプチド（ラクトスタチン）……… 31

3．大豆由来のコレステロール代謝改善ペプチド………………………… 38

（1）リン脂質結合大豆タンパク質ペプシン分解物高分子画分
　　（SPHP または SPHP-p）　38

（2）ソイスタチン　40

4．卵白由来のコレステロール代謝改善ペプチド………………………… 41

5．ブタ肉由来のコレステロール代謝改善ペプチド……………………… 41

6．ウシ肉由来のコレステロール代謝改善ペプチド……………………… 41

7．食品タンパク質のアミノ酸配列以外の研究から発見された
　　脂質代謝改善ペプチド……………………………………………… 42

（1）アポリポタンパク質代謝研究から生まれた
　　コレステロール代謝改善ペプチド　42

（2）エンテロスタチンやその断片化ペプチドによる
　　コレステロール代謝改善作用　42

（3）肥満の研究から誕生した抗肥満ペプチド　43

8．グロビン由来のリパーゼ阻害ペプチド………………………………… 43

9．血圧降下ペプチドの脂質代謝改善作用………………………………… 43

10．大豆由来の抗肥満ペプチド……………………………………………… 43

11．おわりに………………………………………………………… 44

第3章　食品タンパク質由来の生理活性ペプチドによる多彩な神経調節作用　　〔大日向　耕作〕

1．食品タンパク質由来の生理活性ペプチド……………………………… 51

(1) はじめに　51

(2) 食品タンパク質由来のオピオイドペプチド　52

2．経口投与で有効な精神的ストレス緩和作用ペプチド………………… 53

(1) 精神的ストレス緩和作用（抗不安作用）の測定　53

(2) オピオイドペプチドによる抗不安作用　54

(3) 補体受容体アゴニストペプチドによる抗不安作用　56

(4) プロスタグランジン類による抗不安作用　58

(5) 強力な抗不安活性を示すジペプチド　60

3．経口投与で有効な摂食調節ペプチド…………………………………… 61

(1) 脳で調節される食欲　61

(2) オピオイドペプチドによる摂食調節作用　62

(3) 補体系とプロスタグランジンによる摂食調節機構　65

(4) 血圧降下ペプチドによる摂食抑制作用　66

4．経口投与で有効な学習促進ペプチド…………………………………… 67

(1) δ オピオイドペプチド rubiscolin　67

(2) 補体 C3a アゴニストペプチド［Trp^5]-oryzatensin(5-9)　68

(3) 牛乳 β-ラクトグロブリン由来の多機能性ペプチド β-lactotensin　68

5．おわりに………………………………………………………………… 69

第4章　廃用性筋萎縮に有効な抗ユビキチン化ペプチドの開発

〔二川　健〕

1．はじめに………………………………………………………………… 75

2．筋タンパク質のユビキチン化と廃用性筋萎縮………………………… 75

　(1)　ユビキチン化システム　75

　(2)　筋萎縮関連ユビキチンリガーゼ（MuRF-1，MAFbx/atrogin-1）　77

　(3)　Cbl-b と IGF-1 シグナル　79

3．ユビキチン化阻害による廃用性筋萎縮の治療の可能性………………82

　(1)　合成ペプチド Cblin（Cbl-b inhibitor）による，

　　　　IRS-1 ユビキチン化の阻害　82

　(2)　廃用性筋萎縮を予防する生理活性ペプチドとしての大豆ペプチド　83

　(3)　抗ユビキチン化ペプチド実用化の有益性と問題点　87

4．おわりに………………………………………………………………… 89

第5章　ミルクタンパク質ラクトフェリンの生体調節機能とそのメカニズム

〔島﨑　敬一〕

1．はじめに………………………………………………………………… 93

2．ラクトフェリンの分布・分泌・分離…………………………………… 93

　(1)　ラクトフェリンの分布　93

　(2)　ラクトフェリンの分離法　94

　(3)　ラクトフェリン分子の諸性質　96

3．ラクトフェリンの機能について…………………………………………97

　(1)　ラクトフェリンの本来の働きとは　97

　(2)　ラクトフェリンの微生物に対する働き　98

　(3)　ラクトフェリンは経口投与で有効　102

　(4)　ラクトフェリンとの関連が疑われる疾患　107

　(5)　ラクトフェリンは疾病の診断にも有効　107

4．ラクトフェリンはなぜ多機能なのか……………………………………108

　(1)　ラクトフェリン機能の発現メカニズムの考え方　108

　(2)　ラクトフェリンのマクロな視点での機能の説明　108

　(3)　ラクトフェリンは消化管内から体内へどう移行するか　109

5．ラクトフェリンの利用…………………………………………………110

　(1)　ラクトフェリンの様々な供給・利用形態　110

　(2)　組換えラクトフェリンの現状　111

　(3)　ラクトフェリンの安全性　111

6．おわりに……………………………………………………………………113

第2編　機能性タンパク質・ペプチドの作用機序

第6章　消化管内分泌系を介して作用する機能性ペプチド　〔原　　博〕

1．はじめに…………………………………………………………………127

2．消化管ホルモン〜消化管内分泌系と消化管における

　　ケミカルセンシング……………………………………………………128

3．CCK 分泌を促進する食品ペプチド …………………………………131

　(1)　CCK 分泌を直接刺激するカゼイン由来ペプチドの発見　131

　(2)　大豆に内在する食欲抑制ペプチド：$\beta 51-63$ペプチド　133

　(3)　フジマメ加水分解ペプチド〜より強力な CCK 分泌ペプチド　137

　(4)　CCK 産生細胞における食品ペプチドの認識機構　138

4．GLP-1 分泌を促進する食品ペプチドとその作用機構………………139

　(1)　GLP-1 分泌を刺激する食品ペプチド　140

　(2)　腸管での食品ペプチドによる GLP-1 分泌機構　141

　(3)　GLP-1 産生細胞における食品ペプチドの認識機構　143

　(4)　GLP-1 分泌を刺激する食品ペプチドの機能性　144

5．おわりに～ルミナコイドとしてのペプチドの新たな機能性…………145

第7章　ペプチド輸送におけるペプチドトランスポーターの役割
〔宮本　賢一〕

1．はじめに……………………………………………………………151

2．ペプチドトランスポーターファミリー………………………………151

　⑴　PEPT1　　153

　⑵　PEPT2　　155

　⑶　PHT1，PHT2　　155

3．ペプチドトランスポーターの基質認識性……………………………156

4．ペプチドトランスポーターの生理学的意義…………………………157

　⑴　ペプチド体とアミノ酸の吸収機構の違い　　157

　⑵　ペプチド輸送担体欠損マウスの特徴　　159

　⑶　薬物輸送とペプチドトランスポーター　　159

　⑷　機能性ペプチドと腸管吸収　　160

5．おわりに……………………………………………………………161

第8章　食事由来ペプチドの生体内での網羅的解析　　〔佐藤　健司〕

1．背　　景……………………………………………………………165

2．コラーゲンペプチドを摂取したヒト末梢血中のヒドロキシプロ
　　リン含有ペプチドの存在…………………………………………167

3．ヒト末梢血中の食事由来コラーゲンペプチドの構造………………168

4．プレカラムラベル法を用いた食事由来ペプチド
　　の同定法開発………………………………………………………170

5．ヒト血中に存在した食事由来ペプチドの機能………………………172

6．結論…………………………………………………………………173

第3編　機能性タンパク質・ペプチドの発現・合成

第9章　健康機能性 GABA 強化米の開発　〜 OsGAD2 の機能解析から遺伝子操作へ 〔赤間　一仁〕

1．はじめに…………………………………………………………………………… 179

2．健康機能性成分を強化した米の開発……………………………………………… 180

　⑴　機能性成分を米に蓄積させるための3つの基盤技術　180

　⑵　健康機能性米の開発　182

3．GABA を高濃度に含む健康機能性米の開発…………………………………… 183

　⑴　GABA の発見と生理作用　183

　⑵　GABA 代謝系と植物におけるストレス応答　185

　⑶　GABA を高濃度に含む米開発の背景とストラテジー　187

　⑷　本態性高血圧自然発症ラット（SHR）を用いた GABA 強化米の臨床試験　194

4．おわりに（GABA 強化米と健康機能性米の展望）……………………………… 198

第10章　最近のペプチド・タンパク質の化学合成について 〔大高　章〕

1．はじめに…………………………………………………………………………… 205

2．タンパク質の化学合成…………………………………………………………… 206

　⑴　タンパク質化学合成の問題点　206

　⑵　タンパク質の化学合成　208

3．高機能ペプチドの合成…………………………………………………………… 219

　⑴　膜透過性ペプチド　219

　⑵　Tag ペプチド　221

　⑶　機能が変化するペプチド　223

x

⑷ リン酸化ペプチド　225

⑸ ペプチド結合の生物学的等価体（ペプチドイソスター）　226

4．おわりに……………………………………………………………226

索　引……………………………………………………………232

序章　機能性タンパク質・ペプチドとは

岡　　達三[*]
二川　　健[**]

1.　はじめに

　ペプチドは，分子量がタンパク質とアミノ酸の中間に位置する。食事タンパク質や体タンパク質の分解に由来するものとアミノ酸から体内で合成されたものがあり，ペプチドホルモンや生理活性物質として作用している。長年，栄養学的にはペプチドはアミノ酸栄養を補完するものという位置づけであったが，近年，機能性食材としてのペプチドの発展が注目されており，ペプチド栄養学の研究が盛んに行われるようになってきた。本書は，このような経口摂取したタンパク質全体あるいはその消化産物（ペプチド）を「機能性タンパク質およびペプチド」として定義し，その基礎から応用にわたる最新の知見を概説する。読者が機能性タンパク質・ペプチド全体を概観できるように，その研究を生体利用，作用機序と発現・合成の3編に分けて説明する形式を採用した。

2.　機能性タンパク質・ペプチドの生体利用（第1編）

　タンパク質の一部分（アミノ酸が2個以上からなるペプチド）が特異なアミノ酸配列を有し，特別な生理機能を発揮する場合がある。一般的に，これらのペプチドはもとのタンパク質中では不活性であり，消化管での消化や食品加工

---

[*]　鹿児島大学農学部
[**]　徳島大学大学院ヘルスバイオサイエンス研究部生体栄養学分野

2　序章　機能性タンパク質・ペプチドとは

工程においてはじめて機能を発揮するようになる。このようなペプチドを"機能性ペプチド"という。消化されず全体で作用する場合あるいは機能性ペプチドの本体となるタンパク質を"機能性タンパク質"と呼ぶ。

　これまでに数多くの機能性ペプチドが報告されている。ペプチドが様々な生理作用を有する理由の一つは，ペプチドが多種多様な立体構造を取り得るからと考えられる。仮に，オクタペプチド（10個のアミノ酸からなるペプチド）を考えると，20（構造アミノ酸の種類）の10乗もの構造が異なるペプチドが作成できる。その結果，酵素や受容体などに特異的に結合できる構造を有するペプチド（拮抗阻害剤や活性化剤となりうる）ができやすい。さらに，もし機能性ペプチドの立体構造を決定できれば，それを基本構造に低分子化合物（薬剤）への開発にも利用できるであろう。

　本編では，まず，現在，最もよく研究されている機能性ペプチドである血圧調整ペプチドを取り上げた。このペプチド群は，血圧上昇に関わるアンジオテンシン変換酵素（ACE）を阻害することにより血圧を降下させる。乳製品やイワシタンパク質由来ペプチドが「血圧が高めの方に適した」特定保健用食品としてすでに実用化されている。次に，脂質代謝改善ペプチドを取り上げた。一次構造が同定されていないペプチドが多いものの，大豆から牛肉にいたるまでの様々な食材に存在するコレステロール代謝改善ペプチドの存在は，機能性ペプチドの将来性を示している。自然界には，まだ一次構造が決定されていないタンパク質が数多く存在しており，今後，新たな機能性ペプチドが発見される可能性は非常に高いといえよう。3つ目として，精神的ストレスの軽減作用や食欲調節作用などを有する神経調節ペプチドに関する最新の知見を列挙した。オピオイドなど神経調節作用のある生理活性物質はそのほとんどがペプチドであり，食物由来の機能性ペプチドが神経調節作用を有するのはある意味当然のことかもしれない。ストレス社会の現在において，精神を安定させる機能性食材の発見は，最も解決が望まれている栄養学的課題の一つである。機能性ペプチドはその候補として最右翼のものである。4つ目として，筋タンパク質代謝を調節するペプチドを挙げた。栄養学的には，骨格筋はアミノ酸の貯蔵庫とし

ての役割を担った臓器として研究されてきた。アミノ酸が筋タンパク質合成や分解に及ぼす研究は盛んであるが，カルノシンなどジペプチドが豊富に存在する臓器であるにもかかわらず，ペプチドが筋タンパク質代謝に及ぼす作用についてはほとんど研究されてこなかった。第4章では，廃用性筋萎縮（寝たきりや無重力環境など筋肉への負荷軽減により起こる筋萎縮）の原因酵素がユビキチンリガーゼ（分解すべきタンパク質にユビキチンを連結する酵素）であることを示した。そして，その酵素のユビキチン化活性をある種のペプチドが阻害できることを紹介し，機能性ペプチドを基にした新薬開発のモデルケースを示している。本編の最後には，多彩な機能を有するラクトフェリンについて概説している。本書では，唯一機能性タンパク質と呼ばれるものである。乳製品の機能性は多彩であるが，その主成分の一つであるラクトフェリンの性質から，抗菌作用を含む多くの生理活性について詳細に説明した。ラクトフェリンは分子量が非常に大きいタンパク質であるので，それが生体体内で機能性を有することを解明することは，機能性タンパク質・ペプチドがどのようにして作用しているかという本書の大きな課題の一つに答えを与えるものとなる。ラクトフェリンは消化管内から体内にどのように移行するのか，なぜ多機能なのかなどについて丁寧に説明されている。

　以上，5つのペプチド・タンパク質への機能性を具体的に列挙した。本編により機能性ペプチド・タンパク質の実用性や重要性を示している。

3.　機能性タンパク質・ペプチドの作用機序（第2編）

　食材由来の機能性ペプチドが学問として成立するためには，その作用機序を解明しなければならない。本編では，その作用機序として最も可能性が高い2つの経路，①　消化管内分泌系を介する経路と②　ペプチドトランスポーターを介する経路について，最新の知見を概説する。消化管の内分泌系は，食物の流入など腸管腔の情報を感知し消化管ホルモンを分泌することにより，消化酵素の分泌，消化管の蠕動運動，糖代謝や食欲などを調節するシステムである。

4　序章　機能性タンパク質・ペプチドとは

多くの消化管ホルモンは，食事摂取後血中レベルが上昇する。これは消化管が食品成分を感知したことを示す現象であり，ケミカルセンシングと呼ばれている。前者のペプチドは，このケミカルセンシング機構を利用して機能性を発揮するペプチドである。この機能性ペプチドは，体内に吸収される必要がないので，安全なだけでなく，ペプチド研究の大きな障害である体内への移行や安定性の問題を論じる必要がない。後者は，血液を介して作用する機能性ペプチドの作用機序である。古くは，消化により食事タンパク質はアミノ酸まで完全に分解され吸収されると考えられていた。近年，ジペプチドやトリペプチドを転送するトランスポーターが小腸細胞以外の細胞でも同定されるようになり，血液を介して作用する機能性ペプチドの作用メカニズムも徐々に明らかとなってきた。しかしながら，4個以上のアミノ酸からなるペプチドのトランスポーターは未だ見つかっていない。血液を介して作用する機能性ペプチドはアミノ酸が4個以上からなるものが多く，これらがどのように血液に取り込まれ，さらにはターゲット臓器の細胞に入っていくメカニズムの分子基盤は現在もなお不明のままである。

　一方，これまで機能性ペプチドの作用機序に関する研究が進展しなかった最も大きな原因は，生体内，特に血液内でのペプチド検出技術の遅れにあった。本編では，マススペクトロメトリーと高機能カラムクロマトグラフィー（HPLC）を駆使した，生体内での食事由来ペプチドの高感度かつ高精度な検出法を紹介する。本法により，これまで消化吸収過程でアミノ酸に分解され血液中にはほとんど存在されていないと考えられていた食事由来ペプチドが，血液中に高濃度（生理活性を有するのに十分な濃度）で存在することが明らかになった。これら一連の知見は，従来の栄養学の常識を覆す発見であり，機能性ペプチド研究の今後のさらなる発展の起爆剤になると期待されている。

4. 機能性タンパク質・ペプチドの発現・合成（第3編）

　機能性ペプチド研究を行うためには，精製度の高いペプチドが大量に必要である。ペプチドの作成には大きく2つ，タンパク質を酵素処理する方法と化学合成する方法があるが，ともに長所と短所を有している。前者は安価で大量にペプチドを作成できるが，混合物であり生理活性を有するペプチドを精製・同定するのは極めて困難である。また，タンパク質1分子は1から2カ所の機能性ペプチド配列を有しているのに過ぎないので，タンパク質に占める機能性ペプチドの含量は非常に少ない。一方，後者は単一のペプチドを得ることができるが，動物実験を行う量を得るには高額の研究費が必要である。ちなみに，かなり安価にはなってきたが，オリゴペプチドを95％の精製度で1グラム合成するのには約100万円の合成費が必要であった。おそらくこの価格が機能性ペプチド研究の律速条件になっていると考えられる。さらに，化学合成ペプチドを食材として用いる場合は，安全性も考慮しなければならない。

　本編では，これらの短所を改善し得る方法を2つ紹介する。ひとつは，遺伝子組換え技術を用いて，機能性タンパク質あるいはペプチドを高発現させた食材を作成する方法である。この方法では，目的とする機能性ペプチドのタンパク質1分子あたりの含量を増大させ，消化により効率的に機能性ペプチドを得ることができるだけでなく，どのような配列を持ったペプチドでも作成できるという利点がある。もうひとつは化学合成法であるが，単なる大量合成法だけでなく，非天然アミノ酸やタグを含む人工ペプチド・タンパク質の作成方法やその特徴について述べた。これらは，動物レベルでペプチド研究を展開している研究者に非常に有用な知見であるので，ぜひ参考にしていただければと考えている。

5. 機能性ペプチド研究の難しさと問題点

　本書は，機能性ペプチドに関する事項を可能な限り網羅したつもりである。しかしながら，その研究が緒に就いたばかりであり，実際には，まだ，安全性や毒性については解析が進んでいない。タンパク質に含まれ，天然に存在するものであるので，毒性などは低いと考えられているが，ペプチドにしたことにより可溶性など化学的性質に変化を及ぼすことはしばしば経験することである。さらに，アミノ酸と異なり抗原性は高まっているはずであり，大量に摂取した場合のアレルギー反応なども必ず解決しなければならない問題となるであろう。

　栄養学的には，生体内でのペプチドの不安定さを克服する必要があるだろう。血液中で作用するペプチドならまだしも，骨格筋や脳などで作用するペプチドになるとある程度の安定性が担保される必要がある。また，筋膜や血液－脳関門などを通過できるかどうかなども今後さらに詳細に解析すべきであろう。

　本書などを通し機能性タンパク質・ペプチドの研究がさらに活性化し，近い将来上記の問題が解決されるとともに，栄養学分野におけるペプチドの有用性が確立することを強く望む次第である。

第1編
機能性タンパク質・ペプチドの生体利用

第1章 食品タンパク質から派生する
血圧降下ペプチド
………吉川　正明・大日向耕作・山田　優子

第2章 食品タンパク質由来の
脂質代謝改善ペプチド
………………………長岡　利

第3章 食品タンパク質由来の生理活性ペプチド
による多彩な神経調節作用
………大日向耕作・吉川　正明

第4章 廃用性筋萎縮に有効な
抗ユビキチン化ペプチドの開発
………中尾　玲子・真板　綾子・東端　晃・
寺尾　純二・奥村　裕司・二川　健

第5章 ミルクタンパク質ラクトフェリンの
生体調節機能とそのメカニズム
………………………島﨑　敬一

第1章　食品タンパク質から派生する血圧降下ペプチド

吉川　正明*　大日向耕作**
山田　優子**

1.　は じ め に

　わが国における高血圧患者は3,400万人といわれており，その予備軍に相当する正常高値血圧者を含めると5,000万人以上の人が，日頃からの血圧値に留意する必要があるとされている。今日では様々なタイプの高血圧薬が開発されているが，その予防には食品をも含めた広い視点からの対策が必要である。

　食品タンパク質から派生するオリゴペプチドの中には，循環系，消化器系，免疫系，神経系等に対して多様な作用を示すものがあることが判明しており，それらを種々の生活習慣病予防の目的で有効利用することが期待されている。食品タンパク質由来のペプチドの中で，実際に血圧降下作用が確認されているものとしては，アンジオテンシン変換酵素（ACE）阻害ペプチド，および動脈弛緩ペプチドがある。以下では，これらの構造と特性について記述する。

2.　アンジオテンシン変換酵素（ACE）阻害ペプチド

（1）　アンジオテンシン変換酵素阻害とは

　動脈収縮作用とアルドステロン産生促進作用によって強力な血圧上昇作用を

---

*　大阪大学大学院工学研究科フロンティア研究センター
**　京都大学大学院農学研究科食品生物科学専攻

10 第1章 食品タンパク質から派生する血圧降下ペプチド

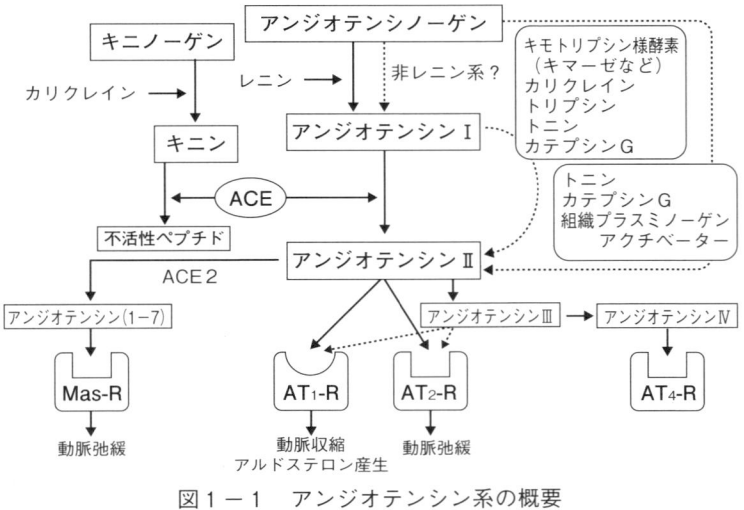

図1－1　アンジオテンシン系の概要

示すアンジオテンシンⅡは，レニンの作用によりアンジオテンシノーゲンから生成したアンジオテンシンⅠ（DRVYIHPFHL）のC末端から，アンジオテンシン変換酵素（ACE）によってジペプチド（HL）が除去されることにより生成する。今日では，これ以外に，図1－1に示したように，キマーゼやカリクレインの作用によってアンジオテンシンⅡが生成する経路も判明しているが，循環系ではACEを介する系が主要経路である。また，ACEは動脈拡張・血圧降下作用を有するブラジキニン（RPPGFSPFR）の分解に関与するキニナーゼⅡと同一酵素であることから，本酵素の阻害物質は昇圧ペプチドであるアンジオテンシンⅡの生成の阻害と降圧ペプチドであるブラジキニンの分解の抑制という2種類の機構により血圧降下作用を示す。

（2）　ACE阻害ペプチドの多様性

蛇毒由来のキニナーゼⅡ阻害ペプチドを基にして設計されたcaptoprilをはじめ，種々のACE阻害物質が血圧降下薬として用いられている[1]。タンパク質由来のACE阻害ペプチドの最初の例としては，ゼラチンの微生物コラゲナーゼ消化物からの報告がある[2]。丸山らは牛乳カゼインのトリプシン消化物

2. アンジオテンシン変換酵素（ACE）阻害ペプチド　11

から，3種類の ACE 阻害ペプチド（FFVAPFPEVFGK，AVPYPQR および TTMPWL）を単離した[3-5]。これらのうち，FFVAPFPEVFGK および TTMPWL は α_{s1}-カゼインに由来し，血圧降下作用を有する。一方，AVPYPQR は β-カゼインに由来するが，真の阻害物質ではなく ACE 基質であり，ACE によって C 末端からジペプチド単位で切断される。最終的に，ACE 阻害作用の弱い AVP，YP および QR まで分解されるため，血圧降下作用は示さない[6]。一般的に，複数の基質が共存する場合，お互いに拮抗し，見かけ上の酵素阻害活性を示し得る。ACE は基質特異性が広いジペプチジルカルボキシペプチダーゼであるため，アンジオテンシン I およびブラジキニン以外にも，エンケファリン，サブスタンス P 等，多くの内因性ペプチドをその基質とする。それゆえ，これらの内因性ペプチドも見かけ上の ACE 阻害活性を示すことが知られている。種々のタンパク質の消化物中にも ACE の基質となるペプチドが多数存在するため，タンパク質の酵素消化物の多くが，程度の差はあれ，見かけ上の ACE 阻害活性を示し得るのである。カゼイン以外にも種々の動物性および植物性食品タンパク質の酵素消化物から ACE 阻害ペプチドが単離されている（表 1 - 1）。タンパク質消化物や単離したペプチドが in vitro で強力な ACE 阻害活性を示すにもかかわらず，血圧降下作用を示さないことにしばしば遭遇するが，その原因の一つは，問題のペプチドが真の阻害物質ではなく，基質であることによるものである。共存基質による酵素反応の阻害は一時的なものであり，反応の進行により，それが消費されるとともに消失する。したがって，持続的な酵素阻害が必要な in vivo の血圧降下のアッセイ系では，前述の AVPYPQR の例のように，ACE 基質ペプチドは無効であることが多い[6]。ACE 阻害活性の測定前に ACE と数時間のプレインキュベーションを行った後に，阻害活性を測定することによって，そのペプチドが，真の ACE 阻害ペプチドであるか，または ACE 基質ペプチドであるかを見分ける必要がある[12]。真の ACE 阻害物質の場合，プレインキュベーションの有無にかかわらず，その IC_{50} 値は不変であるが，ACE 基質ペプチドの場合は，プレインキュベーションにより変化する。プレインキュベーションによって ACE 阻害活性が低下す

12   第1章　食品タンパク質から派生する血圧降下ペプチド

表1-1　食品タンパク質由来のアンジオテンシン変換酵素阻害ペプチド

構造	起源	IC$_{50}$（μM）	参考文献※
GPAGAP（O）*	ゼラチン	8.3	2
FFVAPFPEVFGK	α_{s1}-カゼイン	77	3
AVPYPQR**	β-カゼイン	15	4
TTMPWL	α_{s1}-カゼイン	16	5
PTHIKWGD**	マグロ	0.9	7
LSP	α-ゼイン	1.7	8
LRP	α-ゼイン	0.27	8
IPP	β-, κ-カゼイン	5	9
VPP	β-カゼイン	9	9
LKPNM***	かつお節	2.4	10, 11
IWHHT***	かつお節	5.8	10
IKP	かつお節	1.6	10
IY	かつお節	2.3	10
IKW	鶏肉	0.21	12
VY	イワシ	11	13
LVY	ゴマ	1.8	14

*P（O）はヒドロキシプロリン残基　**基質ペプチド　***プロドラッグ型ペプチド
※　章末の文献番号を示す。

るようなペプチドの場合は，ACE の作用によって派生した，主にジペプチドか
らなる混合物の弱い阻害活性によることを意味している。特に，4 残基以上の
ペプチドについては ACE の基質となる可能性が大であるので注意を要する。
筆者らの経験では，ACE とのプレインキュベーションにより，阻害作用の低下
が1/2程度である場合には血圧降下作用を示すこともあるが，1/5～1/10程度ま
で低下する場合は血圧降下作用を示さないことが多い[12, 15]。

　ACE の基質となるペプチドの中には，分解によって派生したペプチドが元
のペプチドよりも強力な ACE 阻害活性を有する場合がある。例えば，かつお
節のサーモリシン消化物から単離された LKPNM（IC$_{50}$＝2.4 μM）は，ACE と
のプレインキュベーションにより，元のペプチドより約 8 倍強力な LKP（IC$_{50}$
＝0.3 μM）と阻害活性のない NM に分解される[9]。LKP を SHR（自然発症高
血圧ラット）に経口投与した場合，最大の血圧降下作用は投与 2 時間後に見ら
れるのに対し，LKPNM の場合は投与 4 時間後に最大の血圧降下作用が見られ，
captopril に近いタイムコースを示すこともわかった（図1-2）[11]。このよう

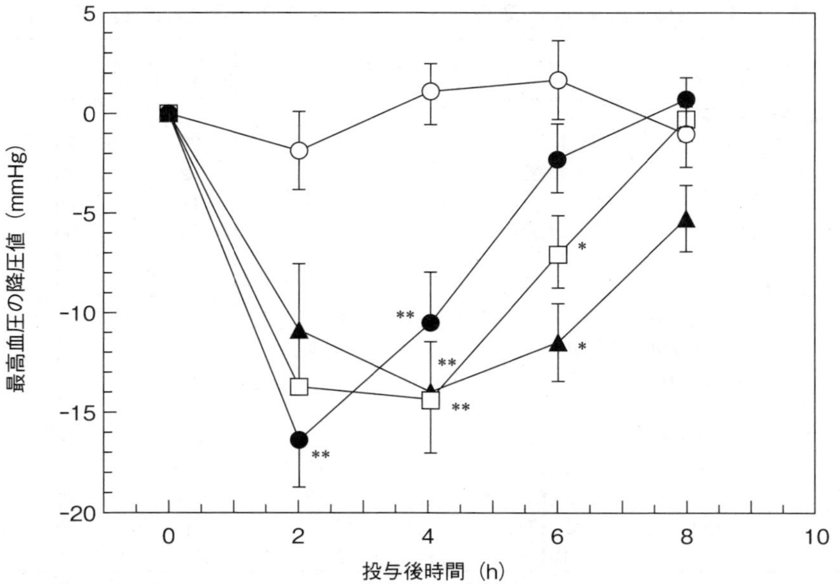

2．アンジオテンシン変換酵素（ACE）阻害ペプチド　　13

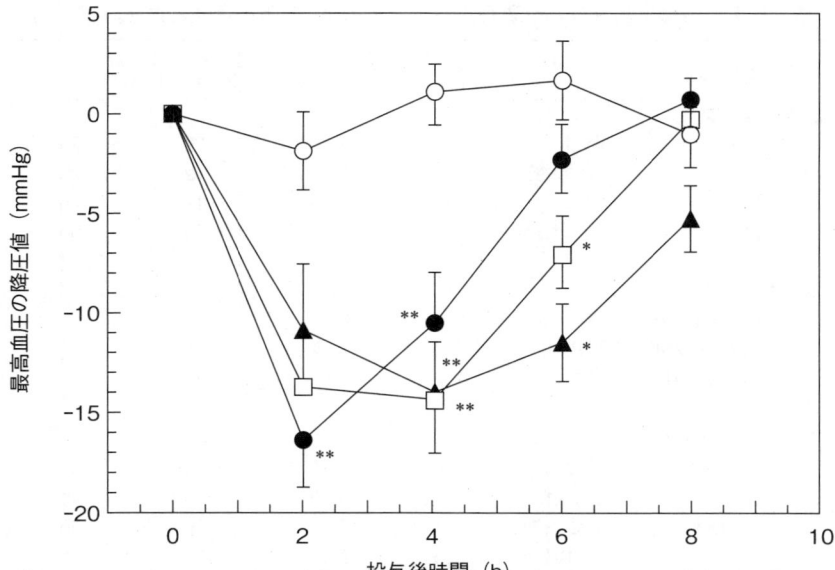

図1－2　LKP，LKPNM とカプトプリルを等モル経口投与した際
　　　　の SHR に対する血圧降下作用[11]

SHR に対し，LKP（●），LKPNM（▲）とカプトプリル（□）を等モル（25 μmol/kg）
経口投与した際の血圧降下作用。対照群（○）。
値は平均値 ± S.E.（n = 8），　＊：$p < 0.05$，　＊＊ $p < 0.01$

　なペプチドを，プロドラッグ型の ACE 阻害ペプチドと呼ぶ。ACE 阻害を持つ
ジペプチドのすべておよびトリペプチドの多くは真の阻害物質であるが，それ
らを経口投与した際の血圧降下作用は一般的に持続時間が短いのに対して
（2～4時間），プロドラッグ型 ACE 阻害ペプチドは持続時間が長い傾向があ
る（4～8時間）（表1－2）。これは，腸管吸収速度が遅いことや，活性型ペ
プチドへの変換に時間を要するためと考えられる。
　ペプチドを経口投与した際の血圧降下作用と ACE 阻害活性の相関が少ない
他の理由としては，消化管プロテアーゼに対するペプチドの抵抗性の問題があ
る。経口投与されたペプチドが消化管で遭遇する，ペプシン，トリプシンおよ
びキモトリプシンまたはパンクレアチンで消化した後の ACE 阻害活性を確認
する必要がある。なお，見かけ上の ACE 阻害ペプチドの中には消化管プロテ

14 第1章 食品タンパク質から派生する血圧降下ペプチド

表1-2 各種食品タンパク質由来ペプチドのACE阻害活性と血圧降下作用

タイプと構造	由　来	$IC_{50}(\mu M)$		経口投与後の降圧作用* (max, Δ mmHg)	
		− Preinc.	＋ Preinc.		
阻害剤タイプ					
LW	卵白	6.8	6.6	−22	2h
IY	かつお節	2.1	1.9	−19	2h
IKW	鶏肉	0.21	0.18	−17	4h
IKP	かつお節	1.6	1.8	−20	6h
基質タイプ					
FKGRYYP	鶏肉	0.55	34	0	
FFGRCVSP	卵白	0.4	4.6	0	
ERKIKVYL	卵白	1.2	6	0	
プロドラッグタイプ					
LKPNM	かつお節	2.4	0.76	−23	6h
LKP	(活性型)	0.32	0.32	−18	4h
IWHHT	かつお節	5.8	3.5	−26	6h
IWH	(活性型)	3.5	3.5	−30	4h

*SHRに経口投与（60 mg/kg）後の血圧を2時間おきに測定，最大降圧値（収縮期血圧）とそれを示す時間。

アーゼによって真の阻害ペプチドに変換されるものもあり，このようなペプチドもプロドラッグ型ACE阻害ペプチドに分類され，血圧降下作用を示す。以上のことを踏まえ，経口投与の際に実際に血圧降下作用を示すペプチドのみを得る方法としては，ペプシンおよびパンクレアチン処理したサンプルを出発物質として単離・精製を行う方法がある[15]。

　ペプチドの腸管吸収性も重要な問題と考えられる。いくつかのACE阻害ペプチドについては，経口投与後，微量が動脈壁から回収されている[16]。表面に酸性多糖類を多く含む内皮細胞は，正電価をもつペプチドを吸着するが，動脈壁に吸着されたペプチドは，その部位においてアンジオテンシンⅡの生成を阻害することによって血圧降下に寄与していると考えられる。その他，腸管上皮モデルとして，Caco-2細胞を用いて，ペプチドの吸収を評価する系もある。しかし，これらの系を用いて得られたペプチドの吸収性と血圧降下作用については必ずしも明確な相関は得られていない。

ペプチドの ACE 阻害作用と血圧降下作用が相関しない原因の可能性としては，後述するように，ACE 阻害作用に基づいて単離されたペプチドでも，実際の血圧降下作用は動脈弛緩作用等，ACE 阻害以外の作用機構に基づいている場合がある[17, 18]。IC_{50}値が10^{-4}M以上の ACE 阻害ペプチドについては，*in vivo* で実際にこのような高濃度に到達する可能性は低いので，もし，実際に血圧降下作用を示す場合は，体内において活性化される場合や，ACE 阻害以外の機構による可能性を想定する必要がある。

ACE 阻害作用に基づいて単離したペプチドの降圧作用については，主に SHR を用いて評価されているが，筆者らが追試したところ，いくつかの ACE 阻害ペプチドについては，報告されているような血圧降下作用は認められなかった。例えば，酸乳由来の ACE 阻害ペプチド IPP（$IC_{50} = 5 \mu M$）については，SHR に対する0.3 mg/kgの単回経口投与で有意な降圧作用を示したと報告されているが[19]，追試では確認できないという複数の研究者のコメントがあった。そこで筆者らも検討したところ，その用量では有意な降圧作用は認められず，10倍以上の投与量が必要であった[20]。なお，現在では，本ペプチドが0.3 mg/kgで血圧降下作用を示すという結果が再現できないことは，原著者によっても認められている。

（3） ACE 阻害作用測定の問題点

食品タンパク質から派生する ACE 阻害ペプチドに関しては膨大な研究が報告されているが，これらの論文を読み，また，特定保健用食品学術専門委員として ACE 阻害ペプチドに関する研究に関する助言を求められた過程で感じたことは，すでに専門誌に掲載されているものも含めて，この領域に関するデータの質が，妥当なものから方法論を誤ったものまで極めて多様で，いわば玉石混淆であるといわざるを得ない状況である。以下に，これまでに気付いた問題点の詳細を述べる。

酵素科学の基本原則として，反応が時間および酵素量に対して直線性を示す条件で阻害実験を行う必要がある。直線性がない領域での実験では，正しい

16 第1章 食品タンパク質から派生する血圧降下ペプチド

IC$_{50}$値は得られないからである。筆者らの経験では，hippuryl-His-Leu（HHL）を基質として用いた Cushman らの方法ないしは変法の場合[21]，阻害剤を添加しない条件で，ブランク値を差し引いた ΔOD228 nm が0.4～0.5付近になるよう，酵素量および反応時間を設定するのが最適である。この値が大きすぎる場合は，基質 HHL の消費が無視できないため直線性からのずれが大きくなり，正しい阻害率は得られない。一方，小さすぎる場合は阻害率の精度が悪くなる。

IC$_{50}$を求める場合，ペプチド濃度は片対数グラフの対数軸にプロットするのが薬理学的常識であるが，驚いたことに，このことを守っていない論文が散見される。極端な場合は，片対数グラフを用いず，ペプチド濃度1点における阻害率と，ペプチド無添加の2点の値から50％阻害に要する濃度を求めたような論文がある[22, 23]。通常，サンプルの濃度を10倍刻みに割り振って，50％阻害に要する濃度を概算し，阻害率が50％以下および以上となるような数点の濃度を選んで，片対数グラフ上で，必ず内挿点として，IC$_{50}$値を求める。なお，阻害率が20％以下および80％以上では，直線性からのずれが大きいので，プロットには採用しない。このような実験を少なくとも2回行い再現性を確認した上で，求めた IC$_{50}$値の条件で阻害実験を行い，実際に酵素反応が50％阻害されることを確認する。真の阻害物質の場合，IC$_{50}$値の再現性は良好であるが，ACE 基質による見かけ上の阻害の場合は再現性が良好でない傾向がある。

なお，IC$_{50}$値は，用いた基質とその濃度によって異なるので，HHL を基質として求めた IC$_{50}$値は，生理的条件下でアンジオテンシン I やブラジキニンの分解を50％抑制する濃度とは必ずしも一致しないことに留意する必要がある。

ペプチドの血圧降下作用が ACE 阻害によるかどうかを見分けるには，観血法による血圧測定において，アンジオテンシン I による昇圧を抑制できるが，アンジオテンシン II による昇圧は抑制できないことを確認するという方法がある。また，*in vitro* で摘出動脈を用い，アンジオテンシン I による収縮は抑制するが，アンジオテンシン II による収縮を抑制しなければ，ACE 阻害によると判定できる。例えば，AT$_1$アンタゴニストはアンジオテンシン I および II のいずれによる血圧上昇と動脈収縮を抑制する点で，ACE 阻害物質とは異

2. アンジオテンシン変換酵素（ACE）阻害ペプチド　17

なる。

　次に，阻害剤の探索の場合，酵素活性の低下をもって生理活性と評価するため，阻害物質以外による活性の低下を伴わないよう留意する必要がある。例えば，HPLC によって分画したフラクションを乾固して測定する場合は，トリフルオロ酢酸等展開液に由来する物質の混入により，酵素反応時の pH が変動しないよう留意する。ACE の場合は，重金属やキレート剤の混入により活性が低下することにも留意する必要がある。

　ACE は亜鉛を必須金属とする酵素であるため，キレート作用を持つ物質により，非拮抗的に阻害される。一方，ペプチドおよびアミノ酸自体も，キレート作用を有していることに留意せねばならない。ただし，*in vivo* では，多価金属イオンの濃度が高いため，キレート作用に基づいた ACE 阻害作用は，血圧降下作用に反映されにくい傾向がある。阻害がペプチドのキレート作用に基づくかどうかは，同じく亜鉛を必須金属とするカルボキシペプチダーゼ A に対する阻害作用を有するかどうかによって，ある程度判定できる。

　さらに，阻害の様式を判定するための逆数プロットを，ACE の作用により HHL から派生した hippuric acid（馬尿酸）を酢酸エチルにより抽出するという方法で行っている論文もみられるが，この方法は，IC_{50} の測定には適用できるが，逆数プロットには不向きである。この方法では，典型的な拮抗型阻害物質である captopril でも，プロットは y 軸の 1 点には交わらず，拮抗型阻害でないと誤認される。これは，酢酸エチル－水の 2 層系による馬尿酸の分配が平衡反応であり，酢酸エチル層への移行が濃度に対して直線的でないことによるものである。本法は，IC_{50} 測定には便宜的に適用できるが，厳密な精度を要する逆数プロット実験には不向きで，逆数プロットを行うには，反応生成物を直接測定できる蛍光基質等を用いたアッセイ法が必要である[24]。

（4）　血圧降下作用測定の問題点

　次に血圧降下作用の測定に関する問題点も少し取り上げてみたい。

　血圧降下作用の測定法としては，動物の動脈内に麻酔下でカテーテルを挿入

18 第1章 食品タンパク質から派生する血圧降下ペプチド

し，圧トランスデューサーを介して連続的に測定する，いわゆる観血法と，尾動脈の血圧をテイルカフを介して測定するテイルカフ法がある。作用機構に関する研究には観血法が向いているが，食品由来ペプチドの場合は，経口投与後に無麻酔下で測定できるテイルカフ法が便利である。なお，一般的に内因性ペプチドも含めて，血圧降下物質を静脈内投与した場合の降圧作用は持続性がない場合が多いが，これは多くの場合，物質の投与に伴う血圧の急激な降下に伴って，生体の血圧上昇機構が作動し，降圧作用がキャンセルされることに基づくものであり，経口投与した際の降圧作用に持続性がないことを必ずしも意味するものではないことに留意する必要がある。

　食品タンパク質から派生するペプチドは正常血圧を降下させないことから，SHR のような，自然発症型高血圧モデルラットが通常用いられる。無麻酔下で実施するテイルカフ法で再現性のあるデータを得るには，動物を測定装置に慣れさせる必要がある。週1回のトレーニングを4〜5回繰り返し，血圧測定中の少なくとも数時間は血圧変動がない状態まで慣らしたことを確認した上で，投与実験を行う。トレーニングを繰り返しても，どうしても血圧が安定しない動物が出るため，少し多い数の動物を用いてトレーニングを開始し，合格したもののみを使用する。SHR は投与実験時に，15週齢前後で血圧が180 mmHg程度に到達するよう計画する。なお，SHR は20数週齢を過ぎると，ACE 阻害ペプチドに対して反応しなくなる傾向があるので注意する必要がある。サンプル無投与のコントロール群を必ず設け，その群とサンプル投与の間で十分な数（4匹以上）の動物を用いて有意検定を行う必要がある。血圧には時間的な変動があるので，投与前の血圧との比較では不十分である。特に，測定前に動物の加温を要する装置を用いる場合は，加温による動物の疲労が大きいため，時間の進行に伴い，サンプルの投与と関係なく，血圧が低下する傾向があるので注意を要する。通常，サンプル無投与の場合でも，動物の血圧は群内でもバラツキが大きいため，血圧の絶対値の平均値ではサンプル投与群との有意差は出にくい。それゆえ，各動物についてサンプル投与前の血圧と各時間における血圧の変化量を求め，同様にして求めたサンプル無投与群との間で有意検定を行

2. アンジオテンシン変換酵素（ACE）阻害ペプチド　19

うのがよい。血圧の変動を，サンプル投与前の値に対する％で表示したデータを見かけることがあるが，血圧の変動を％で表示することは一般的でない。適切なデータが得られた場合でも，必ず再現性を確認することが必要である。その場合は，次の週に，動物の振り付けをクロスオーバーないしはランダム化することによって，動物の個体差の影響が出にくいように配慮することが望ましい。

（5）　特定保健用食品としての ACE 阻害ペプチド

食品タンパク質由来の ACE 阻害ペプチドを有効成分とする数種類の特定保健用食品が「血圧が高めの方に」という保健用途で認可されている。それらの，有効成分と含有量については，表1－3に示した。なお，ACE 阻害薬の場合は，内因性ブラジキニンレベルの上昇により，空咳や痒みが誘発される場合があるが，上記の食品タンパク質由来 ACE 阻害ペプチドの場合は，効果が穏やかであるため，そのような副作用はほとんど見られず，安全性が高いのが特徴である。

表1－3　食品タンパク質由来アンジオテンシン変換酵素阻害ペプチドを「関与する成分」とする特定保健用食品

名称	主要有効成分			関与成分（素材）	
	構造	$IC_{50}(\mu M)$	含量(mg)	$IC_{50}(\mu g/mL)$	含量(g)
カゼインドデカペプチド	欄外参照*	77		不明	不明
ラクトトリペプチド	VPP	5	3.4	不明	0.2
	IPP	9			
かつお節オリゴペプチド	LKPNM	2.4	5	34	1.5
サーディンペプチド	VY	11	0.4	不明	0.44
ゴマペプチド	LVY	1.8	0.16	62.92	0.5
ローヤルゼリーペプチド	IY	8	0.84	180	0.5
	IVY	18			
	VY	20			
わかめペプチド	IY	6.1	0.05	不明	0.5
	VY	35.2	0.25		
	FY	42.3	0.25		
ブナハリ茸	IY	20	0.011	不明	0.1
海苔ペプチド	AKYSY	7.26		不明	不明

* カゼインドデカペプチド：FFVAPFPEVFGK

3. 動脈弛緩ペプチド

　動脈の輪層筋を弛緩させる物質は，血管内容積を拡張することになるので，血圧降下作用を示す。腹部大動脈のような直径が大きい動脈よりも，腸間膜等，各組織に血液を供給する細い動脈（抵抗性動脈）の収縮および弛緩の方が，血圧の変化に対する寄与が大きい。体内には，動脈を弛緩させることによって，血圧降下作用を示す内因性ペプチドが多数存在する（表1－4）。これらの中には，ブラジキニンのように腸管に対しては収縮作用を示すものがあるが，動脈の最も内層に存在する内皮細胞に作用し，プロスタグランジン（PG）類や一酸化窒素（NO）のような，内皮由来弛緩因子（EDRF）を放出させることによって，輪状筋の弛緩を誘発し得るのである。これら以外に，それ自身は動脈弛緩作用を示さないが，内因性弛緩ペプチドの分解の抑制という間接的な機構によって，動脈弛緩作用を示す物質がある。その例として，ブラジキニンの分解酵素であるキニナーゼの阻害物質や，心房性利尿ホルモン（ANP）分解酵素である中性エンドペプチダーゼ（NEP）阻害剤がある。なお，キニナーゼⅡは前述の ACE と同一酵素であることから，ACE 阻害ペプチドは，内因性のブラジ

表1－4　内因性および食品タンパク質由来の動脈弛緩ペプチド

ペプチド		起源	レセプター	内皮由来弛緩因子
内因性ペプチド				
bradykinin			B_1	PGI_2
			B_2	NO
substance P			NK_1	NO
neurotensin			NT_1	NO
心房性利尿ホルモン			NPR_1	cGMP
食品タンパク質由来ペプチド				
rubimetide	(MRW)	Rubisco	?	PGD_2
rapakinin	(RIY)	ナタネ napin	?	PGI_2
ovokinin	(FRADHPFL)	卵白アルブミン	B_1	PGI_2
ovokinin(2-7)	(RADHPF)	卵白アルブミン	?	NO
novokinin	(RPLKPW)	ovokinin(2-7)誘導体	AT_2	PGI_2

3. 動脈弛緩ペプチド　21

キニンの分解を抑制し，そのレベルを上昇させることによって，間接的に動脈弛緩作用を示すことが知られている。このような動脈弛緩作用はブラジキニン B_2 レセプターアンタゴニストおよび NO 合成酵素阻害剤によっても阻害される。以下では，ACE 阻害ペプチドによる間接的な動脈弛緩作用ではなく，ペプチドそのものが直接的に動脈弛緩作用を示す例について述べる。

（1）　Rubisco から派生する動脈弛緩ペプチド rubimetide

rubimetide（MRW）は，ホウレンソウの ribulose bisphosphate carboxylase/oxygenase（Rubisco）のペプシン・パンクレアチン消化物から ACE 阻害活性を指標にして単離したペプチドであり（$IC_{50} = 28\,\mu M$），SHR に対する 10 mg/kg の単回経口投与により，10～20 mmHg の降圧作用を示す[15]。なお，rubimetide は，すべての緑葉植物の Rubisco large subunit に共通に存在する配列である。当初，rubimetide による降圧作用は，ACE 阻害作用によると考えていたが，以下に示すようにむしろ，動脈弛緩作用の寄与が大きいことが判明した[17]。

内皮細胞を除去した動脈では rubimetide による弛緩は見られないことから，本ペプチドによる弛緩には内皮由来因子が関与していることがわかった。内皮由来の弛緩因子としては，一酸化窒素（NO）およびプロスタグランジン（PG）類が知られているが，本ペプチドによる弛緩は，NO 合成酵素阻害剤である L-NAME によっては阻害されないが，シクロオキシゲナーゼ（COX）阻害剤であるインドメタシンによって阻害されることから，PG を介することが判明した。動脈弛緩作用を示す PG 分子種としては，PGI_2，PGD_2 および PGE_2 が知られており，それぞれ，IP レセプター，DP レセプター，および EP_2 または EP_4 レセプターを介して作用することが知られている。これらのレセプターに対する特異的なアンタゴニストのうち，DP レセプターアンタゴニストである BWA868C によってのみ，弛緩作用は阻害されたことから，rubimetide による弛緩作用には，内皮由来弛緩因子として，PGD_2 が関与し，DP レセプターを介して作用することが明らかとなった。なお，通常の ACE 阻害剤は，このような PGD_2 を介した動脈弛緩作用は示さない。また，rubimetide を経口投与した

22　第1章　食品タンパク質から派生する血圧降下ペプチド

際の血圧降下作用も，DP アンタゴニストによって，ほぼ完全に阻害されることから，その血圧降下作用は主に，動脈弛緩作用を介したものであり，ACE 阻害作用の寄与は小さいことがわかった。

　前述のように，SHR に対する ACE 阻害ペプチドの血圧降下作用は，20数週齢以降で低下し，25週齢では見られないことが知られており，その原因として，20数週齢以降の SHR では，NO を介した動脈弛緩の感度が低下するためと考えられている。rubimetide による血圧降下作用は，30週齢の SHR でも見られることも，その血圧降下作用は ACE 阻害によるものでないことを示唆している。なお，PGD_2 を介して動脈弛緩作用を示す内因性ペプチドは従来知られておらず，rubimetide が直接結合するレセプターは不明である。

（2）　ナタネタンパク質由来の動脈弛緩ペプチド rapakinin

　rapakinin（RIY）はナタネタンパク質の subtilisin 消化物から，ACE 阻害活性（$IC_{50} = 28 \mu M$）をもとにして単離したペプチドであり，ナタネの主要タンパクである napin に由来する[25]。本ペプチドは，SHR への7.5 mg/kgの用量での単回経口投与 2〜4 時間後に，10 mmHg の血圧降下作用を示す。当初，本ペプチドの血圧降下作用も ACE 阻害作用によると考えていた。しかし，本ペプチドは SHR から摘出した腸間膜細動脈に対して，$10 \mu M$で内皮依存性の弛緩作用を示すことや，ブラジキニン B_2 レセプターアンタゴニストである HOE140 および NO 合成酵素阻害剤である L-NAME によってその作用が阻害されないことから，ACE 阻害作用による内因性ブラジキニンレベルの上昇や NO を介した動脈弛緩作用に基づくものではないことがわかった[18]。一方，その動脈弛緩作用は COX 阻害剤であるインドメタシンおよび IP レセプターに対するアンタゴニスト Cayman10441 によって阻害されたことから，PGI_2 を介したものであることがわかった。以前，筆者らは，rapakinin が，摂食抑制作用を示し，その作用はコレシストキニン（CCK）レセプターサブタイプの1つ CCK_1 に対するアンタゴニスト lorglumide によりブロックされることを報告してきた[26]。rapakinin は CCK_1 レセプターに対して親和性を示さないことから，CCK の放

3. 動脈弛緩ペプチド 23

出を促進することにより摂食促進作用を示すと考えられる。そこで，rapakinin
による動脈弛緩作用に対する CCK_1 および CCK_2 アンタゴニストの影響を検討
したところ，lorglumide によって阻害されることから，CCK_1 レセプターを介
することがわかった[19]。

　以上より，rapakinin の動脈弛緩作用は，rapakinin 受容体の下流において，
PGI_2 および CCK の放出を介することがわかったので，次に PGI_2 と CCK のい
ずれが上流で作用するかを検討した。PGI_2 そのものは極めて不安定な物質で
あるので，IP レセプターの安定なアゴニストである iloprost を用いて検討した
ところ，その動脈弛緩作用は，lorglumide によって阻害されることから，腸間
膜においては，IP 受容体の下流において CCK が放出され，CCK_1 レセプター
を介して動脈弛緩に至るという新しい経路が存在することがわかった。これら
より，rapakinin は未同定のレセプターに結合することによって，PGI_2 の合成
を高め，IP レセプターを介して CCK の放出を促進し，CCK_1 受容体を介して
動脈弛緩作用を示すと考えられる。

　次に，rapakinin の血圧降下作用に対する，各種阻害剤およびアンタゴニスト
の効果を検討したところ，動脈弛緩作用の場合と同様，B_1 アンタゴニストおよ
び NO 合成酵素阻害剤によっては有意に阻害されないが，Cayman10441および
lorglumide により有意に阻害されることがわかった。以上より，rapakinin の
血圧降下作用には ACE 阻害作用よりもむしろ，それ自身の動脈弛緩作用の寄
与が大きいことがわかった。

（3）　卵白アルブミン由来の動脈弛緩ペプチド ovokinin および ovokinin(2-7)

　卵白アルブミンのペプシン消化物からイヌ腸間膜動脈に対して内皮依存性の
弛緩作用を示すペプチド FRADHPFL を単離し，ovokinin と命名した[27]。一
方，トリプシン消化物からは，ラットの腸間膜動脈に対して内皮依存性の弛緩
作用を示すペプチド RADHPF が得られた。本ペプチドは，ovokinin の N 末端
および C 末端から 1 残基ずつ短縮されたものであり，ovokinin(2-7) に相当す
る[28]。ovokinin の動脈弛緩作用は，ブラジキニン B_1 レセプターの下流で内皮

由来弛緩因子である PGI$_2$ を介したものである。一方，ovokinin(2-7) による弛緩作用は，NO を介したものであるが，B$_1$ および B$_2$ レセプターのいずれをも介していないことが，それぞれのアンタゴニストを用いた実験より判明している。ovokinin(2-7) はアンジオテンシン AT$_1$ および AT$_2$ レセプターに弱い親和性を示すが，アンタゴニストを用いた実験より，その弛緩作用はいずれのレセプターも介していないことがわかった。ovokinin(2-7) の動脈弛緩作用を仲介するレセプターは現在のところ不明である。

　ovokinin は SHR への，100 mg/kg の経口投与により，血圧降下作用を示した。ovokinin を卵黄エマルションとして投与することにより，その最小有効用量を 20 mg/kg まで下げることができた[29]。一方，卵黄エマルション化した ovokinin(2-7) の最小有効用量は 10 mg/kg であった。これらの用量を，鶏卵から摂取しようとすると，ペプチドの生成効率が 100% と仮定しても，成人 1 日当たり約 20 個が必要となる。多くの薬物において見られるように，仮にヒトの体重当たりの必要量がラットのそれの約 1/10 であると仮定すれば，1 日当たり 2 個の鶏卵を摂取すればよいことになる。

（4） ovokinin(2-7) をもとにして設計された動脈弛緩ペプチド novokinin と遺伝子改変作物におけるその生産

　食品由来の生理活性ペプチドの構造活性相関を，検討する過程で，構成アミノ酸残基を部分的に置換することによって，活性が 100 倍にも増強される場合があることを見いだしてきた。これは，内因性ペプチドの場合，このようなアミノ酸置換により，活性が上昇することがほとんどないことと非常に対照的である。内因性ペプチドのアミノ酸配列は，進化の過程で最適化されているために活性上昇の余地がほとんどないのに対して，食品タンパク質中に存在する生理活性配列は，このような最適化を受けておらず，かつ，活性が小さいため，アミノ酸の置換による改善の余地があるためと考えられる。そこで，遺伝子の部位特異的変異によって強力なペプチドを生産することを目的に，アミノ酸置換による ovokinin(2-7) の血圧降下作用の増強を図った。ovokinin(2-7) のレセ

プターは不明であるため，血圧降下作用を指標にして，改変ペプチドを評価した。

　novokinin(2-7)のN末端Arg残基が血圧降下作用に必須であることがわかったので，アミノペプチダーゼやトリプシンによる切断を防ぐため，第2残基であるAlaをProに置換したところ，活性は消失した。そこで，第2残基をProに固定したまま，第3残基のAspを各種アミノ酸に置換したところ，Pheと置換することによって得られたRPFHPFが最も強力であり，ovokinin(2-7)の場合の1/33に相当する，0.3 mg/kgの経口投与で血圧降下作用を示した[30]。次に，C末端のPheを各種アミノ酸に置換したところ，Trpとの置換により，活性はさらに2.5倍上昇した。このようにして，得られたRPFHPWの第3残基であるFの部分では，キモトリプシンやペプシンによる切断が起こる危険性があるので，この部分を非芳香族アミノ酸に置換し，かつ，第4残基についても最適化を行うことにした。そうして得られたRPLKPWはRPFHPFと比較して3.2倍，ovokinin(2-7)と比較して，33×3.2＝約100倍強力な血圧降下作用を示した。すなわち，SHRに対して，卵黄エマルションとして投与した場合，0.1 mg/kgという医薬品並みの作用があった[31]。

　驚いたことに本ペプチドの動脈弛緩作用は元のovokinin(2-7)の場合と異なり，NOを介したものではなく，PGI_2を介したものであった。高機能化（アミノ酸置換）の過程で異なった新しい作用機構を獲得したことになる。そこで，本ペプチドをnovokininと命名した[32]。その他のレセプターに対するアンタゴニストを用いて検討した結果，novokininの動脈弛緩および血圧降下作用は，アンジオテンシンAT_2レセプターアンタゴニストによってブロックされることがわかった。

　アンジオテンシンⅡはAT_1レセプターを介して動脈収縮および血圧上昇を誘発する一方，AT_2レセプターを介して動脈弛緩を誘発することが知られている（図1-1）。AT_2レセプターの内因性リガンドであるアンジオテンシンⅡおよびⅢは，動脈収縮および血圧上昇に関与するAT_1レセプターに対しても強力なアゴニストであるため，血圧降下作用よりも血圧上昇作用が優勢である

26 第1章 食品タンパク質から派生する血圧降下ペプチド

が，novokinin は AT$_1$ レセプターに対する親和性を持たない。つまり，novokinin は昇圧作用を伴わずに動脈弛緩および血圧降下作用を示す最初の AT$_2$ アゴニストペプチドであることから，従来にない新しい血圧降下ペプチドといえる。従来，AT$_2$ レセプターによる動脈弛緩は NO を介すると考えられてきたが，本研究により，PGI$_2$ を介する経路が存在することが判明した。

また，novokinin は動脈弛緩および血圧降下作用以外にも，摂食抑制作用，抗鎮痛作用，抗糖尿作用等，多様な作用を示すことが判明している[33, 34]。

遺伝子改変により，大豆および米の主要タンパク質である β-コングリシニンおよびグルテリンに novokinin を導入することよって得られた novokinin 含有米および novokinin 含有大豆は，それぞれ，1.0 g/kg および 0.25 g/kg という低用量で SHR に対して血圧降下作用を示すことを見いだしている[35, 36]。

（5） その他の動脈弛緩ペプチド

前述したように，内因性の回腸収縮ペプチドの多くが動脈に対しては弛緩作用を示すが，食品タンパク質由来の回腸収縮ペプチドの中にも動脈弛緩作用を示すものがある。筆者らはそのような例として，casoxin D（YVPFPPF，人乳 α$_{s1}$-カゼイン由来のブラジキニン B$_1$ アゴニスト），albutensin A（ALKAWAVAR，ウシ血清アルブミン由来の補体 C3a アゴニスト），α-lactorphin（YGLF，α-ラクトアルブミン由来のオピオイドペプチド）を見いだしている[37-40]。

なお，10^{-4}M という高濃度で動脈弛緩作用を示す食品由来ペプチドも報告されているが，*in vivo* でそのような高濃度が達成されることは考えられないので，生理的意義は少ない。

4. おわりに

以上，食品タンパク質から派生する血圧降下ペプチドの例として，まず ACE 阻害ペプチドの問題点について記述した。

医薬の分野では，酵素阻害作用により血圧降下作用を示すターゲットとして，

4. おわりに 27

ACE 以外にも，レニン，キマーゼ，エンドセリン変換酵素など，血圧上昇作用を有するペプチドの生成に関与する酵素に対する阻害物質，および心房性ナトリウム利尿ペプチドのような動脈弛緩作用を有するペプチドの分解に関与する中性エンドペプチダーゼ（NEP）に対する阻害物質に関する研究が進展している。食品由来のペプチド領域では，このような機構によって血圧降下作用を確認した例はまだ報告されていないので，今後のさらなる進展が期待される分野である。

　食品タンパク質由来の低分子ペプチドが内因性動脈弛緩ペプチドと類似の作用機構によって，動脈弛緩および血圧降下作用を示す例をいくつか見いだすことができた。特に，ACE 阻害活性に基づいて単離したペプチドの中には，実際は主に動脈弛緩作用に基づいて血圧降下作用を示すものがあることもわかった。これら，動脈弛緩ペプチドについては，ACE 阻害ペプチドとは異なった特性を有する血圧降下物質として，今後の実用化が期待される。

　本総説は，平成18年度日本栄養・食糧学会シンポジウムにおける講演を骨格に，新しい知見を追加したものである。

文　献

1）Ondetti M.A., Cushman D.W.：Enzymes of the rennin-angiotensin system and their inhibitors. Annu Rev Biochem 1982；51；283-308.

2）Oshima G., Shimabukuro H., Nagasawa K.：Peptide inhibitors of angiotensin I-converting enzyme in digest of gelatin by bacterial collagenase. Biochim Biophys Acta1979；566；128-137.

3）Maruyama S., Suzuki H.：Agric Biol Chem 1982；46；1393-1394.

4）Maruyama S., Nakagomi K., Tomizuka N., et al：Angiotensin I-converting enzyme inhibitor derived from an enzymatic hydrolysate of casein. II. Isolation and bradykinin-potentiating activity on the uterus and the ileum of rats. Agric Biol Chem 1985；49；1405-1409.

5）Maruyama S., Mitachi H., Awaya J., et al：Angiotensin I-converting enzyme inhibitory activity of the C-terminal hexapeptide of αs1-casein. Agric Biol Chem

28　第1章　食品タンパク質から派生する血圧降下ペプチド

1987；51；2557－2561.

6) Maruyama S., Mitachi H., Tanaka H. et al：Studies on the active site and antihypertensive activity of angiotensin I-converting enzyme inhibitors derived from casein. Agric Biol Chem 1987；51；1581－1586.

7) Kohama Y,. Matsumoto S., Oka H. et al：Isolation of angiotensin-converting enzyme inhibitor from tuna muscle. Biochem Biophys Res Commun 1988；155；332－337.

8) Miyoshi S., Ishikawa H., Kaneko T. et al：Structure ans activity of angiotensin-converting enzyme inhibitors in an α-zein hydrolysate. Agric Biol Chem 1991；55；1313－1318.

9) Nakamura Y., Yamamoto N., Sakai K.：Purification and characterization of angiotensin I-converting enzyme inhibitors from sour milk. J Dairy Sci 1995；78；777－783.

10) Yokoyama K., Chiba H., Yoshikawa M.：Peptide inhibitors for angiotensin I-converting enzyme from thermolysin digest of dried bonito. Biosci Biotech Biochem 1992；56；1541－1545.

11) Fujita H., Yoshikawa M.：LKPNM：a prodrug type ACE-inhibitory peptide derived from fish protein. Immunopharmacology 1999；44；s 123－127.

12) Fujita H., Yokoyama K., Yoshikawa M.：Classification and antihypertensive activity of angiotensin I-converting enzyme inhibitory peptides derived from food proteins. J Food Sci 2000；65；564－569.

13) Matsufuji H., Matsui T., Seki E. et al：Angiotensin I-converting enzyme inhibitory peptides in an alkaline protease hydrolyzate derived from sardine muscle. Biosci Biotechnol Biochem 1994；58；2244－2245.

14) Nakano D., Ogura K., Miyakoshi M. et al：Antihypertensive effect of angiotensin I-converting enzyme inhibitory peptides from a sesame protein hydrolysate in spontaneously hypertensive rats. Biosci Biotechnol Biochem 2006；70；1118－1126.

15) Yang Y., Marczak E.D., Yokoo M. et al：Isolation and antihypertensive effect of ACE-inhibitory peptides from spinach Rubisco. J Agr Food Chem 2003；51；4897－4902.

16) Masuda O., Nakamura Y., Takano T.：Antihypertensive peptides are present in aorta after oral administration of sour milk containing these peptides to spontaneously hypertensive rats. J Nutr 1996；126；3063－3068.

17) Zhao H., Usui H., Ohinata K. et al：Met-Arg-Trp derived from Rubisco lower

blood pressure via prostaglandin D_2-dependent vasorelaxation in spontaneously hypertensive rats. Peptides 2008：29：345－349.

18）Yamada Y., Iwasaki M., Usui H. et al：Rapakinin, an anti-hypertensive peptide derived from rapeseed protein, dilates mesenteric artery of spontaneously hypertensive rats via prostaglandin IP receptor followed by CCK_1 receptor. Peptides 2010：in press.

19）Nakamura Y., Yamamoto N., Sakai K. et al：J. Dairy Sci 1995；78；1253－1257.

20）藤田裕之，吉川正明：食品タンパク質から派生するアンジオテンシン変換酵素阻害ペプチド 2004；Foods Food Ingredients J Jpn 2004；209；661－670.

21）Cushman D.W., Cheung H.S.：Biochem Pharmacol 1971；20；1637－1648

22）Saito T., Abubakar A., Itoh T.：Development of a new type fermented cheese whey beverage with inhibitory effects against angiotensin-converting enzyme. Tohoku J Agric Res 1997；48；15－23.

23）Abubakar A., Saito T., Kitazawa Y. et al：Structural analysis of new antihypertensive peptides derived from cheese whey proteins by proteinase K digestion. J Dairy Sci 1998；81；3131－3138.

24）Cheung H.S., Wang F.L., Ondetti M.A. et al：Binding of peptide substrates and inhibitors of angiotensin-converting enzyme. J Biol Chem 1980；255；401－407.

25）Marczak E.D., Usui H., Fujita H. et al：New antihypertensive peptides isolated from rapeseed. Peptides 2003；24；791－798.

26）Marczak E.D., Ohinata K., Lipkowski A.W. et al：Arg-Ile-Tyr（RIY）derived from rapeseed protein decreases food intake and gastric emptying after oral administration in mice. Peptides 2006；27；2065－2068.

27）Fujita H., Usui H., Kurahashi K. et al：Isolation and characterization of ovokinin, a bradykinin B_1 agonist peptide derived from ovalbumin. Peptides 1995；16；785－790.

28）Matoba N., Usui H., Fujita H. et al：A novel antihypertensive peptide derived from ovalbumin induces nitric oxide-mediated vasorelaxation in an isolated SHR mesenteric artery. FEBS Lett 1999；452；181－184.

29）Fujita H., Sasaki R., Yoshikawa M.：Potentiation of the antihypertensive activity of orally administered ovokinin, a vasorelaxing peptide derived from ovalbumin, by emulsification in egg phosphatidylcholine. Biosci Biotech Biochem 1995；59；2344－2345.

30）Matoba N., Yamada Y., Usui H. et al：Designing potent derivatives of ovokinin

30 　第1章　食品タンパク質から派生する血圧降下ペプチド

(2-7), an anti-hypertensive peptide derived from ovalbumin. Biosci Biotechnol Biochem 2001 ; 65 ; 736 – 739.

31) Yamada Y., Matoba N., Usui H. et al : Design of a highly potent anti-hypertensive peptide based on ovokinin(2-7). Biosci Biotechnol Biochem 2002 ; 66 ; 1213 – 1217.

32) Yamada Y., Yamauchi D., Usui H. et al : Hypotensive activity of novokinin, a potent analogue of ovokinin(2-7), is mediated by angiotensin AT_2 receptor and prostaglandin IP-receptor. Peptides 2008 ; 29 ; 412 – 418.

33) Ohinata K., Fujiwata Y., Shingo F. et al : Orally administered novokinin, an angiotensin AT_2 receptor agonist, suppresses food intake via prostaglandin E_2-dependent mechanism in mice. Peptides 2009 ; 30 ; 1105 – 1108.

34) Yamada Y., Ohinata K., Lipkowski A.W. et al : Angiotensin AT_2 receptor agonists act as anti-opioids via EP_3 receptor in mice. Peptides 2009 ; 30 ; 735 – 739.

35) Yang L., Tada Y., Tamamoto M.P. et al : A transgenic rice seed accumulating an anti-hypertensive peptide reduces the blood pressure of spontaneously hypertensive rats. FEBS Letters 2006 ; 580 ; 3315 – 3320.

36) Yamada Y., Nishizawa K., Yokoo M. et al : Anti-Hypertensive activity of genetically modified soybean seeds accumulating novokinin. Peptides 2008 ; 29 ; 331 – 337.

37) Yoshikawa M., Suganuma H., Shiota A. et al : Casoxin D : a bradykinin agonist peptide derived from human casein. *in* Peptide Chemistry 1992, Yanaihara N. (ed) ESCOM, Leiden, 1993, p572 – 575.

38) Suganuma H., Fujiu E., Shiota A. et al : Ileum-and vaso-active peptides derived from serum albumin. *in* Peptide Chemistry 1992, Yanaihara N. (ed) ESCOM, Leiden, 1993, p612 – 614.

39) Yoshikawa M., Tani F., Yoshimura T. et al : Opioid peptides from milk proteins. Agric Biol Chem 1986 ; 50 ; 2419 – 2421.

40) Sipola M., Finckenberg P., Vapaatalo H. et al : α-lactorphin and β-lactorphin improve arterial function in spontaneously hypertensive rats. Life Sci 2002 ; 71 ; 1245 – 1253.

第2章 食品タンパク質由来の脂質代謝改善ペプチド

長岡　利[*]

1.　は じ め に

　高コレステロール血症，動脈硬化症予防・改善のための多くの医薬品・食品の登場などの社会的関心の高まりとは裏腹に，WHO の統計では，世界の死因の第1位は，依然として心臓血管疾患であり，決定的な動脈硬化症の解決策は残念ながら現在もなお，見いだされていない。高コレステロール血症制圧は動脈硬化症制圧に繋がるので，高コレステロール血症に有効とされている食物繊維や大豆タンパク質などの機能性が研究されてきた[1]。しかしながら，これらの素材をもとにした従来の食品や医薬品では，体内に余分に蓄積したコレステロールや摂取したコレステロールを効率的に体外排出させることや高コレステロール血症を予防することは，コレステロール吸収機構やコレステロール分解機構の詳細が十分解明されていないため実現困難である。また，そのための理論・技術も未成熟である。したがって，コレステロール代謝を改善するための革新的な理論・技術が切望されている。このような視点から，新しい脂質代謝改善ペプチド研究が取り組まれている。本章では，コレステロール代謝改善ペプチドを中心に脂質代謝改善ペプチドについて概説する。

2.　乳由来のコレステロール代謝改善ペプチド（ラクトスタチン）

　コレステロール代謝を改善するタンパク質に関する研究は100年以上前から

---

[*]　岐阜大学応用生物科学部

32 第2章 食品タンパク質由来の脂質代謝改善ペプチド

行われてきた。乳清タンパク質は，高コレステロール食摂取時およびコレステロール無添加食摂取時のいずれの場合にも，ラットにおいて血清コレステロール低下作用を発揮することが知られている[2, 3]。乳清タンパク質のコレステロール代謝改善作用は大豆タンパク質よりも優れていることが動物実験における両タンパク質の比較研究により報告されている[4]。さらに，高コレステロール食摂取時に，ラットにおいて乳清タンパク質の主要構成タンパク質であるβ-ラクトグロブリンやα-ラクトアルブミン，あるいは，それらのタンパク質分解酵素による分解物の摂取により，血清コレステロール低下作用が報告されている[5, 6]。最近の興味深い知見としては，β-ラクトグロブリンのトリプシン分解物を用いた，Caco-2細胞におけるコレステロール吸収抑制作用を発揮するペプチドの探索研究がある[6]。その研究は長い間誰も発見できなかったコレステロール代謝改善ペプチド〔IIAEK：ラクトスタチン（lactostatin）と命名された〕が乳清タンパク質から初めて発見された[6]。

　ところで，体内のコレステロール分解は，肝臓のコレステロール7α-水酸化酵素（CYP7A1）を律速酵素とする経路にのみ依存している。したがって，CYP7A1のマウスでの過剰発現により，動脈硬化症や高コレステロール血症が改善されることが知られている[7]。つまり，CYP7A1の活性化により，動脈硬化症や高コレステロール血症が改善可能である。CYP7A1の活性化物質（天然物を含む）は動脈硬化症や高コレステロール血症改善のための機能性食品素材・医薬品となる可能性が高いわけである。しかし，従来は，より知られているCYP7A1の活性化剤は，転写因子LXRのリガンドである22-ヒドロキシコレステロールなどの酸化コレステロールや合成薬剤LG268であり，副作用でトリグリセリドを増加させるため実用化が困難であった[8]。ところが，最近，ラクトスタチンの標的遺伝子がCYP7A1であることがマウスで特定された[9]。これまで，オリゴペプチドの媒介するコレステロール分解調節系に関する報告はないことから，オリゴペプチドの媒介する新しいコレステロール分解調節系の発見に繋がる可能性がある。また，CYP7A1遺伝子（コレステロール分解調節系）とコレステロール代謝改善作用は，密接に関連することから，ラクトスタ

2. 乳由来のコレステロール代謝改善ペプチド（ラクトスタチン）　　33

チンと CYP7A1 遺伝子との関連性を解明することは，コレステロール代謝改善
作用を発揮する新しいペプチドの発見に発展する可能性もある。

　そこで，ヒト肝臓由来株化細胞 HepG2 を用いて，ラクトスタチンによるヒト
CYP7A1 遺伝子発現に対する影響を解析し，ラクトスタチンなどのオリゴペプ
チドの媒介する新しいコレステロール分解調節系の解明を試みた。

　その結果，HepG2 細胞においてラクトスタチンが CYP7A1 mRNA レベルを
特異的に誘導することが発見され，ラクトスタチンによりヒト CYP7A1 遺伝子
転写活性が増加することが報告された[10]。また，ラクトスタチンによる
CYP7A1 mRNA の増加には，C 末端のリジン（K）が重要であることが，ラク
トスタチンを構成する断片化ペプチドの評価により解明された（図2－1）[10]。
よって，CYP7A1 mRNA 発現解析により，新しいコレステロール代謝改善ペプ
チドが発見できる可能性が示唆された。

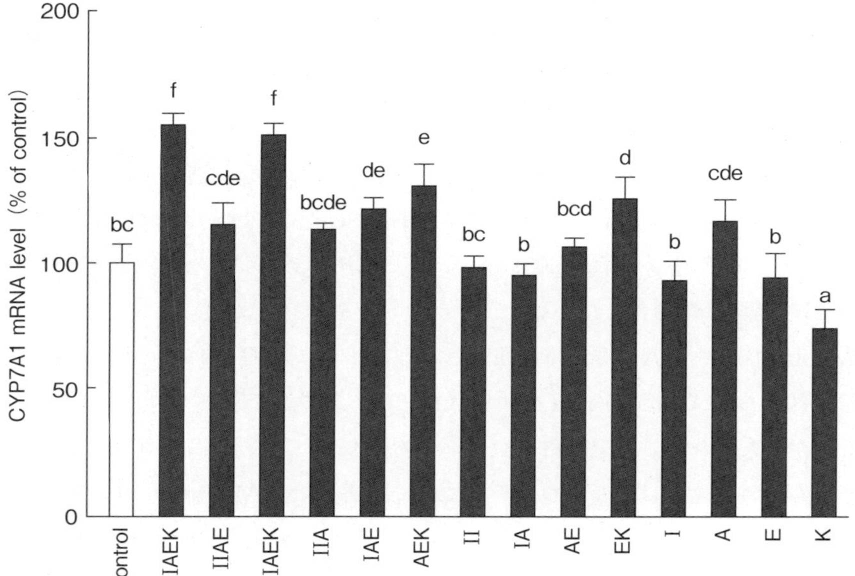

図2－1　断片化ペプチドの CYP7A1 mRNA に対する影響[10]
値は平均値（n＝3）±標準誤差。ダンカンの多重検定により異なった文
字間に有意差あり（$p < 0.05$）。

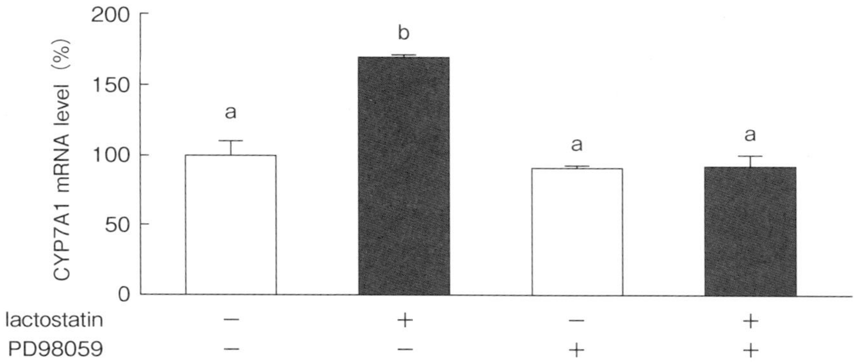

34 第2章 食品タンパク質由来の脂質代謝改善ペプチド

図2－2　MEK1/2（PD98059）阻害剤の lactostatin による
CYP7A1 mRNA に対する影響

値は平均値（n＝3）±標準誤差。ダンカンの多重検定により異なった文
字間に有意差あり（$p < 0.05$）。

　ラクトスタチンの CYP7A1 mRNA の誘導が，どのような経路を必要とする
のかを検討するために，阻害剤を用いて，ラクトスタチンによる CYP7A1遺伝
子の活性化経路の特定が行われた。MAP キナーゼキナーゼ（MEK1/2阻害剤：
PD98059）阻害剤（図2－2）やカルシウムチャネル阻害剤（ジルチアゼム）に
より，ラクトスタチンによる CYP7A1 mRNA 誘導は完全に消失した。さらに，
cAMP が媒介する情報伝達系の阻害剤である SQ22536（アデニル酸シクラーゼ
阻害剤），JNK 阻害剤（SP600125）などにより，ラクトスタチンの CYP7A1
mRNA 誘導は影響されなかった[10]。ラクトスタチンにより，ERK のリン酸化
の亢進（図2－3A，3B）が観察されるとともに，細胞内 Ca の増加（Ca 定
量：図2－4A，細胞内 Ca を共焦点レーザー顕微鏡で観察：図2－4B，4
C）が観察された。上記の結果から，ラクトスタチンによるヒト CYP7A1遺伝
子転写活性の増加はカルシウムチャネルに関連した MAP キナーゼ経路を介し
て起こることが解明された[10]。ラクトスタチンがどのような受容体を介してヒ
ト CYP7A1遺伝子発現の誘導を引き起こすのかについて，ヒトラクトスタチン
受容体の探索を含め，さらに詳細に分子・遺伝子レベルで解明することが望ま
れる（図2－5）。

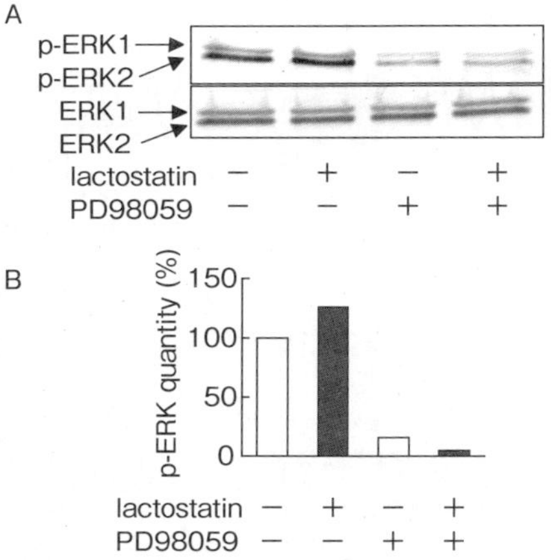

図2－3　A：p-ERK（免疫染色）　B：Aの定量

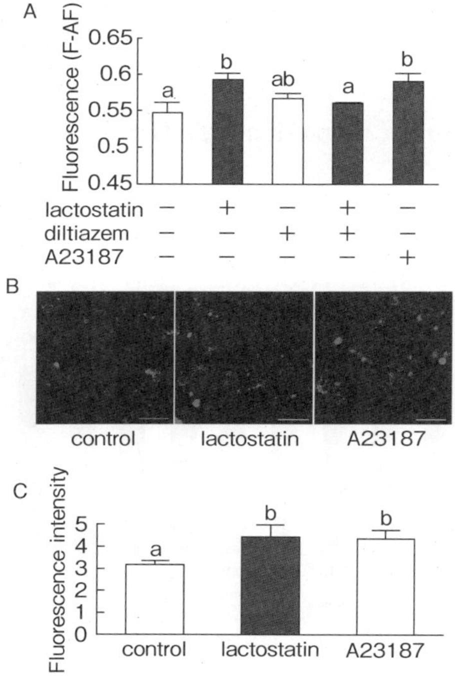

図2－4　A：細胞内 Ca の定量，B：Ca の共焦点レーザー顕微鏡観察，
　　　　C：Bの定量

値は平均値（n＝3）±標準誤差。ダンカンの多重検定により異なった文字間に有意差
あり（$p < 0.05$）。

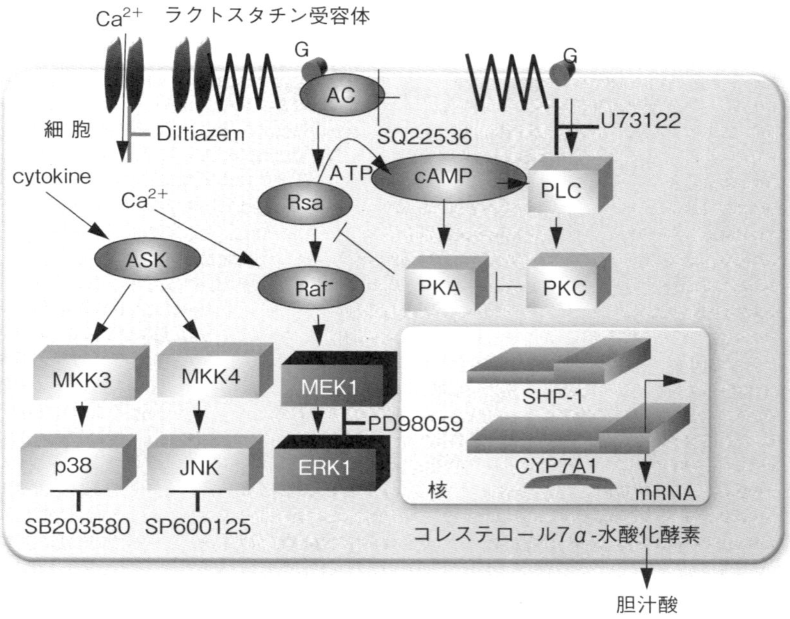

36 第2章 食品タンパク質由来の脂質代謝改善ペプチド

図2－5 ラクトスタチンの媒介する新規コレステロール分解調節系

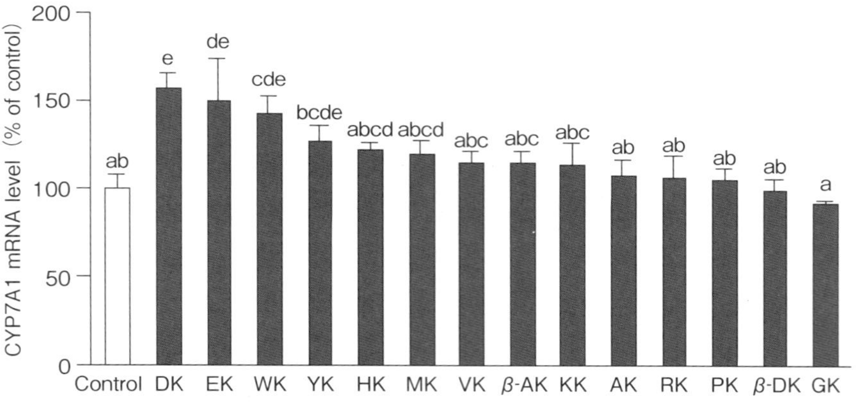

図2－6 HepG 2細胞におけるコレステロール7 α-水酸化酵素
mRNA に対するジペプチドの影響

値は平均値（n =3）±標準誤差。ダンカンの多重検定により異なった
文字間に有意差あり（$p < 0.05$）。

2. 乳由来のコレステロール代謝改善ペプチド（ラクトスタチン）　37

　さらに，14種類のジペプチドのCYP7A1遺伝子発現に対する影響も解析した。その結果，CYP7A1のmRNAレベルを増加させる新規ジペプチド，DK，EK，WKを発見した[11]（図2-6）。これらのジペプチドは動脈硬化を促進するLDL（低密度リポタンパク質）の主要構成タンパク質であるアポリポタンパク質BmRNAレベルには影響を与えなかった[11]。

　他の研究者の総説[12]でも明らかなように，オリゴペプチドによるCYP7A1遺伝子の活性化経路は過去に報告がない。したがって，ラクトスタチンを含むオリゴペプチドに関する研究により，従来，発見できなかった高コレステロール血症改善のためのCYP7A1の有用な活性化剤創成が期待できる。上述のように，ラクトスタチンによるCYP7A1遺伝子の活性化は，MAPキナーゼ，カルシウムチャネルなどの阻害剤で完全に防止された。よって，ヒトの肝臓にはカルシウムチャネルに関連したMAPキナーゼ依存型の新しいコレステロール分解調節系が存在することが明らかにされた[10]。これはヒトには本来，内因性の未知のコレステロール代謝改善ペプチドが存在していることを推測させる。本研究により，ヒト型ラクトスタチン受容体やヒト型ラクトスタチン受容体に結合する未知の内因性コレステロール代謝改善ペプチドの解明など，新しいコレステロール分解調節系の発見が期待される。

　従来から，脂質代謝改善作用を発揮する大豆タンパク質（グリシニン）を遺伝子組換え技術により，米タンパク質のうち5％（米100gあたり350mgグリシニン含有）になるように組込んだコレステロール代謝改善米（マメヒカリ）が開発されている[13, 14]。しかし，この組換え米摂取によりコレステロール低下作用が，動物実験で発揮できるかどうかは検討されていない。2005年に開始された農林水産省のゲノム育種による効率的品種育成技術の開発（ゲノム育種技術の開発と実証）や，その成果を発展させて，2008年に始まった新農業展開ゲノムプロジェクト研究により，ラクトスタチン（IIAEK）を米に組み込んだ新型米が創成された[15, 16]。この新型米の動物実験などによる評価に関する研究が推進されている。

38　第2章　食品タンパク質由来の脂質代謝改善ペプチド

3.　大豆由来のコレステロール代謝改善ペプチド

（1）　リン脂質結合大豆タンパク質ペプシン分解物高分子画分（SPHP または SPHP-p）

　大豆タンパク質などの植物性タンパク質の摂取は，カゼインなどの動物性タンパク質摂取と比較して，血中コレステロール濃度が低値を示すことが知られている[17]。これまで日本では菅野らを中心とした研究[18-20]が活発に展開され，大豆タンパク質を含む食品は特定保健用食品として許可された。また，海外でも大豆タンパク質のコレステロール代謝に対する臨床成績[21, 22]がある。1999年アメリカでは，大豆タンパク質が心臓血管疾患のリスク軽減に有効であるヘルスクレームが米国食品薬品局（FDA）で認可され，そのためには1日25gの大豆タンパク質の摂取が必要であるとしている。

　これまでの大豆タンパク質の血清コレステロール低下作用に関する研究の一つの大きな流れは，大豆タンパク質そのものから，より効力の高い有効成分を特定する方向の研究である。しかし，不思議なことにその研究の過程で登場した大豆タンパク質そのものよりも強力な活性を有している大豆タンパク質ペプシン分解物高分子画分（SPH）を含む食品は，特定保健用食品には認定されていない。以上のような背景から，大豆タンパク質を活用して，大豆タンパク質そのものや SPH よりも，これまでにないほど強力に血清コレステロール低下作用を高めることが試みられた。そのための方策として，大豆リン脂質を有効に結合させることが試みられた。様々な条件が検討された結果，大豆タンパク質と大豆リン脂質を効率的に結合させ，pH 2でペプシンにより加水分解し遠心分離後，リン脂質結合大豆タンパク質ペプシン分解物高分子画分（SPHP または SPHP-p）と命名された高分子画分を得た。これは，SPH 自身が元来，リン脂質を含有しているという事実[19]や，大豆リン脂質自身にも血清コレステロール低下作用が報告[23, 24]されていることなどにヒントを得たものである。したがって，SPHP は SPH のペプチドとしての作用増強効果と大豆リン脂質の

3. 大豆由来のコレステロール代謝改善ペプチド 39

効能をあわせ持つ優れた特性を有し，そのためコレステロール代謝改善作用は，既存の大豆関連調製物には例を見ないほどに飛躍的に向上したことが，ラットを用いて報告されている[25, 26]。また，高コレステロール食摂取による生体内コレステロール濃度の上昇を抑制するばかりではなく，すでに生体内に蓄積していたコレステロールをも顕著に低減させる作用を発揮することも明らかにされている[27]。SPHP は SPH と同様にコレステロール吸収抑制により血清コレステロールを低下できることが，放射性コレステロールを用いた in vivo や Caco-2 培養細胞実験により示されている[25]。

さらに，SPHP については工業化を主眼においた研究開発が進められている。SPHP は酸性下でペプシンにより調製するが，より穏やかな反応条件下で，かつ安価な製造に対応することを目的に，市販の中性プロテアーゼで代替できないかが探索された。探索の結果，微生物由来のスミチーム FP を用いた加水分解法が開発された[27]。この方法により得られた結合産物はリン脂質結合大豆タンパク質スミチーム分解物高分子画分（SSHP または SPHP-s）と命名されている[26-28]。また，スミチーム FP による分解後の反応液を遠心分離操作を行わずに乾燥した粉末は，リン脂質結合大豆ペプチド（CSPHP または c-SPHP）と命名されている[26]。SSHP は SPHP とほぼ同様のコレステロール代謝改善作用を示すことが報告されている[26, 27]。さらに，CSPHP も SSHP よりは若干弱いものの，顕著なコレステロール低下作用を示すことも報告されており[26, 27]，作業工程が少ないぶん工業化には CSPHP が適していると考えられている。

CSPHP を含む食品の特定保健用食品許可・工業的生産を視野に入れた研究開発の視点から，① 既存の特定保健用食品素材と CSPHP との効果比較，② CSPHP の臨床試験の 2 点について検討されている。まず，①では，CSPHP はアルギン酸ナトリウム，難消化性デキストリン，キトサン，大豆タンパク質よりも強い血清コレステロール低下作用を示した[27, 28]。次に，②では，高コレステロール血症の成人男性に対して，CSPHP の血清コレステロール改善効果が示された[29]。高コレステロール血症の成人男性が 1 日わずか 3 g の CSPHP を 3 ヶ月間摂取することにより，血清コレステロールの有意な低下が

40   第2章 食品タンパク質由来の脂質代謝改善ペプチド

観察され，1日6g摂取では，2ヶ月間で顕著な効果が得られた[30]。この場合の血清コレステロール低下は主にLDLコレステロールの低下であり，HDLコレステロールはむしろ上昇が観察される[30]。また，CSPHPは，卵黄負荷時の健常成人男性において血清コレステロール値の上昇抑制作用も示した[31]。このようにヒト試験において明らかにされたCSPHPの有効投与量は，前述のFDAなどが示している大豆タンパク質そのものの効果（1日25g摂取）よりも極めて優れている。

（2） ソイスタチン

　大豆タンパク質による血清コレステロール低下作用では，大豆タンパク質由来の疎水性ペプチドが腸管でのコレステロール吸収を阻害することも大きな役割を担っていると推定されてきた。そこで，大豆タンパク質の主要構成タンパク質グリシニンのA_{1a}サブユニットで最も疎水度の強い配列を有するVAWWMYペプチドについて検討された。このペプチドは，*in vitro*の胆汁酸結合能やコレステロールミセル溶解性試験で，医薬品コレスチラミンと同程度の胆汁酸結合活性を有することや，放射性コレステロールを用いた吸収実験によりラットにおいてもコレステロール吸収を抑制することが発見された。その結果，VAWWMYペプチドはソイスタチン（soystatin）と命名された[32]。これまでのところ，動物実験（*in vivo*）でコレステロール吸収抑制作用が確認された大豆由来のオリゴペプチドはVAWWMYのみである。様々な方法によりVAWWMYペプチドを改変し高機能化することにより，新しい大豆品種を創成する「分子育種」が将来への展望として考えられる。

　最後に，*in vitro*でのみコレステロール代謝改善効果が報告されている大豆タンパク質由来ペプチドを概説する。FVVNATSNペプチドは，HepG2細胞におけるLDL受容体mRNAを増加させることが報告されている[33]。また，大豆タンパク質の構成成分であるβ-コングリシニン由来のLRVPAGTTFYVVNPDNDENLRMIAペプチドは，HepG2細胞において，LDL受容体のリガンドであるLDLの取り込みと分解を促進することが報告さ

れたが，*in vivo* での作用は不明である[34]。さらに，HepG2細胞へのβ-コングリシニン由来ペプチド混合物の添加により，アポリポタンパク質B-100の分泌抑制やコレステロール合成の低下することも報告されている[35]。

4. 卵白由来のコレステロール代謝改善ペプチド

卵白タンパク質の摂取は高コレステロール血症を改善することが動物実験[36]やヒト試験[37]で報告されている。卵白ペプチド（EP-1）のラットへの投与により，コレステロール代謝が改善されるとともに，肝臓CYP7A1 mRNA が増加する[38]。HepG 2 細胞へのEP-1やEP-1分画ペプチド添加はCYP7A1 mRNA を増加させる。よって，ラクトスタチン同様，EP-1にはコレステロール分解系を活性化する新規ペプチドが含まれる。ラクトスタチン（IIAEK）の類似配列であるオボアルブミン由来GLWEK は，CYP7A1 mRNA を増加させる新規ペプチドであることを発見し，このGLWEK ペプチドをオボコレスチン（ovocholestin）と命名した[39]。EP-1によるコレステロール代謝改善作用の発現機構の解明には，より詳細な *in vivo* 試験や *in vitro* 試験が必須である。

5. ブタ肉由来のコレステロール代謝改善ペプチド

ブタ肉タンパク質のパパイン分解物中の可溶性低分子画分（ブタ肉ペプチド，分子量300～2,000）摂取は，ラットにおいて血清コレステロール低下作用を発現することが明らかにされている。このペプチド混合物の摂取により，血清コレステロールが低下するとともに，コレステロールや胆汁酸の糞中排泄量の増加が観察されている[40]。しかし，活性ペプチドの配列決定には至っていない。

6. ウシ肉由来のコレステロール代謝改善ペプチド

ウシ心臓タンパク質のプロナーゼ分解物やその低分子画分（ウシ心臓ペプチ

42 第2章 食品タンパク質由来の脂質代謝改善ペプチド

ド，分子量1,000以下）摂取は，高コレステロール食摂取ラットにおいて，血清コレステロール低下作用を発揮することが明らかにされている[41]。このペプチド混合物の摂取により，血清コレステロールが低下するとともに，コレステロールや胆汁酸の糞中排泄量の増加が観察されている[41]。しかし，活性ペプチドの配列決定には至っていない。

7. 食品タンパク質のアミノ酸配列以外の研究から発見された脂質代謝改善ペプチド

（1） アポリポタンパク質代謝研究から生まれたコレステロール代謝改善ペプチド

アポリポタンパク質A-Ⅰは，抗動脈硬化作用を発揮する血中HDL（高密度リポタンパク質）の主要構成タンパク質である。アポリポタンパク質A-Ⅰと同じ機能を発揮する小分子ペプチドの探索研究から，apoE欠損マウスやウサギへのKRESペプチド経口投与は過酸化脂質の生成を阻害し，動脈硬化症を抑制することが報告されている[42]。

（2） エンテロスタチンやその断片化ペプチドによるコレステロール代謝改善作用

膵臓のコリパーゼから遊離するエンテロスタチン（VPDPR，APGPR）は摂食などに関係することが知られている。エンテロスタチンやその断片化ペプチドであるDPRの経口投与は高コレステロール食摂取時において，コレステロール低下作用を発揮することが報告されている[43]。さらに，エンテロスタチン摂取による血清コレステロール低下作用はCCK₁受容体を介して発揮されることが報告されている[44]。最近の研究では，エンテロスタチン欠損マウスは，野生型マウスと比較して血清コレステロールレベルが高いことも報告されている。よって，内因性エンテロスタチンが生体内のコレステロール恒常性に何らかの寄与をしていると考えられる[45]。

10. 大豆由来の抗肥満ペプチド　43

（3）　肥満の研究から誕生した抗肥満ペプチド

脂肪細胞に存在するタンパク質（プロヒビチン）に特異的に結合するペプチド（CKGGRAKDC）が発見された。このペプチドにアポトーシスを誘導するD型アミノ酸で構成されたペプチド（KLAKLAKKLAKLAK）を連結させた合成ペプチド（CKGGRAKDCGGKLAKLAK KLAKLAK）は，遺伝的および食餌性肥満マウスの肥満改善に有効であることが発見された[46]。

8.　グロビン由来のリパーゼ阻害ペプチド

血液由来のグロビンタンパク質分解物は，リパーゼの阻害を介し脂肪摂取時の血中中性脂肪上昇を抑制することがわかった。その有効成分の1つとして，VVYP が同定された[47]。このグロビン加水分解物は，食後の血中中性脂質濃度の上昇を抑制する効果がヒト試験[48]で確認され，特定保健用食品として許可された。

9.　血圧降下ペプチドの脂質代謝改善作用

血圧降下ペプチドであるジペプチド Trp-His の投与は，アポリポタンパク質E欠損マウスの動脈硬化症の進展を抑制することが報告されている[49]。

10.　大豆由来の抗肥満ペプチド

大豆ペプチドの摂取は，ヒトやラットの熱産生を亢進し，肥満改善に有効であるとする報告がある。斎藤は大豆ペプチド（低分子ペプチド混合物）をラットに投与すると，褐色脂肪組織のミトコンドリアにおける熱産生能が亢進することを報告した[50]。この熱産生の亢進には，ノルエピネフリンの代謝回転の亢進が関与していると推測されている。肥満モデルラットでは，大豆タンパク質

44 第2章 食品タンパク質由来の脂質代謝改善ペプチド

の摂取により脂肪酸合成能が低下し，肥満が抑制されることが観察されている[51]。小松らは大豆ペプチドのエネルギー代謝に対する影響をヒトで観察した。絶食した大学生に，大豆ペプチド（低分子ペプチド混合物），大豆タンパク質，ラクトアルブミンを摂取させ，食事による熱産生能を調べた結果，大豆ペプチド摂取群のエネルギー代謝量は他の群よりも多かった[52]。しかし，いずれの報告においても，活性ペプチドのアミノ酸配列は不明である。

11. おわりに

ラクトスタチンの研究から，オリゴペプチドの媒介する新しいコレステロール分解調節系の存在が明らかにされた。今後，その知見を基に，ペプチドによる新規コレステロール代謝調節系の詳細な解明とその応用が可能である。実際，ラクトスタチンの構造活性相関の法則性を基盤にして，新しいコレステロール代謝改善ジペプチドが発見された。本章で述べた研究は，実用化のための革新的コレステロール代謝改善ペプチドのスクリーニングやペプチドデザインの革新技術創成のために役立つことが期待できる。さらに，ソイスタチン（VAWWMY）の発見から，現在，新しい研究手法であるペプチドアレイ[53]を活用したペプチドインフォマティクスの技術を導入し，ソイスタチンの高機能化を検討している。そして，高機能化ソイスタチンが期待できる成果も得られつつある。

最後に，ペプチドの配列は極めて多種多様であり，例えば，テトラペプチド（4アミノ酸残基）の組み合わせは16万種類である。様々な健康機能性ペプチドが発見されてきてはいるものの，この数字からは，未知の健康機能性ペプチド（健康を拓くヒント）が数多く眠っていると考えられ，その発掘に期待するところである。

文　献

1 ）Kerckhoffs D.A., Brouns F., Hornstra G. et al：Effects on the human serum lipoprotein profile of beta-glucan, soy protein and isoflavones, plant sterols and stanols, garlic and tocotrienols. J Nutr 2002；132；2494 – 2505.

2 ）長岡利：食品成分および生体異物によるコレステロール代謝制御に関する研究. 日本栄養・食糧学会誌 1996；49；303 – 313.

3 ）Nagaoka S., Kanamaru Y., Kuzuya Y.：Effects of whey protein and casein on the plasma and liver lipids in rats. Agric Biol Chem 1991；55；813 – 818.

4 ）Nagaoka S., Kanamaru Y., Kuzuya Y. et al：Comparative studies on the serum cholesterol lowering action of whey protein and soybean protein in rats. Biosci Biotech Biochem 1992；56；1484 – 1485.

5 ）Nagaoka S.：Cholesterol-lowering proteins and peptides. In "Neutraceutical Proteins and Peptides in Health and Disease" edited by Mine Y. and Shahidi F., TAYLOR & FRANCIS GROUP, 2006, p42 – 67.

6 ）Nagaoka S., Futamura Y., Miwa K. et al：Identification of novel hypocholes-terolemic peptides derived from bovine milk β -lactoglobulin. Biochem Biophys Res Commun 2001；281；11 – 17.

7 ）Spady D.K., Cuthbert J.A., Willard M.N. et al：Adenovirus-mediated transfer of a gene encoding cholesterol 7 alpha-hydroxylase into hamsters increases hepatic enzyme activity and reduces plasma total and low density lipoprotein cholesterol. J Clin Invest 1995；96；700 – 709.

8 ）Koishi R., Ando Y., Ono M. et al：Angptl3 regulates lipid metabolism in mice. Nat Genet 2002；30；151 – 157.

9 ）Nagaoka S., Fujimura W., Morikawa K. et al：Lactostatin (IIAEK) and SPHP： New cholesterol-lowering peptides derived from food proteins. In "Dietary Fat and Risk of Common Diseases" edited by Huang, Y. S., American Oil Chemist's Society (AOCS) Press, 2006, p168 – 185.

10）Morikawa K., Kondo I., Kanamaru Y. et al：A novel regulatory pathway for cholesterol degradation via lactostatin. Biochem Biophys Res Commun 2007；352；697 – 702.

11）Morikawa K., Ishikawa K., Kanamaru Y. et al：Effects of dipeptides having a C-terminal lysine on the cholesterol 7a-hydroxylase mRNA level in HepG2 cells. Biosci Biotech Biochem 2007；71；821 – 825.

12）Schoonjans K. and Auwerx J.：A sharper image of SHP. Nat Med 2002；8；789 – 791.

46　第2章　食品タンパク質由来の脂質代謝改善ペプチド

13) 内海成，高岩文雄：第二世代遺伝子組換え作物の開発．大豆タンパク質を含む新しい米"マメヒカリ"．化学と生物 2001；39；193－199．

14) Katsube T., Kurisaka, N., Ogawa M. et al：Accumulation of soybean glycinin and its assembly with the glutelins in rice. Plant Physiol 1999；120；1063－1074.

15) Wakasa Y., Yasuda H., Takaiwa F.：High accumulation of bioactive peptides in transgenic rice seeds by expression of introduced multiple genes. Plant Biotechnol J 2006；4；499－510.

16) Wakasa Y., Ozawa K., Takaiwa F.：Higher-level accumulation of foreign gene products in transgenic rice seeds by the callus-specific selection system.　J Biosci Bioeng 2009；107；78－83.

17) Carrol K.K., Hamilton R.M.G.：Effects of dietary protein and carbohydrate on plasma cholesterol levels in relation to atherosclerosis.　J Food Sci 1975；40；18－23.

18) 菅野道廣：コレステロール代謝の調節に関する栄養生化学的研究－食餌タンパク質の影響－．日本栄養・食糧学会誌 1987；40；93－102.

19) Sugano M., Goto S., Yamada Y. et al：Cholesterol-lowering activity of various undigested fractions of soybean protein in rats. J Nutr 1990；120；977－985.

20) Wang M.F., Yamamoto S., Chung H.M. et al：Antihypercholesterolemic effect of undigested fraction of soybean protein in young female volunteers.　J Nutr Sci Vitaminol 1995；41；187－195.

21) Sirtori C.R., Even R., Lovati M.R.：Soybean protein diet and plasma cholesterol：From therapy to molecular mechanisms.　Ann NY Acad Sci 1993；676；188－201.

22) Descovich G.C., Ceredi C., Gaddi A. et al：Multicentre study of soybean protein diet for outpatient hyper-cholesterolemic patients. Lancet 1980；2；709－712.

23) O'Mullane J.E., Hawthorne J.N.：A comparison of the effects of feeding linoleic acid-rich or corn oil on cholesterol absorption and metabolism in rat. Atherosclerosis 1982；45；81－90.

24) Imaizumi K., Sakono M., Sugano M. et al：Influence of saturated and polyunsaturated egg yolk phospholipids on hyperlipidemia in rats.　Agric Biol Chem 1989；53；2469－2474.

25) Nagaoka S., Miwa K., Eto M. et al：Soyprotein peptic hydrolyzate with bound phospholipids decrease micellar solubility and cholesterol absorption in rats and Caco-2 cells. J Nutr 1999；129；1725－1730.

26) Hori G., Yamamoto K., Morishita K. et al：Cholesterol-lowering effects of

isolated soybean protein hydrolyzate with bound phospholipids in rats. J Jpn Soc Nutr Food Sci 1999；52；135－145.

27）Morishita K., Yamamoto K., Hori G. et al：Cholesterol-lowering effects of soy protein peptic hydrolyzate with bound phospholipids in rats; cross-over test, dose-response test, and comparison with materials which have cholesterol-lowering effect. J Jpn Soc Nutr Food Sci 1999；52；183－191.

28）Nagaoka S., Ishikawa H., Shibayama F. et al：Comparative studies on the improving effects of cholesterol metabolism induced by soyprotein sumizyme hydrolysate with bound phospholipids or chitosan. Proceedings of the Third International Soybean Processing and Utilization conference, 2000, p207－208.

29）山本茂，翁玉青，陳姿秀ほか：リン脂質結合大豆ペプチドが高コレステロール血症の成人男子の脂質代謝に及ぼす影響．健康・栄養食品研究 1998；1；51－58.

30）Hori G., Wang M.F., Chan Y.C. et al：Soy protein hydrolyzate with bound phospholipids reduces serum cholesterol levels in hypercholesterolemic adult male volunteers. Biosci Biotech Biochem 2001；65；72－78.

31）堀悟郎，神谷俊一，原博ほか：リン脂質結合大豆ペプチドが卵黄負荷時の成人男性の血清コレステロールレベルに及ぼす影響．日本臨床栄養学会誌 2000；22；21－27.

32）長岡利：胆汁酸結合性を発揮する大豆グリシニン由来の新しいコレステロール代謝改善ペプチド．大豆たんぱく質研究 2005；26；121－126.

33）Cho S.J., Juillerat M.A., Lee C.H. et al：Identification of LDL-receptor transcription stimulating peptides from soybean hydrolysate in human hepatocytes. J Agric Food Chem 2008；56；4372－4376.

34）Lovati M.R., Manzoni G.E., Arnoldi A. et al：Soy protein peptides regulate cholesterol homeostasis in HepG2 cells. J Nutr 2000；130；2543－2549.

35）Mochizuki Y., Maebuchi, M., Kohno, M. et al：Changes in lipid metabolism by soy β-conglycinin-derived peptides in HepG2 cells. J Agric Food Chem 2009；57；1473－1480.

36）Yamamoto S., Kina T., Yamagata N. et al：Favarable effects of egg white protein on lipid metabolism in rats and mice. Nutr Res 1993；13；1453－1457.

37）Asato L., Wang M.F., Chan Y.C. et al：Effects of egg white on serum cholesterol concentration in young women. J Nutr Sci Vitaminol 1996；42；87－96.

38）兼松智，萩原衆子，長岡利：卵由来ペプチドによるコレステロール代謝改善作用．2009年度日本農芸化学会大会講演要旨集 2009，p222.

39）岩田紅美子，長沼里栄子，渡邊乾二ほか：卵白由来ペプチドによるコレステロー

48　第2章　食品タンパク質由来の脂質代謝改善ペプチド

ル代謝改善作用. 2006年度日本農芸化学会大会講演要旨集 2006, p 53.

40) Morimatsu F., Ito M., Budijanto S. et al：Plasma cholesterol-supressing effect of papain-hydrolyzed pork meat in rats fed hypercholesterolemic diet. J Nutr Sci Vitaminol 1996；42；145－153.

41) Nakade K., Kaneko H., Oka T. et al：The cattle heart protein hydrolysate ameliorates hypercholesterolemia accompanying with the suppression of cholesterol absorption in rats and Caco-2 cells. Biosci Biotech Biochem 2009；73；1－6.

42) Navab M., Anantharamaiah G. M., Reddy S. T. et al：Oral small peptides render HDL antiinflammatory in mice and monkeys and reduce atherosclerosis in ApoE null mice. Circ Res 2005；97；524－532.

43) Takenaka Y., Nakamura F., Yamamoto T. et al：Enterostatin (VPDPR) and its peptide fragment DPR reduce serum cholesterol levels after oral administration in mice. Biosci Biotechnol Biochem 2003；67；1620－1622.

44) Takenaka Y., Shimano T., Mori T. et al：Enterostatin reduces serum cholesterol levels by way of a CCK_1-dependent mechanism. Peptides 2008；29；2175－2178.

45) Miller R., D'Agostino D., Erlanson-Albertsson C. et al：Enterostatin deficiency increases serum cholesterol but does not influence energy homeostasis in mice. Am J Physiol Endocrinol Metab 2009, in press.

46) Kolonin M. G., Saha P. K., Chan L. et al：Reversal of obesity by targeted ablation of adipose tissue. Nat Med 2004；10；625－632.

47) Kagawa K., Matsutaka H., Fukuhama C. et al：Globin digest, acidic protease hydrolysate, inhibits dietary hypertriglyceridemia and Val-Val-Tyr-Pro, one of its constituents, possesses most superior effect. Life Sci 1996；58；1745－1755.

48) Kagawa K., Matsutaka H., Fukuhama C. et al：Suppressive effect of globin digest on postprandial hyperlipidemia in male volunteers. J Nutr 1998；128；56－60.

49) Matsui T., Sato M., Tanaka M. et al：Vasodilating dipeptide Trp-His can prevent atherosclerosis in apo E-deficient mice. Br J Nutr 2009, in press.

50) 斎藤昌之：交感神経活動に及ぼす大豆たん白質ペプチドの影響. 大豆たん白質研究 1990；11；95－97.

51) Iritani N., Hosomi H., Fukuda H. et al：Soybean protein suppresses hepatic lipogenic enzyme gene expression in Wistar fatty rats. J Nutr 1996；126；380－388.

文　献　49

52）小松龍史，山岸稔，小松啓子：大豆ペプチドの臨床応用に関する研究．大豆たん白質研究 1988；9；61－65.

53）山下祐加，森川健正，加賀千晶ほか：ペプチドアレイによる大豆タンパク質由来胆汁酸結合ペプチドの網羅解析．2008年度日本農芸化学会大会講演要旨集 2008, p 130.

第3章　食品タンパク質由来の生理活性ペプチドによる多彩な神経調節作用

大日向耕作[*]
吉川　正明[**]

1.　食品タンパク質由来の生理活性ペプチド

(1)　はじめに

　生体内には数多くのペプチドホルモンや神経ペプチドが存在し，それらの特異的受容体に作用することで，多彩な生理機能を示し，生体調節に重要な役割を果すことが知られている。一方，食品タンパク質の酵素消化により派生する低分子ペプチドの中には，これらの内因性ペプチドに対する受容体を活性化し，種々の生理作用を示すものが存在する。食品の機能として，一次機能（栄養素としての機能），二次機能（味やテクスチャーなどの感覚機能）および三次機能（生活習慣病や老化の予防および Quality of Life の向上に関与する生体調節機能）が知られている。食品由来の生理活性ペプチドの中には，三次機能を示す場合があり，その生体調節機能が注目されている。これまでに血圧降下作用および脂質代謝改善作用を示す生理活性ペプチドが食品タンパク質の酵素分解物から単離され，生活習慣病予防に寄与する可能性が示唆されるとともに，一部は機能性食品の素材として実用化されている。さらに最近，これらの末梢作用に加え，精神的ストレス緩和作用（抗不安作用），食欲調節作用，学習促進作用など中枢神経系に作用する生理活性ペプチドが存在することが明らかとなり，

---

[*]　京都大学大学院農学研究科食品生物科学専攻
[**]　大阪大学大学院工学研究科フロンティア研究センター

52　第3章　食品タンパク質由来の生理活性ペプチドによる多彩な神経調節作用

新しいタイプの機能性食品の素材として応用が期待される。ここでは，特に神経系に作用する生理活性ペプチドに着目し，それらの多彩な生理作用および作用機構について概説する。

（2）　食品タンパク質由来のオピオイドペプチド

　ペプチドホルモンや神経ペプチドなどの内因性生理活性ペプチドは，前駆体タンパク質の酵素分解により生成することが知られているが，従来，食品タンパク質は，このような前駆体タンパク質とみなされていなかった。しかしながら，1979年に Brantl らが，市販のカゼインペプトンから，7残基の生理活性ペプチド β-casomorphin-7（YPFPGFI）を初めて単離し[1]，その後，種々の食品タンパク質に由来する生理活性ペプチドが多数同定され[2,3]，食品タンパク質も一種の前駆体タンパク質として機能することがわかってきた。この β-casomorphin-7は，オピオイド活性の *in vitro* 評価法として知られるモルモット回腸（GPI）アッセイにより単離された牛乳 β-カゼインの60–66残基に相当するオピオイドペプチドである[1]。オピオイドはモルヒネ様の鎮痛作用を示す一群の生理活性物質であり，β-エンドルフィンやエンケファリンなどの内因性オピオイドペプチドも存在する。当時，食品タンパク質から β-casomorphin のような神経調節作用を有するオピオイドペプチドが派生するということは意外な事実であった。その後，人乳 β-カゼイン中に存在する牛乳 β-casomorphin に類似したアミノ酸配列 YPFV を含むペプチドもオピオイド活性を示すことが明らかとなった[4,5]。さらに，大豆タンパク質や緑葉タンパク質などの植物タンパク質からもオピオイドペプチドが派生することがわかってきた[6,7]。

2. 経口投与で有効な精神的ストレス緩和作用ペプチド

（1） 精神的ストレス緩和作用（抗不安作用）の測定

　オピオイドペプチドは，鎮痛作用に加えて抗不安作用を示すことが知られている。実際，食品タンパク質由来の多くのオピオイドペプチドが，実験動物を用いた行動薬理学試験により抗不安作用を示すことを見いだしている（表3－1）。

表3－1　経口投与で有効な抗不安ペプチド

起源	ペプチド	配列	受容体	文献**
大豆 β-conglycinin	soymorphin-5	YPFVV	μ opioid	6
緑葉 Rubisco	rubiscolin-6	YPLDLF	δ opioid	9
actin		YPIEHG	δ opioid	10
人乳 lactoferrin	lactomedin 1	FKDCHLAR	C5a	
米 albumin	[Trp⁵]-oryzatensin(5-9)*	WPLPR	C3a	12
牛乳 β-lactoglobulin	β-lactotensin	HIRL	NT₂	49
緑葉 Rubisco	rubimetide	MRW	N.D.	17
		YL	N.D.	24

＊高機能化設計されたペプチド　＊＊章末文献番号　　　　　　　　　N.D.：未検出

　精神的ストレスは，単なる気分の問題ではなく，生活習慣病の発症リスクを高めることから，これを抑制する機能性素材の開発が期待されている。筆者らは，抗不安薬のスクリーニングに使用される高架式十字迷路試験などにより，行動学的に抗不安活性を評価している。高架式十字迷路（図3－1）は，高さ50cmに設置された幅5cmの壁のないオープンアームと壁のあるクローズドアームからなり，その中心部にマウスを置き，行動を観察する。通常，マウスは50cmの高さを怖がり，オープンアームには，あまり進入しないが，抗不安薬を投与すると，オープンアームへの進入回数と滞在時間の割合が増加する。サンプル投与により，これらの割合が増加した場合に，抗不安活性ありと判定する。このほかの行動学的試験として，オープンフィールド試験やホールボード試験などが知られている。

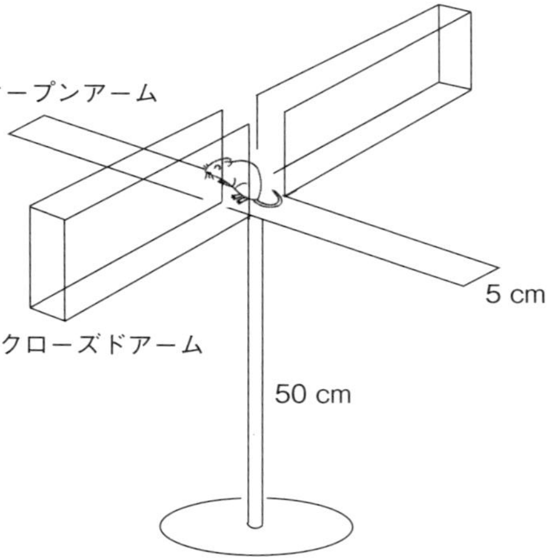

54　第3章　食品タンパク質由来の生理活性ペプチドによる多彩な神経調節作用

図3－1　高架式十字迷路（elevated plus-maze）

（2）　オピオイドペプチドによる抗不安作用

1）大豆由来のμオピオイドペプチド soymorphin

　大豆種子主要貯蔵タンパク質 β-コングリシニンに由来するオピオイドペプチド soymorphin-5（YPFVV）をマウスに腹腔内あるいは経口投与したところ，オープンアームへの滞在時間および進入回数の割合が増加した（図3－2）。両アームへの進入回数の合計は変化しなかったことから行動量には影響しないことが判明した。したがって，soymorphin は，腹腔内および経口投与により抗不安作用を示すことが明らかとなった[6]。主要なオピオイド受容体として，μ（ミュー）と δ（デルタ）が知られているが，soymorphin は，μオピオイド受容体に親和性を示すとともに，GPI アッセイにおいてμオピオイド活性を示すことがわかった。さらに，soymorphin の抗不安作用がμオピオイドアンタゴニストの naloxone で阻害されたことから，soymorphin はμオピオイドアゴニストとして抗不安作用を示すことが明らかとなった。最近，大豆タンパク質ならびに大豆ペプチドに精神的ストレス緩和作用が報告されているが[7]，その作用本体は不明であり，soymorphin の抗不安作用がどの程度寄与しているのか今後検討を要する。

2. 経口投与で有効な精神的ストレス緩和作用ペプチド　55

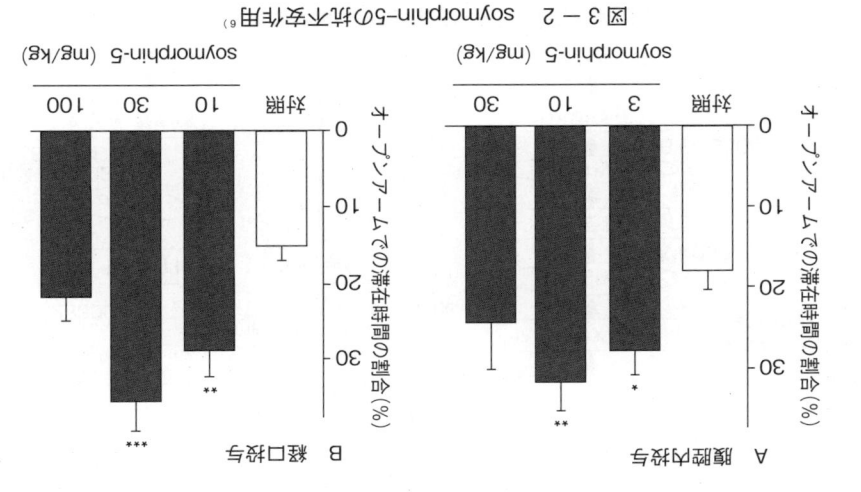

図3－2　soymorphin-5の抗不安作用[6]
値は平均値 ± S.E.M. $^*p<0.05$, $^{**}p<0.01$, $^{***}p<0.001$
いずれも生食投与対照群に対する有意水準を表す。

2）δオピオイドペプチド：緑葉由来の rubiscolin とアクチン由来の
　　YPIEHG

　このほか，主要緑葉タンパク質 Rubisco 由来の rubiscolin-6（YPLDLF），お
よび動植物に広く存在する構造タンパク質アクチン由来の YPIEHG が経口投
与で抗不安作用を示すことを明らかにした[8-10]。いずれのオピオイドペプチド
も，マウス輸精管（MVD）を用いたδオピオイドアッセイにおいて活性を示し，
また，それらの抗不安作用は，δアンタゴニストの naltrindole で阻害され
た[9, 10]。したがって，rubiscolin-6および YPIEHG はδオピオイドアゴニスト
として抗不安作用を示すことが判明した（図3－3）。さらに，直接作用するδ
受容体の下流で，どのような神経伝達物質が関与するかを，各種阻害剤を用い
て検討したころ，rubiscolin-6の抗不安作用は，σ_1受容体アンタゴニスト
BMY14802および BD1047，ドーパミン D$_1$受容体アンタゴニスト SCH23390に
よって阻害されるが，いずれの受容体にも親和性を示さないことが明らかと
なった[9]。σ_1受容体は中枢神経系に存在する情動調節に関与する受容体で，
その内因性リガンドは，まだ同定されていないが，その候補として神経ステロ

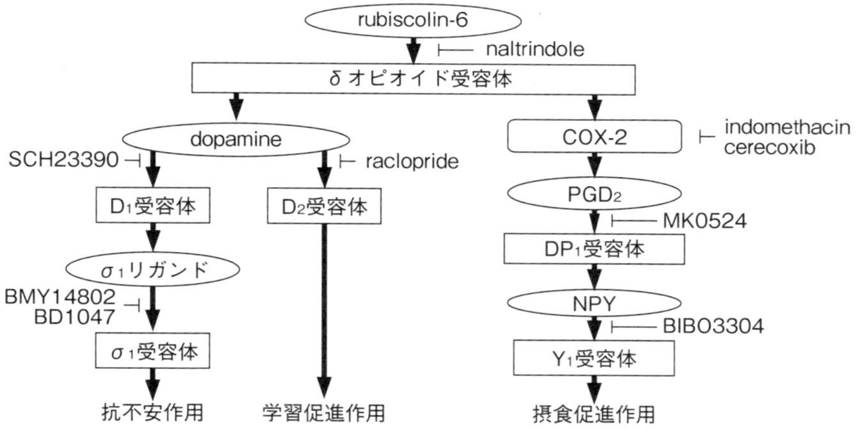

56 第3章 食品タンパク質由来の生理活性ペプチドによる多彩な神経調節作用

図3－3 rubiscolin-6の多彩な中枢作用とその作用機構

イドのデヒドロエピアンドロステロン（DHEA）またはプロジェステロンなど
が想定されている。さらに，このσ$_1$受容体とD$_1$受容体の活性化される順番を
薬理学的に検討した。σ$_1$受容体アゴニストの抗不安作用は，D$_1$受容体アンタ
ゴニストで阻害される一方，D$_1$受容体アゴニストの抗不安作用は，σ$_1$受容体
アンタゴニストでは阻害されなかった。すなわち，σ$_1$受容体の下流でD$_1$受容
体が活性化されることがわかった。以上の結果より，δオピオイドアゴニスト
ペプチドは，δ受容体の下流で，内因性σ$_1$リガンド放出促進，σ$_1$受容体の活
性化,さらにその下流で,ドーパミン放出促進およびD$_1$受容体の活性化により,
抗不安作用を示すものと考えられる。なお，これら以外にも数多くのオピオイ
ドペプチドが食品タンパク質から単離同定されており，精神的ストレス緩和作
用を示すか否か，大変興味が持たれる。

（3）　補体受容体アゴニストペプチドによる抗不安作用

1）回腸収縮ペプチドと補体系

　μオピオイド活性の評価に用いられるモルモット回腸縦走筋標本には，オピ
オイド受容体以外のレセプターも発現しており，これらの受容体に対するリガ
ンドのスクリーニング系としても有用である。実際，回腸収縮ペプチドが食品

2. 経口投与で有効な精神的ストレス緩和作用ペプチド　57

タンパク質の酵素消化物から多数単離されている。その中には補体系のアゴニストとして多彩な生理作用を示すものが存在する[11]。

補体系は，病原微生物などが生体内に進入した際に活性化される一群のタンパク質であり，補体成分C1～C9からなっている。この補体系の活性化の際に，補体成分C3およびC5は酵素的に分解され，それぞれのN末端から補体C3aおよびC5aが生成し，いずれも免疫促進作用を示す。食品タンパク質の酵素消化物から，回腸収縮活性を指標に単離された生理活性ペプチドの中には，補体C3aおよびC5a受容体に作用するものが存在する[12]。例えば，ヒトラクトフェリンのトリプシン消化物から見いだされた回腸収縮ペプチドlactomedin 1（FKDCHLAR）は，補体C5a受容体アゴニストペプチドとしてファゴサイトーシス促進作用を示し，免疫促進作用を示すことが判明している[13, 14]。

2）ラクトフェリン由来の補体C5aアゴニストペプチドlactomedin 1

近年，補体C3aおよびC5a受容体が末梢免疫系のみならず中枢神経系にも存在することがわかってきた[11]。そこで，lactomedin 1の神経系に対する作用を検討したところ，高架式十字迷路試験において抗不安作用を示すことを見いだし，経口投与でも作用することを明らかにした。さらに，C5aの脳室内投与でも抗不安作用を示すことを見いだし，免疫系と神経系の新しいクロストークを明らかにした。いずれの抗不安作用もC5a受容体のアンチセンスオリゴデオキシヌクレオチド（ODN）の前処置により阻害されたことから，C5a受容体を介した抗不安作用であることがわかった。補体C5a受容体の下流で，どのようなメディエーターを介しているか，さらに検討した結果，プロスタグランジン（PG）D$_2$の放出，および2種類のPGD$_2$受容体サブタイプのうち，DP$_1$受容体の活性化を介することを明らかにした。

3）補体C3aアゴニストペプチド［Trp^5］-oryzatensin(5-9)

米アルブミン由来の生理活性ペプチドoryzatensinを高機能化設計した補体C3a受容体アゴニストペプチド［Trp^5］-oryzatensin(5-9)（WPLPR）を経口投与することにより，抗不安作用を示すことを見いだした[12]。さらに，その情報伝達経路を検討したところ，PGE$_2$の放出促進，および4種類のPGE$_2$受容体サ

58　第3章　食品タンパク質由来の生理活性ペプチドによる多彩な神経調節作用

ブタイプのうち EP$_4$ 受容体の活性化を介して，抗不安作用を示すことが明らか
となった。補体 C5a 受容体および C3a 受容体の活性化により，同様に抗不安
作用を示すものの，関与しているメディエーターが PGD$_2$ および PGE$_2$ であり，
プロスタグランジン分子種が異なることは興味深い。

（4）　プロスタグランジン類による抗不安作用

1）プロスタグランジン D$_2$ の抗不安作用

　筆者らは，PGD$_2$ や PGE$_2$ などプロスタグランジン類の新しい中枢作用とし
て抗不安作用を初めて明らかにしたが（表3−2），その端緒は，ある血圧降下
ペプチドの作用機構の解明過程において見いだされた。rubimetide（MRW）
は，ホウレンソウ Rubisco のペプシン−パンクレアチン消化物からアンジオテ
ンシン変換酵素（ACE）阻害活性を指標に単離された動脈弛緩および血圧降下
作用を有するトリペプチドである[15]（第1章3節(1)参照）。この動脈弛緩およ
び血圧降下作用は PGD$_2$ 受容体サブタイプの一つである DP$_1$ 受容体に対するア
ンタゴニストの BWA868C で完全にブロックされるが[16]，rubimetide 自身は
DP$_1$ 受容体に親和性を示さないことがわかった。したがって，rubimetide の動
脈弛緩および血圧降下作用は，ACE 阻害によるものではなく，むしろ PGD$_2$ 放
出および DP$_1$ 受容体の活性化を介していると考えられる。さらに，本ペプチド
は抗不安作用を併せ持ち，DP$_1$ 受容体の活性化を介していることがわかっ
た[17]。そこで，PGD$_2$ 自身も抗不安作用を示すのではないかと考え，検討した
ところ，PGD$_2$ の脳室内投与により，抗不安作用を示すことを見いだした[18]。

表3−2　プロスタグランジン D$_2$ および E$_2$ の中枢作用の比較

作用	プロスタグランジン D$_2$	プロスタグランジン E$_2$
睡眠	↑（DP$_1$ 受容体）	↓（EP$_4$ 受容体）
体温	↓	↑（EP$_3$ 受容体）
摂食	↑（DP$_1$ 受容体）	↓（EP$_4$ 受容体）
不安	↓（DP$_1$ 受容体）	↓（EP$_1$/EP$_4$ 受容体）

（　）内は仲介する受容体

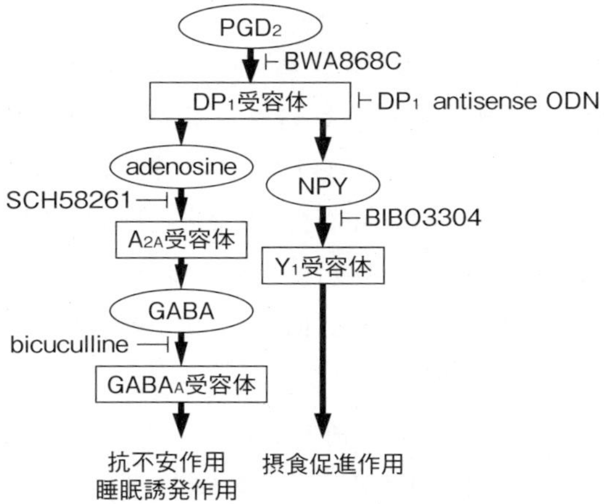

2. 経口投与で有効な精神的ストレス緩和作用ペプチド　59

PGD₂ → ⊢BWA868C

DP₁受容体 ⊢DP₁ antisense ODN

adenosine　　　　　NPY

SCH58261 ⊣　　　A₂A受容体　　　Y₁受容体 ⊢BIBO3304

GABA

bicuculline ⊣　GABA_A受容体

抗不安作用　　摂食促進作用
睡眠誘発作用

図 3 － 4　プロスタグランジン D₂ の多彩な中枢作用

　PGD₂ は脳内に最も多く存在する PG で，すでに睡眠誘発作用や体温低下作用を示すことが報告されていた（表 3 － 2）[19-21]。特に，自然な睡眠を誘発する睡眠物質として知られており，その睡眠誘発作用は，DP₁受容体の下流で，アデノシン A₂A受容体および GABA_A受容体の活性化を介することが明らかにされている。そこで，PGD₂ の抗不安作用が，睡眠誘発作用と同様の作用機構を介しているか否かを薬理学的に検討した。まず，DP₁アゴニストの BW245C が抗不安作用を示す一方，DP₂アゴニストは活性を示さないことがわかった[18]。また，PGD₂ の抗不安作用は DP₁アンタゴニストの BWA868C により阻害され，DP₁受容体が抗不安作用を仲介していることが明らかとなった。さらに，PGD₂ の抗不安作用は A₂A受容体アンタゴニスト SCH58261および GABA_A受容体アンタゴニスト bicuculline により阻害されたことから，A₂A および GABA_A受容体を活性化することが明らかとなり，睡眠誘発作用と同じ神経伝達経路を介していると考えられる（図 3 － 4）[22]。

2）プロスタグランジン E₂の抗不安作用

　PGD₂ の構造異性体である PGE₂ は，覚醒作用や体温上昇作用など PGD₂ とは反対の中枢作用を示すことが多く，事実，筆者らも PGD₂ が摂食促進作用を示

60　第3章　食品タンパク質由来の生理活性ペプチドによる多彩な神経調節作用

すのに対し，PGE_2は摂食抑制作用を示すことを新たに見いだしている〔3節
(3)－3）参照〕。一方，情動調節に関して，PGE_2は，PGD_2と同様に抗不安作用
を示すことを明らかにした[14]。さらに，PGE_2の抗不安作用の作用機構を PGE_2
受容体サブタイプに対する特異的アゴニストを用いて検討したところ，EP_1お
よび EP_4受容体アゴニストの中枢投与により，抗不安作用を示すことが明らか
となった。また，PGE_2の抗不安作用は EP_1および EP_4アンタゴニストにより
阻害されたことから，EP_1および EP_4受容体が抗不安作用に関与しているもの
と考えられる（表3－2）。

　これまでに rubimetide や，補体 C3a および C5a アゴニストペプチドのメ
ディエーターとして PG 類が重要な役割を果たしていることを見いだしたが，
内因性ペプチドをはじめ，種々の情動調節ペプチドによる神経調節作用に，ど
の程度 PG 類が寄与しているかは，今後の検討課題である。

（5）　強力な抗不安活性を示すジペプチド

　最近，L-アミノ酸リガーゼを用いてL-アミノ酸から直接ジペプチドを合成す
る画期的な酵素合成法が開発され[23]，ジペプチドの新しい用途開発が期待され
ている。ジペプチドの生理作用として，血圧降下作用や鎮痛作用が知られてい
るが，情動調節作用はほとんど検討されていなかった。最近，筆者らは，高架
式十字迷路試験において，ジペプチド YL が医薬品並みの強力な抗不安作用を
示すことを見いだした[24]。すなわち，YL の抗不安作用は，一般的抗不安薬の
ジアゼパムの抗不安作用よりも，むしろ強い傾向を示し，YL の最小有効用量
は腹腔内投与で0.1 mg/kg，経口投与で0.3 mg/kgであった[24]。また，構成アミノ
酸であるチロシンとロイシンの混合物には活性が認められず，また，レトロ配
列ペプチド LY の活性は1/300であることから，YL 配列が抗不安作用に重要で
あることが判明した。なお，YL の N 末端側にアミノ酸を付加した場合には，
著しく活性が低下するが，C 末端側への付加は許容されるようである。した
がって，YL の抗不安作用には N 末端構造が重要と考えられる。本配列は，乳
および大豆タンパク質など食品タンパク質の一次構造中に存在するとともに，

内因性の生理活性ペプチドにも存在する。現在，YL 配列を含む低分子ペプチドやタンパク質に抗不安作用が認められるか否かを検討中である。

さらに，関与するメディエーターについて検討したところ，YL の抗不安作用はセロトニン5-HT$_{1A}$受容体アンタゴニスト WAY100135，ドーパミンD$_1$受容体アンタゴニスト SCH23390および，GABA$_A$受容体アンタゴニスト bicuculline により完全に阻害されたが，いずれの受容体にも親和性を示さなかった[24]。また，これらの受容体に対するアゴニストおよびアンタゴニストを用いた薬理学的検討により，5-HT$_{1A}$受容体→D$_1$受容体→GABA$_A$受容体の順番に活性化されることがわかった。したがって，YL の抗不安作用は，セロトニン放出促進→5-HT$_{1A}$受容体の活性化→ドーパミン放出促進→D$_1$受容体の活性化→GABA 放出促進→GABA$_A$受容体の活性化を介していると推察される。したがって，YL の抗不安作用は，従来の5-HT$_{1A}$アゴニストや GABA$_A$アゴニスト（ジアゼパムは GABA$_A$受容体のベンゾジアゼピン結合サイトに結合し，GABA$_A$受容体を活性化する）などの抗不安薬とは異なる作用機構であることが判明した。なお，本ペプチドの抗不安作用は，オピオイドアンタゴニストの naloxone や naltrindole によって阻害されないことから，オピオイドアゴニストとして作用しないことがわかった。さらに，シクロオキシゲナーゼ阻害薬の indomethacin によっても阻害されないことから，PG 放出促進を介していないことが明らかとなった。したがって，従来の食品タンパク質由来ペプチドの抗不安機構とも異なるまったく新しい神経経路を介していることが判明した。

3. 経口投与で有効な摂食調節ペプチド

（1） 脳で調節される食欲

食欲は「脳」で調節されることが明らかとなっている。この事実が判明したのはそれほど昔のことではない。1912年，Cannon W.B.，Washburn A.L.は，空腹感は胃収縮により発生するとする胃収縮説を提唱していた[25]。しかしなが

ら，カロリーのない水を摂取した場合に，胃は拡張するものの，空腹感は改善されないことから，この仮説は否定されている。その後，1938年にLashley K. S.は「本能行動の実験的解析」という著書の中で，食欲は脳（中枢）で調節される可能性を初めて指摘し，さらに，1942年にHetherington A.とRanson S. W.が脳神経の電気的局所破壊実験により満腹中枢を，1951年にAnand B. K., Broberck J. R.が摂食中枢をそれぞれ発見し，脳において食欲が調節されることが証明された[25]。食欲の調節に関与する内因性物質として，グルコースや脂肪酸など栄養素に由来するもの，あるいはセロトニン，ヒスタミン，ドーパミンなどアミン類が古くから知られているが，最近，数多くの神経ペプチドが同定され[26, 27]，ペプチド系による食欲の調節が重要であることがわかってきた。

　肥満は生活習慣病の発症リスクを上昇させることから，食欲（摂食）抑制作用を有する食品や医薬品の開発が期待されている。一方，高齢者において認められる食欲不振は，筋力や活力の低下を惹起し，加齢による機能障害を悪化させることから，高齢者では食欲不振改善物質の開発が期待される。また，神経性摂食障害にも，食欲増進物質が効果を示す可能性が考えられる。内因性の神経ペプチドのほとんどは，経口投与により活性を失う一方，食品タンパク質由来の低分子ペプチドは，消化抵抗性を示し，経口投与により種々の生理作用を示す場合がある。そこで，これらの低分子ペプチドの摂食調節作用を検討したところ，摂食抑制作用を示すものと，逆に，摂食促進作用を示すものを見いだした（表3－3）。

（2）　オピオイドペプチドによる摂食調節作用

1）μオピオイドペプチドsoymorphinの摂食抑制作用

　一般に，内因性オピオイドペプチドは摂食促進物質に分類されるが，食品由来のオピオイドペプチドは，経口投与で摂食促進作用，あるいは逆に摂食抑制作用を示す場合があり，単純に議論できないことがわかってきた。

　前述の大豆β-コングリシニン由来のμオピオイドペプチドsoymorphinは，経口投与により摂食抑制作用を示すことを見いだした（投稿中）。この経口投

3. 経口投与で有効な摂食調節ペプチド　　63

表3−3　経口投与で有効な摂食調節ペプチド

摂食	起源	ペプチド	配列	受容体	文献[**]
抑制	大豆 β-conglycinin	soymorphin	YPFVV	μ opioid	
	米 albumin	[Trp^5]-oryzatensin(5-9)[*]	WPLPR	補体 C3a	36
	卵白 albumin	novokinin[*]	RPLKPW	AT$_2$	40
	ナタネ napin	rapakinin	RIY	N.D.	42
	牛乳 β-lactoglobulin	β-lactotensin	HIRL	N.D.	50
促進	緑葉 Rubisco	rubiscolin-6	YPLDLF	δ opioid	29

＊　高機能化設計されたペプチド　　　　　　　　　　　　　　　N.D.：未検出
＊＊　章末文献番号

与による摂食抑制作用は，μ オピオイドアンタゴニストを経口投与した場合には阻害されたが，アンタゴニストを腹腔内投与した場合にはまったく阻害されなかった。加えて，soymorphin の腹腔内投与では摂食抑制作用は認められなかった。したがって，本ペプチドの摂食抑制作用における作用点は消化管であり，この作用にはペプチドの腸管吸収は必須ではないと考えられた。実際，摂食抑制に必要な用量よりも，むしろ低い用量で消化管運動が抑制されることがわかった。

　2）消化管運動抑制によるμオピオイドの摂食抑制作用

　さらに，消化管運動抑制の作用機構について検討し，soymorphin の消化管運動抑制作用は，セロトニン5-HT$_{1A}$受容体，ドーパミンD$_2$受容体，GABA$_B$受容体に対するアンタゴニストによって阻害されることを明らかにし，精神的ストレス緩和作用と同様に，セロトニン，ドーパミンおよびGABA などの神経伝達物質放出を介することが判明した。なお，抗不安作用をブロックする GABA$_A$アンタゴニスト bicuculline では，消化管運動は阻害されないことから，抗不安作用と消化管運動抑制作用では関与する受容体サブタイプが異なることがわかった。おそらく，中枢神経系と消化管神経系において存在する GABA 受容体サブタイプが異なるためであろう。また，これらの受容体のアゴニストとアンタゴニストを用いた薬理学的実験により，セロトニン放出促進→5-HT$_{1A}$受容体の活性化→ドーパミン放出促進→D$_2$受容体の活性化→GABA 放出促進→GABA$_B$受容体の活性化→消化管運動抑制作用，という新しい神経経路を明ら

64　第3章　食品タンパク質由来の生理活性ペプチドによる多彩な神経調節作用

かにした。なお，筆者らの行った実験条件では，より強力な牛乳由来のμオピオイドペプチドとして知られる casomorphin には，摂食抑制作用も消化管運動抑制作用は認められなかった。詳細な機構は不明であるが，μ受容体にはスプライシングバリアントが多数存在するという報告があり[28]，ペプチドにより標的受容体あるいはペプチド吸収性などが異なり，食欲に対する作用に差異が生じたのかもしれない。

　3）δオピオイドペプチド rubiscolin の強力な摂食促進作用

　主要な緑葉タンパク質 Rubisco 由来のδオピオイドペプチド rubiscolin-6 は，0.3 mg/kgの経口投与により，摂食促進作用を示すことを見いだした[29]。摂食促進作用を示す内因性ペプチドが数多く同定されているが，ほとんどが脳室内投与で摂食促進作用を示すものであり，これまで経口投与で有効なものは報告されていない。rubiscolin-6 は，経口投与で作用し，しかも極めて低用量で作用する点で，非常に興味深いペプチドである。この rubiscolin-6 の経口投与による摂食促進作用は，δオピオイド受容体アンタゴニスト naltrindole の脳室内投与により阻害されることから，脳内δオピオイド受容体の活性化を介して摂食促進作用を示すものと考えられる（図3－3〔2節(2)－2）参照〕）。

　4）プロスタグランジン D$_2$を介するδオピオイドの摂食促進機構

　さらに，rubiscolin-6の摂食促進作用におけるメディエーターを検討した。rubiscolin-6の抗不安作用はドーパミンD$_1$受容体およびσ_1受容体アンタゴニストにより阻害されるが，本ペプチドの摂食促進作用はこれらのアンタゴニストでは阻害されなかったことから，抗不安作用とはメディエーターが異なることが判明した。一方，rubiscolin-6の摂食促進作用は，シクロオキシゲナーゼ（COX）阻害剤インドメタシンおよび COX-2 阻害剤 celecoxib によりブロックされたことから，この摂食促進作用にはプロスタグランジン生成が関与していることが明らかになった。プロスタグランジン分子種の中で，PGD$_2$がDP$_1$受容体を介し，その下流で，最も強力な摂食促進ペプチドとして知られるニューロペプチドY（NPY）放出およびY$_1$受容体の活性化を介して，摂食促進作用を示すことを見いだしており[30]，次に，これらの摂食促進経路の関与について検

3. 経口投与で有効な摂食調節ペプチド　65

討した。rubiscolin-6 の摂食促進作用は，DP_1受容体アンタゴニスト BWA868C，およびY_1受容体アンタゴニスト BIBO3304により阻害されたことから，rubiscolin-6 は PGD_2 および NPY を介して強力な摂食促進作用を示すことを明らかにした（図 3 - 3）。

（3） 補体系とプロスタグランジンによる摂食調節機構

1） 補体 C3a と C5a の摂食調節作用

補体系が末梢免疫系のみならず中枢神経系にも存在することが1990年代にわかってきていたが，どのような生理的役割を果たすのか不明な点が多かった。筆者らは，補体の摂食調節作用に注目し，補体 C3a の中枢投与により摂食抑制作用を示す一方，補体 C5a は逆に摂食促進作用を示すことを明らかにした[11, 31, 32]。末梢免疫系では，いずれも PG 生成を促進することから，PG 分子種の違いにより，一方は摂食抑制作用を，他方は促進作用を示すのではないかと考え，まず，プロスタグランジン類そのものの摂食調節作用について検討することにした。

2） プロスタグランジン D_2 の摂食促進作用

PGD_2は中枢神経系において最も多く存在する PG であり，睡眠誘発作用や体温低下作用を示す。一方，その構造異性体である PGE_2 は，覚醒作用や体温上昇作用など反対の中枢作用を示し，さらに，摂食抑制作用を有することが報告されていた[33]。PGD_2に関しては，どのような摂食調節作用を示すのかは不明であったが，筆者らはPGD_2の脳室内投与により摂食促進作用を示すことを世界に先駆けて明らかにした[30]。DP_1受容体アゴニストが摂食促進作用を示すのに対し，DP_2アゴニストは活性を示さなかった。この PGD_2の摂食促進作用は DP_1受容体アンタゴニストおよびアンチセンス ODN により阻害された。なお，DP_1アンタゴニストおよびアンチセンス ODN 投与により摂食量が低下した。特に，DP_1アンチセンス ODN 投与により，劇的に摂食量，体重，脂肪重量が低下し，PGD_2-DP_1受容体がエネルギーホメオシタシスの維持に重要であることが判明した。さらに，DP_1の下流で，NPY-Y_1受容体を活性化することを

66　第3章　食品タンパク質由来の生理活性ペプチドによる多彩な神経調節作用

見いだし，加えて，リポカリン型 PGD 合成酵素，DP_1 受容体および NPY が摂食調節に重要な視床下部領域に存在することを免疫組織学的に明らかにした。睡眠不足により PGD_2 レベルが増加するという動物実験結果と，睡眠不足により肥満発症率が上昇するという疫学調査結果を考え合わせると，PGD_2 は睡眠とエネルギー代謝をつなぐ重要な生理活性脂質である可能性がある。

　補体 C5a の脳室内投与による摂食促進作用は，DP_1 受容体アンタゴニストにより阻害され，PGD_2-DP_1 系を活性化することを明らかにした。したがって，補体 C5a の摂食促進作用と抗不安作用のいずれも PGD_2-DP_1 受容体を活性化することが判明した[34]。

3）プロスタグランジン E_2 の摂食抑制作用

　PGE_2 を脳室内に投与すると摂食が抑制されるが，4 種類の PGE_2 受容体サブタイプに対するアゴニストの中で，EP_4 受容体アゴニストのみが摂食抑制作用を示す[35]。これら PGE_2 ならびに EP_4 アゴニストの摂食抑制作用は EP_4 アンタゴニストで阻害されることから，PGE_2 の摂食抑制作用は EP_4 受容体を介していることがわかった。

　補体 C3a 受容体アゴニストペプチド [Trp^5]-oryzatensin(5-9)（WPLPR）が，経口投与により，摂食抑制作用を示すことを見いだした[36]。補体 C3a アゴニストのメディエーターとして，アセチルコリン，ヒスタミン，PGE_2 が知られているが，このうち，摂食抑制作用を示すものは，ヒスタミンと PGE_2 である。本ペプチドの摂食抑制作用は，ヒスタミン H_1 受容体アンタゴニストでは阻害されなかったが，EP_4 受容体アンタゴニストで阻害されたので，補体 C3a 受容体アゴニストペプチドの摂食抑制作用は，抗不安作用と同様に，PGE_2 および EP_4 受容体の活性化を介していることが判明した。

（4）　血圧降下ペプチドによる摂食抑制作用

1）AT_2 受容体アゴニストペプチド novokinin の PGE_2 を介する摂食抑制作用

　アンジオテンシンⅡは血圧調節の重要なレギュレーターであり，その受容体として AT_1 および AT_2 受容体が知られている。AT_1 受容体は，動脈収縮およ

び血圧上昇作用を，AT_2受容体は，動脈弛緩および血圧降下作用を仲介する。卵白アルブミン由来の血圧降下ペプチド ovokinin を高機能化した AT_2 受容体アゴニストペプチド novokinin（RPLKPW）は，強力な動脈弛緩および血圧降下ペプチドである[37-39]。本ペプチドの摂食調節作用について検討したところ，経口投与で摂食抑制作用を示すことがわかった[40]。その摂食抑制作用は，AT_2 受容体アンタゴニストにより阻害されるとともに AT_2 受容体ノックアウトマウスでは認められないことから，AT_2 受容体を介していることが明らかとなった。さらに，novokinin の摂食抑制作用は，COX 阻害剤および EP_4 アンタゴニストで阻害されたことから，PGE_2-EP_4 受容体を介していることがわかった。なお，本ペプチドの血圧降下作用は，AT_2 受容体の下流で，PGI_2 放出および IP 受容体の活性化を介した動脈弛緩によることが明らかとなっており，摂食抑制作用とは関与する PG 分子種が異なる。

2）CCK 放出を介する摂食抑制ペプチド RIY

ナタネ napin 由来のアンジオテンシン I 変換酵素（ACE）阻害ペプチドとして単離された rapakinin（RIY）が血圧降下作用以外に，摂食抑制作用を示すことも見いだした[41, 42]。rapakinin の摂食抑制作用はコレシストキニン（CCK）$_1$ 受容体アンタゴニストにより阻害されたが，rapakinin 自身は CCK_1 受容体に親和性を示さなかった[42]。rapakinin の摂食抑制作用は CCK 放出の促進と CCK_1 受容体の活性化を介していると考えられる。また，rapakinin の血圧降下作用も ACE 阻害よりもむしろ CCK_1 受容体の活性化を介した動脈弛緩を介している。

4. 経口投与で有効な学習促進ペプチド

（1）δオピオイドペプチド rubiscolin

食品タンパク質由来の低分子ペプチドの記憶学習能に及ぼす影響については，不明な点が多い。筆者らは，生理活性ペプチドの記憶学習効果を検討する

68　第3章　食品タンパク質由来の生理活性ペプチドによる多彩な神経調節作用

方法として，ステップスルー型の受動的回避学習実験装置を用いているが，このほか，モリス水迷路試験なども知られている。これまでに，前述の δ オピオイドペプチドの rubiscolin-6 も，経口投与により記憶増強作用を示すことを見いだしている[43]。抗不安剤として用いられるベンゾジアゼピン類は記憶を阻害することが知られており，rubiscolin は抗不安作用および記憶増強作用を併せ持つことから，記憶を阻害しない抗不安物質の候補として期待される。さらに，rubiscolin は摂食促進作用[29] を示すことから食欲不振の認められる高齢者向けの食品素材として利用できるかもしれない。

（2）　補体 C3a アゴニストペプチド[Trp⁵]-oryzatensin(5-9)

κ-カゼイン由来の補体 C3a アゴニストペプチド casoxin C は，脳室内投与によりスコポラミン投与や脳虚血によって誘発された健忘が改善される。さらに，補体 C3a 自身の脳室内投与により抗健忘作用を示すことがわかった[44]。この抗健忘作用は補体 C3a の新しい中枢作用である。さらに，補体 C3a アゴニストペプチド[Trp⁵]-oryzatensin (5-9)，WPLPR の経口投与により，スコポラミン健忘ならびに脳虚血健忘を抑制することも明らかとなった[45]。本ペプチドは，抗不安作用と摂食抑制作用を併せ持ち[14, 36]，rubiscolin とは異なる中枢作用の組み合わせを有する。

（3）　牛乳 β-ラクトグロブリン由来の多機能性ペプチド β-lactotensin

牛乳 β-ラクトグロブリンのキモトリプシン消化物から回腸収縮ペプチドの β-lactotensin (HIRL) が単離されている[46]。β-lactotensin は，2 種類のニューロテンシン受容体サブタイプのうち NT₂ 受容体に選択的な親和性を示し，この NT₂ 受容体を介してコレステロール低下作用や胆汁酸分泌促進作用を示す生理活性ペプチドである[47]。β-lactotensin は，経口投与および脳室内投与により学習促進作用を示すことを明らかにしている[48]。β-lactotensin の学習促進作用はドーパミン D₂ 受容体の活性化を介する。実際，マイクロダイアリシス法による β-lactotensin の中枢投与によりドーパミン放出が亢進した。一方，

β-lactotensin の抗不安作用は NT_2 受容体の下流で，ドーパミン D_1 受容体の活性化を介することがわかった。さらに，本ペプチドは摂食抑制作用を示すが，この作用に関しては NT_2 受容体以外の受容体に作用した後に，強力な内因性摂食抑制ペプチドとして知られる CRF（corticotropin-releasing peptide）および CGRP（calcitonin gene-related protein）の放出を介していると考えられる[49]。それぞれの神経調節作用によって標的受容体，ならびに神経伝達物質やその受容体サブタイプが異なることは，低分子ペプチドが複雑な神経ネットワークを活性化していることを示しており，様々な神経調節作用を総合的に評価し，作用機構を検討することが重要と考えられる。

5. おわりに

食品タンパク質の酵素消化により派生する低分子の生理活性ペプチドの中には，オピオイド活性や回腸収縮活性のみならず，抗不安作用，摂食抑制作用および学習促進作用など中枢神経系に対して作用するものが存在することがわかってきた。さらに，これらの食品由来の神経調節ペプチドが経口投与で有効であることも少なくない。これらの低分子ペプチドの多くは，脳室内投与により低用量で効果を示すこと，また，短縮したペプチドやアミノ酸では同様な効果が認められないことから，経口投与したペプチドの一部は，腸管および血液－脳関門を通過して作用している可能性が考えられる。あるいは，迷走神経など神経系を介してシグナルのみが脳に伝達される可能性も否定できない。今後，体内動態を含め，詳細な検討が必要である。

現代のストレス社会においては，経口投与で神経系に作用する様々な食品／医薬品の開発が期待されている。例えば，過度の精神的ストレスは生活習慣病のリスクを高めることから，新しい抗不安物質の開発が求められている。また，同様に生活習慣病のリスクを高める肥満に対しては，従来の低カロリー食品とは異なり，脳に直接作用する摂食抑制物質の開発が期待されている。将来的には，神経調節ペプチドに関する研究が用途に応じて優れた神経調節作用を併せ

70 　第3章　食品タンパク質由来の生理活性ペプチドによる多彩な神経調節作用

持つ物質の開発に結びつくかもしれない．神経調節ペプチド，あるいは食品タンパク質の酵素消化によりその生成率を高めた食品が，ヒトにおいてどの用量で，どのような効果を示すのか，今後，さらなる検討が必要である．

文　献

1) Brantl V., Teschemacher H., Henschen A. et al : Novel opioid peptides derived from casein（β-casomorphins）. I. Isolation from bovine casein peptone. Hoppe Seylers Z Physiol Chem 1979；360；1211-1216.

2) 大日向耕作，吉川正明：機能性ペプチドの最新応用技術−食品・化粧品・ペットフードへの展開−．第13章　神経調節ペプチド．シーエムシー出版，2009，p 123-133.

3) 吉川正明，大日向耕作：食品機能性の科学，第13章　タンパク質とペプチド・アミノ酸の機能性．フジ・テクノシステム，2008，p 372-423.

4) Yoshikawa M., Yoshimura T., Chiba H. : Opioid peptides from human β-casein. Agric Biol Chem 1984；48；3185-3187.

5) Brantl V. : Novel opioid peptides derived from human-casein : human-casomorphins. Eur J Pharmacol 1984；106；213-214.

6) Ohinata K., Agui S., Yoshikawa M. : Soymorphins, novel μ opioid peptides derived from soy β-conglycinin β-subunit, have anxiolytic activities. Biosci Biotechnol Biochem 2007；71；2618-2621.

7) 畠山英子，山口政人，村本光二ほか：脳科学を基礎とした大豆たん白質・ペプチドの学習・記憶・情緒への寄与に関する研究．大豆たん白質研究 2003；6：147-152.

8) Yang S., Yunden J., Sonoda S. et al : Rubiscolin, a δ selective opioid peptide derived from plant Rubisco. FEBS Lett 2001；509；213-217.

9) Hirata H., Sonoda S., Agui S. et al : Rubiscolin-6, a δ opioid peptide derived from spinach Rubisco, has anxiolytic effect via activating σ_1 and dopamine D_1 receptors. Peptides 2007；28；1998-2003.

10) Yoshida M., Ohinata K., Yoshikawa M. : Tyr-Pro-Ile-Glu-His-Gly（YPIEHG）derived from actin exhibits anxiolytic-like effect in mice. "Peptide Science 2008" 2009；345-348.

11) 大日向耕作，ユンデンジンスマ，吉川正明：補体 C3a と C5a は神経系にも作用す

る．化学と生物 2003；41.

12) Suzuki C., Yoshikawa M., Ohinata K.：[Trp^5]-oryzatensin(5-9)，an agonist peptide for complement C3a receptor，exhibits anxiolytic-like effect mediated by prostaglandin E$_2$．"Peptide Science 2009"，The Japanese Peptide Society（in press）.

13) Mori T., Moriguchi S., Minami T. et al：Ileum-contracting peptides derived from human lactoferrin．"Peptide Science 2002"（Ed. by Yamada T.），The Japanese Peptide Society 2003；183－186.

14) 吉川正明，森口盛雄，南利子ほか：ラクトフェリン由来の回腸収縮ペプチド lactomedin 1 および 2 の単離と諸性質．ラクトフェリン 2009 第 3 回ラクトフェリンフォーラム実行委員会（2009）

15) Yang Y., Marczak E.D., Yokoo M. et al：Isolation and antihypertensive effect of angiotensin I-converting enzyme（ACE）inhibitory peptides from spinach Rubisco．J Agric Food Chem 2003；51；4897－4902.

16) Zhao H., Usui H., Ohinata K. et al：Met-Arg-Trp derived from Rubisco lowers blood pressure via prostaglandin D$_2$-dependent vasorelaxation in spontaneously hypertensive rats．Peptides 2008；29；345－349.

17) Zhao H., Ohinata K., Yoshikawa M.：Rubimetide（Met-Arg-Trp）derived from Rubisco exhibits anxiolytic-like activity via the DP$_1$ receptor in male ddY mice．Peptides 2008；29；629－632.

18) Zhao H., Ohinata K., Yoshikawa M.：Central prostaglandin D$_2$ exhibits anxiolytic-like activity via the DP$_1$ receptor in mice.Prostaglandins Other Lipid Mediat 2009；88；68－72.

19) Hayaishi O.：Molecular mechanisms of sleep-wake regulation：roles of prostaglandins D$_2$ and E$_2$．FASEB J 1991；5；2575－2581.

20) Hayaishi O.：Molecular genetic studies on sleep-wake regulation，with special emphasis on the prostaglandin D$_2$ system．J Appl Physiol 2002；92；863－868.

21) Hayaishi O., Urade Y., Eguchi N. et al：Genes for prostaglandin D$_2$ synthase and receptor as well as adenosine A$_{2A}$ receptor are involved in the homeostatic regulation to NREM sleep．Arch Ital Biol 2004；142；533－539.

22) 大日向耕作，吉川正明：プロスタグランジン D$_2$ の新しい中枢作用－摂食促進作用および抗不安作用－．生体の科学 2009：60；494－495.

23) Yagasaki M., Hashimoto S.：Synthesis and application of dipeptides；current status and perspectives．Appl Microbiol Biotechnol 2008；81；13－22.

24) Kanegawa N., Suzuki C., Ohinata K.：Dipeptide Tyr-Leu（YL）exhibits

72 第3章 食品タンパク質由来の生理活性ペプチドによる多彩な神経調節作用

anxiolytic-like activity after oral administration via activating serotonin5-HT$_{1A}$, dopamine D$_1$ and GABA$_A$ receptors in mice. FEBS Lett 2010；584；599-604.

25) 大村裕，坂田利家：ブレインサイエンス・シリーズ9　脳と食欲－頭で食事をする．共立出版，1996.

26) Nakazato M., Murakami N., Date Y. et al：A role for ghrelin in the central regulation of feeding. Nature 2001；409；194－198.

27) Sakurai T., Amemiya A., Ishii M. et al：Orexins and orexin receptors：a family of hypothalamic neuropeptides and G protein-coupled receptors that regulate feeding behavior. Cell 1998；92；573－585.

28) Pasternak G.W.：Incomplete cross tolerance and multiple mu opioid peptide receptors. Trends Pharmacol Sci 2001；22；67－70.

29) Kaneko K., Miyamoto C., Yoshikawa M. et al：Rubiscolin-6, a δ opioid agonist peptide derived from Rubisco, stimulates food intake after oral administration via central prostaglandin D$_2$ and neuropeptide Y system. "Peptide Science 2009", The Japanese Peptide Society（in press）.

30) Ohinata K., Takagi K., Biyajima K. et al：Central prostaglandin D$_2$ stimulates food intake via the neuropeptide Y system in mice. FEBS Lett 2008；582；679－684.

31) Ohinata K, Inui A., Asakawa A. et al：Albutensin A and complement C3a decrease food intake in mice. Peptides 2002；23；127－133.

32) Ohinata K, Yoshikawa M.：Food intake regulation by central complement system. Adv Exp Med Biol 2008；632；35－46.

33) Ohinata K, Yoshikawa M.：Central prostaglandins in food intake regulation. Nutrition 2008；24；798－801.

34) Ohinata K., Takagi K., Biyajima K. et al：Complement C5a stimulates food intake via a prostaglandin D$_2$-and neuropeptide Y-dependent mechanism in mice. Prostaglandins Other Lipid Mediat 2009；90；81－84.

35) Ohinata K., Suetsugu K., Fujiwara Y. et al：Activation of prostaglandin E receptor EP4 subtype suppresses food intake in mice. Prostaglandins Other Lipid Mediat 2006；81；31－36.

36) Ohinata K., Suetsugu K., Fujiwara Y. et al：Suppression of food intake by a complement C3a agonist [Trp^5]-oryzatensin (5-9). Peptides 2007；28；602－606.

37) 山田優子，大日向耕作，吉川正明：AT$_2$受容体を介して作用する新しい血圧降下ペプチド novokinin とその作用機構．分子心血管病 2008；9；77－82.

38) Yamada Y., Matoba N., Usui H. et al：Design of a highly potent anti-hyper-

文 献　73

tensive peptide based on ovokinin (2-7). Biosci Biotechnol Biochem 2002 ; 66 ; 1213 – 1217.

39) Yamada Y., Yamauchi D., Usui H. et al : Hypotensive activity of novokinin, a potent analogue of ovokinin (2-7), is mediated by angiotensin AT_2 receptor and prostaglandin IP receptor. Peptides 2008 ; 29 ; 412 – 418.

40) Ohinata K., Fujiwata Y., Fukumoto S. et al : Orally administered novokinin, an angiotensin AT_2 receptor agonist, suppresses food intake via prostaglandin E_2-dependent mechanism in mice. Peptides 2009 ; 30 ; 1105 – 1108.

41) Marczak E.D., Usui H., Fujita H. et al : New antihypertensive peptides isolated from rapeseed. Peptides 2003 ; 24 ; 791 – 798.

42) Marczak E.D., Ohinata K., Lipkowski A.W. et al : Arg-Ile-Tyr (RIY) derived from rapeseed protein decreases food intake and gastric emptying after oral administration in mice. Peptides 2006 ; 27 ; 2065 – 2068.

43) Yang S., Kawamura Y., Yoshikawa M. et al : Effect of rubiscolin, a δ opioid peptide derived from Rubisco, on memory consolidation. Peptides 2003 ; 24 ; 325 – 328.

44) Jinsmaa Y., Takahashi M., Yoshikawa M. et al : Anti-analgesic and anti-amnesic effect of complement C3a. Life Sci 2000 ; 67 ; 2137 – 2143.

45) Jinsmaa Y., Takenaka Y., Yoshikawa M. et al : Designing of an orally active complement C3a agonist peptide with anti-analgesic and anti-amnesic activity. Peptides 2001 ; 22 ; 25 – 32.

46) Yamauchi R., Usui H., Yunden J. et al : Characterization of β-lactotensin, a bioactive peptide derived from bovine β-lactoglobulin, as a neurotensin agonist. Biosci Biotechnol Biochem 2003 ; 67 ; 940 – 943.

47) Yamauchi R., Ohinata K., Yoshikawa M. et al : β-Lactotensin and neurotensin rapidly reduce serum cholesterol via NT_2 receptor. Peptides 2003 ; 24 ; 1955 – 1961.

48) Ohinata K., Sonoda S., Inoue N. et al : β-Lactotensin, a neurotensin agonist peptide derived from bovine β-lactoglobulin, enhances memory consolidation in mice. Peptides 2007 ; 28 ; 1470 – 1474.

49) Hou I.C., Yoshikawa M., Ohinata K. : β-Lactotensin (His-Ile-Arg-Leu) derived from bovine β-lactoglobulin suppresses food intake after oral administration in mice. Peptides 2009 ; 30 ; 2228 – 2232.

第4章　廃用性筋萎縮に有効な
　　　　抗ユビキチン化ペプチドの開発

中尾　玲子[*]　　真板　綾子[*]　　東端　　晃[**]
寺尾　純二[***]　　奥村　裕司[*]　　二川　　健[*]

1.　は じ め に

　高齢社会のわが国では寝たきり患者の増加が大きな社会問題となっている。
一方，国際宇宙ステーション内の日本宇宙実験棟「きぼう」が完成し，日本人
宇宙飛行士の宇宙での長期滞在も可能となってきた。このような寝たきり状態
や無重力環境下では，骨格筋の活動量や筋にかかる機械的ストレスが著しく減
少し，廃用性筋萎縮が起こる。しかしながら，この廃用性筋萎縮のメカニズム
の研究はスタートしたばかりであり，その有効な治療法はまだ開発されていな
い。まず，このような萎縮筋の内部では，どのような変化が起こっているのだ
ろうか？　さらに，その変化に対応する手段はあるのであろうか？　本章では，
このような廃用性筋萎縮に関する疑問について，最新の知見を紹介するととも
に，機能性ペプチドによる治療の可能性について概説する。

2.　筋タンパク質のユビキチン化と廃用性筋萎縮

（1）　ユビキチン化システム

　骨格筋，特に遅筋（抗重力筋）は重力の変化に対して敏感に応答し，微小重

---

　　[*]　徳島大学大学院ヘルスバイオサイエンス研究部生体栄養学分野
　[**]　宇宙航空研究開発機構（JAXA）
[***]　徳島大学大学院ヘルスバイオサイエンス研究部食品機能学分野

76　第4章　廃用性筋萎縮に有効な抗ユビキチン化ペプチドの開発

力環境下では急速に萎縮する。一般に、萎縮筋では筋タンパク質合成の減少に加えて、筋タンパク質分解の亢進が起こる[1, 2]。筋タンパク質の分解経路には、主に、カルシウム依存的なカルパイン経路、カテプシン群のリソソーム経路、ATPを利用したユビキチン・プロテアソーム経路の3つが存在する。筆者らは、宇宙フライトで萎縮した筋肉には、ユビキチン化したタンパク質の集積、プロテアソーム活性の上昇やユビキチン発現の亢進などが起こり、ユビキチン・プロテアソーム経路が、無重力環境における筋タンパク質分解の亢進に重要な働きをしていることを示した[3]。このユビキチン・プロテアソーム経路におけるユビキチン化とは、ユビキチン活性化酵素（E1）、ユビキチン結合酵素（E2）、ユビキチンリガーゼ（E3）から構成された複合酵素群により、分解すべきタンパク質を（ポリ）ユビキチンで標識するシステムのことである（図4-1）。概説すると、E1はATPのエネルギーを利用して、E1分子内のシステイン残基とユビキチンC末端のグリシン残基との間にチオエステル結合を

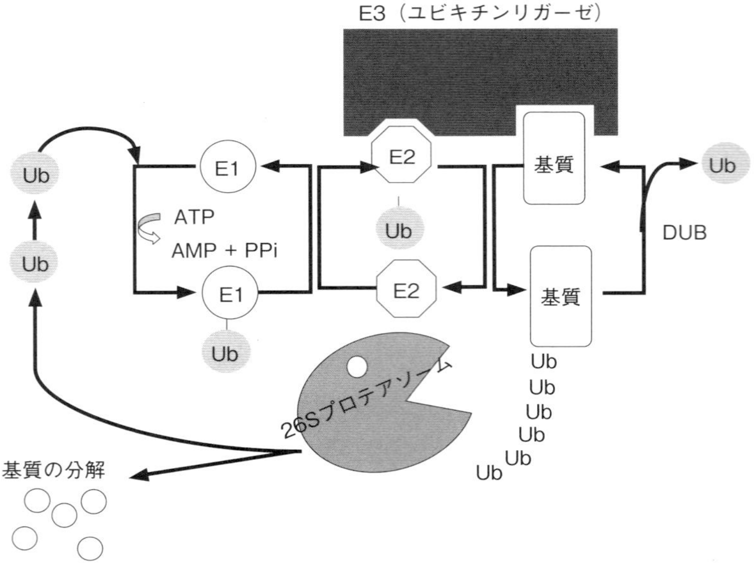

図4-1　ユビキチン・プロテアソームシステム
Ub：ユビキチン　　　DUB：脱ユビキチン酵素

形成する。次に，このユビキチンのC末端カルボキシル基がE2分子のシステイン残基とイソペプチド結合し，E2にユビキチン分子が転移する。最後に，E2結合ドメインと基質タンパク質結合ドメインを有するユビキチンリガーゼ分子上で，ユビキチンは基質タンパク質のリジン残基にイソペプチド結合する。これらの反応を繰り返すことにより，多数のユビキチン分子（ポリユビキチン鎖）がつながった基質タンパク質が形成される。ポリユビキチン鎖が結合したタンパク質を26Sプロテアソームが認識し分解する。このようにユビキチンリガーゼは，ユビキチン・プロテアソーム経路において分解すべき基質を決定する重要な律速酵素である。

（2） 筋萎縮関連ユビキチンリガーゼ（MuRF-1，MAFbx/atrogin-1）

　このユビキチンリガーゼは，様々な基質タンパク質に対応できるように生体内に約1,000種類存在するといわれている。これまでに報告されている筋萎縮に関連するユビキチンリガーゼ（筋萎縮関連遺伝子群，Atrogenesと呼ばれている）は，MuRF-1（muscle RING finger protein-1）とMAFbx（muscle atrophy F-box protein）/atrogin-1がある。ともに，遺伝子欠損マウスが坐骨神経切除による筋萎縮に抵抗性を示すことから，筋萎縮関連遺伝子であると同定された[4]。

　ユビキチンリガーゼは，その形態から図4-2に示すようにHECT（Homologous to the E6-AP C-Terminus）型，Uボックス型，RING（really interesting novel gene）型とSCF（Skp1-cullin-F-box）複合型の4つに分類される。MuRF-1は，分子量40kDaの単量体で，N末端にE2結合領域であるRINGドメイン，中央部に2つのコイルドコイルドメインを有するRING型ユビキチンリガーゼである（図4-3）。筋萎縮関連遺伝子として認識されるのとほぼ同時期に，Labeitらのグループにより巨大な筋構成タンパク質であるタイチン（コネクチン）とM線で結合する筋特異的タンパク質として同定された[5]。そのため，骨格筋の構成タンパク質の分解を担うユビキチンリガーゼである可能性が示唆されていた。実際，骨格筋細胞ではミオシン重鎖を，心筋細

78 第4章 廃用性筋萎縮に有効な抗ユビキチン化ペプチドの開発

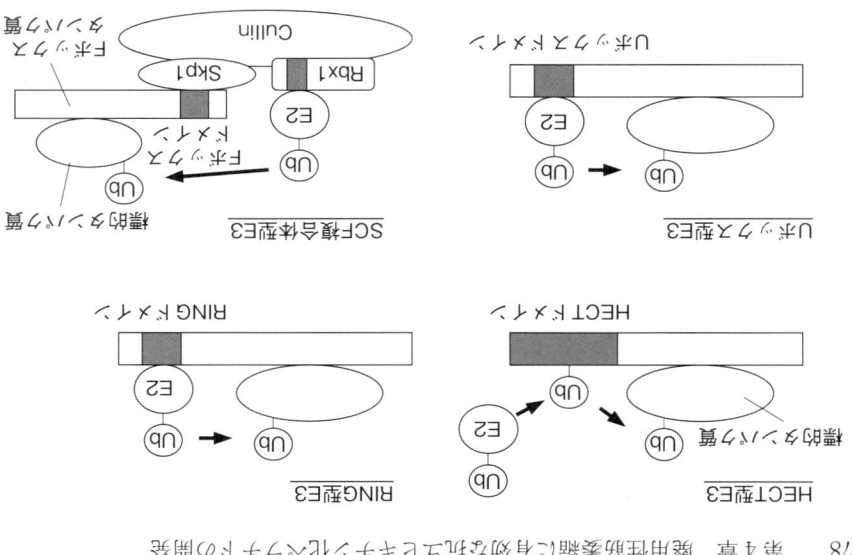

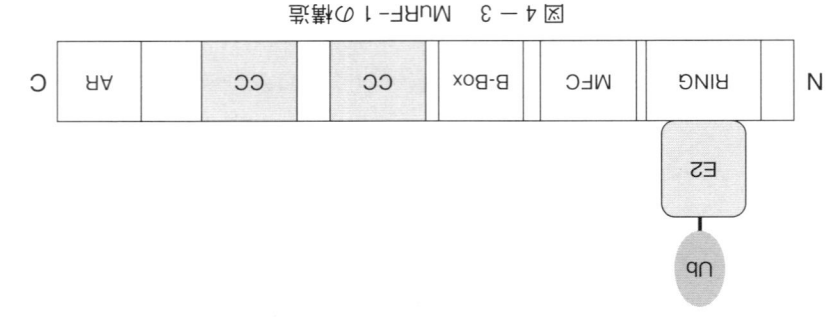

図4－2 ユビキチンリガーゼ（E3）の種類
E2：ユビキチン結合酵素 Ub：ユビキチン

図4－3 MuRF-1の構造
RING：RINGフィンガードメイン MFC：MuRFファミリー高保存領域
B-Box：Bボックス型ジンクフィンガードメイン CC：コイルドコイルドメイン
AR：酸性アミノ酸残基領域 E2：ユビキチン結合酵素 Ub：ユビキチン

胞ではトロポニンⅠをユビキチン化し，それらの分解を亢進することも報告されている[6, 7]。興味深いことに，MuRF-1は核内にも局在し，さらに，グルココルチコイド応答性の転写を調節するGMEB-1（glucocorticoid modulatory element binding protein-1）と結合することもわかった[8]。この結合の生理的意義は不明であるが，MuRF-1が転写因子のco-activator（co-repressor）とし

2. 筋タンパク質のユビキチン化と廃用性筋萎縮　79

ても機能していることを示唆している。

　MAFbx-1/atrogin-1は，SCF複合型ユビキチンリガーゼに属する。SCF複合型ユビキチンリガーゼは，cullinをプラットフォームタンパク質として，Rbx1（Roc 1）のRINGドメインにE2が結合し，Skp 1を介して結合するFボックスタンパク質が基質タンパク質を認識しユビキチン化する。MAFbx-1/atrogin-1は，このFボックスタンパク質の一種で分子量は約40 kDaである。MAFbx-1/atrogin-1は，心筋のカルシニューリンAをユビキチン化し分解することが報告されている[9]。実際，MAFbx-1/atrogin-1の過剰発現は，カルシニューリンを介した心筋肥大を阻害する[9]。しかしながら，骨格筋においてもMAFbx-1/atrogin-1がカルシニューリンAを基質としているかはまだはっきりとしていない。一方，骨格筋では，筋細胞の分化や発達に重要な転写因子であるMyoDが，MAFbx-1/atrogin-1の基質であることがわかった[10]。ところが，筋萎縮は分化した横紋筋細胞に起こるものであり，しかも，MAFbx-1/atrogin-1欠損マウスの筋組織は正常であるので，MyoDのMAFbx-1/atrogin-1による分解の生理的意義は不明のままである。

　筆者らは，宇宙フライトや寝たきりなどでどのようなユビキチンリガーゼの発現が上昇しているのかをDNAマイクロアレイ法で網羅的に検討した。その結果，Cbl-b（Casitas B-lineage lymphoma b），MuRF-1，Siah1Aなどのユビキチンリガーゼの発現が上昇していることがわかった[11]。筆者らは，その中で発現上昇が著明であった（宇宙フライトで約8倍の上昇を認めた）Cbl-bユビキチンリガーゼも筋萎縮関連遺伝子群の一つではないかと考えた。

（3）　Cbl-bとIGF-1シグナル

　Cbl-bは，c-CblやCbl-3とともにCblファミリーに属するタンパク質群である。線虫から哺乳動物に至る多くの生物にその発現が確認されている。c-Cblの遺伝子変異がB細胞系のリンパ腫を形成をすることが最初に発見されたことからこの名前が付けられた[12]。Cblファミリータンパク質は，N末端にリン酸化チロシンを認識するTKB（tyrosine kinase binding）ドメイン，中央部

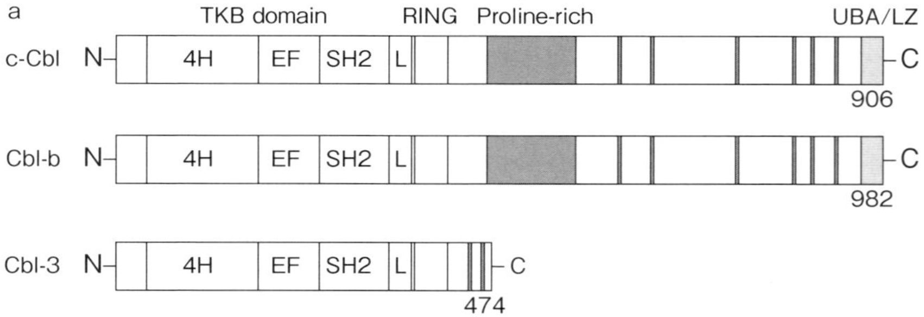

80　第 4 章　廃用性筋萎縮に有効な抗ユビキチン化ペプチドの開発

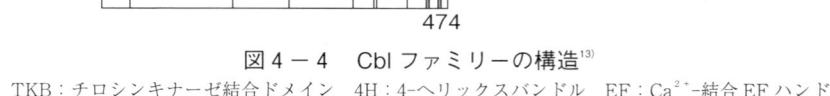

a

TKB domain　　　RING　Proline-rich　　　　　UBA/LZ

c-Cbl　N─| 4H | EF | SH2 | L | | | ▨ | | | | | | | | | |░|─C
906

Cbl-b　N─| 4H | EF | SH2 | L | | | ▨ | | | | | | | | | |░|─C
982

Cbl-3　N─| 4H | EF | SH2 | L | | | |─C
474

図 4 － 4　Cbl ファミリーの構造[13]

TKB：チロシンキナーゼ結合ドメイン　4H：4-ヘリックスバンドル　EF：Ca^{2+}-結合 EF ハンド
SH2：Src ホモロジー領域　L：リンカードメイン　Proline-rich：プロリンリッチ領域
UBA/LZ：ユビキチン結合/ロイシンジッパー領域

に RING フィンガーと Proline に富むドメイン，C 末端に Zing フィンガーが存
在する共通の構造を有している（図 4 － 4）。当初，Cbl ファミリータンパク質
は様々な細胞において活性化した受容体チロシンキナーゼのシグナルを負に調
節するアダプタータンパク質（膜受容体と細胞内シグナル分子との情報を連結
する分子群の総称）として研究された。近年，その本体が EGFR（epidermal
growth factor receptor），Vav，PI 3 キナーゼ，Grb 2，Zap 70などをユビキチ
ン化するユビキチンリガーゼ（E 3）であることが発見され，非常に注目され
ている分子群である。なかでも， c -Cbl と Cbl- b は，構造学的に非常に似てい
るが，それぞれのノックアウトマウスの表現系が異なるなど，生理学的には別々
の機能を担っていると考えられている[14-17]。

　IGF- 1 （insulin-like growth factor- 1 ）は，成長ホルモンや運動刺激に反応し
て，肝臓だけでなく筋細胞や骨芽細胞でも合成され，運動器（骨や筋）の成長
を促進する[18, 19]重要な運動器栄養因子である。IGF- 1 は，その受容体に結合し
チロシンキナーゼ活性を上昇させる。すると IRS- 1 （insulin receptor
substrate- 1 ），PI 3 キナーゼ，Akt- 1 を順にリン酸化（活性化）し，活性化し
た Akt- 1 は S6K，GSK を介しタンパク質合成を亢進する。一方，筋萎縮関連
遺伝子の転写因子である FOXO（fork head box O）のリン酸化も促進しその核
内移行が妨げられ，筋萎縮関連遺伝子である MAFbx/atrogin- 1 の発現を抑制

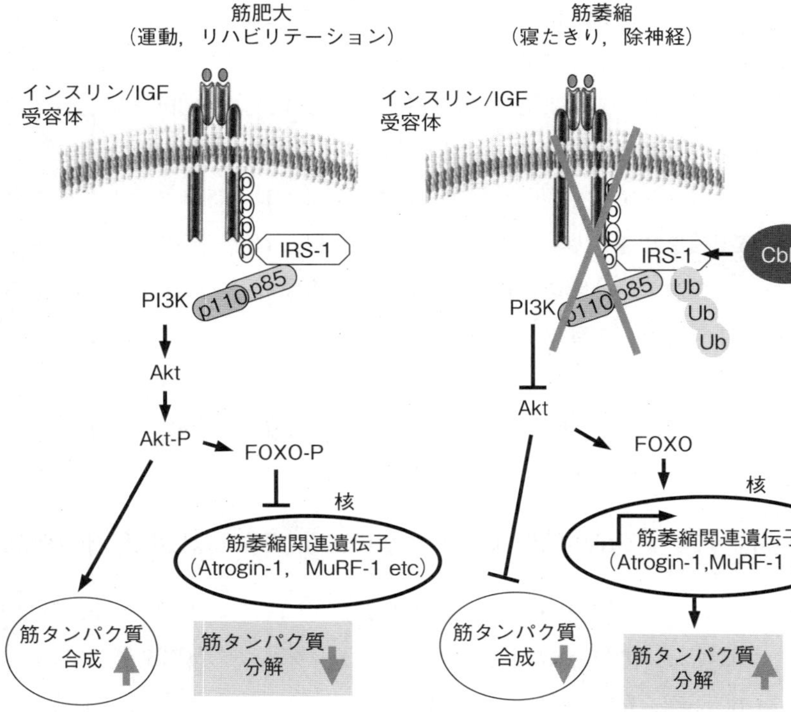

2. 筋タンパク質のユビキチン化と廃用性筋萎縮　　81

図4－5　筋肥大と筋萎縮のメカニズム[20]

する（図4－5）。ところが、寝たきりや無重力環境では、筋細胞の IGF-1 抵抗
性（感受性低下）のため細胞内 IGF-1 シグナルが活性化しない。その結果、
Akt や FOXO のリン酸化が起こらず、筋タンパク質合成が低下し、リン酸化し
なかった FOXO が核内に移行し、MAFbx/atrogin-1 を始めとする様々な筋萎
縮遺伝子の転写を高める（図4－5）。この IGF-1 抵抗性のために、成長ホル
モンや IGF-1 の投与[21]、IGF-1 の筋肉での過剰発現[22] などによる筋萎縮治療の
試みは良好な結果を得ていない。

　筆者らは、宇宙フライトで発現が上昇する Cbl-b が IGF-1 抵抗性を起こして
いるのではないかと考え、宇宙フライトラットの腓腹筋における IGF-1 シグナ
ル伝達を解析した。宇宙フライトラットの骨格筋では、同じ期間地上で飼育し

82　第 4 章　廃用性筋萎縮に有効な抗ユビキチン化ペプチドの開発

たラットと比較して，Cbl-b タンパク質の発現増大，IGF-1 シグナルの重要な
シグナル分子である IRS-1 の減少や Akt-1 のリン酸化（活性化）の減少を確認
した[23]。Cbl-b と IRS-1 を強発現した培養細胞においても，Cbl-b は IRS-1 と
結合し IRS-1 のユビキチン化を亢進した[23]。さらに，in vivo の実験としてラッ
ト前脛骨筋に Cbl-b を強発現させた場合にも，Cbl-b は IRS-1 のユビキチン化
を促進し筋萎縮を誘導した。以上の知見より，Cbl-b は萎縮筋において IRS-1
のユビキチン化および分解を促進し，廃用性筋萎縮の大きな原因の一つである
IGF-1 抵抗性を誘導する酵素であると考えられた[21]。

3.　ユビキチン化阻害による廃用性筋萎縮の治療の可能性

（1）　合成ペプチド Cblin (Cbl-b inhibitor) による，IRS-1 ユビキチン化の阻害

　前述のように，廃用性筋萎縮で発現の増大するユビキチンリガーゼ Cbl-b は，
IRS-1 のユビキチン化と分解を促進して，IGF-1 シグナルを負に制御している。
さらに，Cbl-b 遺伝子欠損マウスが尾部懸垂による筋萎縮に抵抗性を示すこと
から[23]，廃用性筋萎縮の治療には，この Cbl-b のユビキチン化活性を阻害す
ることが有効であると考えられた。一般に，ユビキチンリガーゼは基質タンパク
質のある部分（ペプチドやアミノ酸）の立体構造を認識して結合する。この
Cbl-b は主に基質タンパク質のリン酸化チロシンを認識して結合することが報
告されている[13]。そこで，IGF-1 シグナル伝達に伴って起こる IRS-1 のチロシ
ンリン酸化部位を中心に合成オリゴペプチドを作成し，それらの Cbl-b による
IRS-1 ユビキチン化の阻害を試みた（図 4 - 6）。

　Cell-free ubiquitination assay は，ユビキチン・プロテアソーム経路を構成す
る E 1，E 2，ユビキチンリガーゼ（Cbl-b）と ATP，ユビキチンおよび基質
（IRS-1）を試験管内で反応させることにより，細胞を用いずユビキチン化反応
を再現する方法である。また，基質タンパク質とユビキチンリガーゼ以外のタ
ンパク質は反応系に存在しないので，今回のようなオリゴペプチドの生理活性

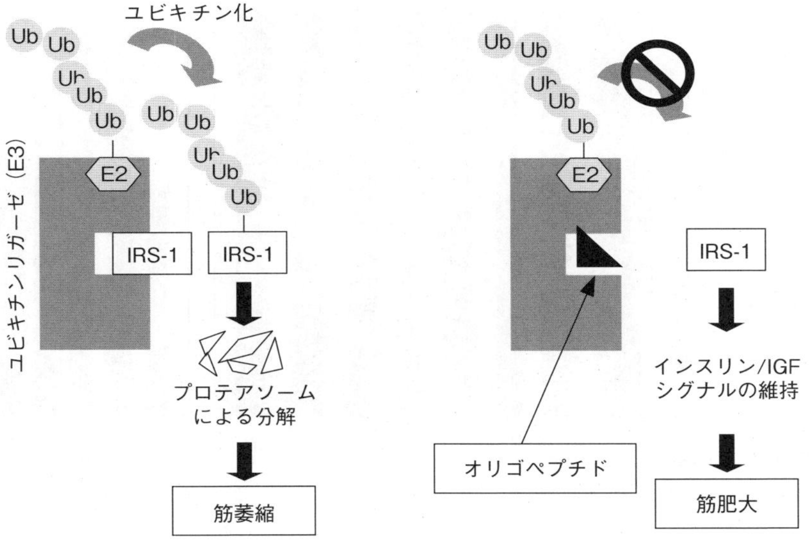

3. ユビキチン化阻害による廃用性筋萎縮の治療の可能性　83

ユビキチン化

ユビキチンリガーゼ (E3)

Ub Ub
Ub
Ub
Ub

E2

Ub Ub
Ub
Ub
Ub
Ub

IRS-1　IRS-1

プロテアソーム
による分解

筋萎縮

Ub Ub
Ub
Ub
Ub

E2

IRS-1

オリゴペプチド

インスリン/IGF
シグナルの維持

筋肥大

図4－6　オリゴペプチドによるユビキチン化阻害のメカニズム

のスクリーニングには非常に有効である。この方法を用いて，Cbl-bのユビキ
チンリガーゼ活性を阻害できるオリゴペプチドを探索した結果，DGpYMPの
配列を持つペプチドa（特願2006－145944）に最も強いユビキチン化阻害作用
があることを見いだした（図4－7）。ペプチドaのリン酸化チロシンを脱リ
ン酸化（Dephosphorylation）したり，フェニルアラニンに置換（Y－F）した
りすると，そのユビキチン化阻害活性は低下した（図4－7）。このペプチドは
HEK293細胞においても同様の阻害活性を示した（図4－8）。さらに，坐骨神
経切除マウス（神経性筋萎縮マウス）の腓腹筋に投与した場合にも，腓腹筋に
おけるIRS-1のユビキチン化・分解を抑制し，筋萎縮原因遺伝子の一つである
MAFbx/atrogin-1の発現も抑制した[23]。以上の結果より，筆者らはこのペプ
チドaをCbl-bの阻害剤，Cblin（Cbl-b inhibitor）と名付けた[23, 24]。

（2）　廃用性筋萎縮を予防する生理活性ペプチドとしての大豆ペプチド

　近年，食品由来の生理活性ペプチドが発揮する，生理学的作用・ホルモン様

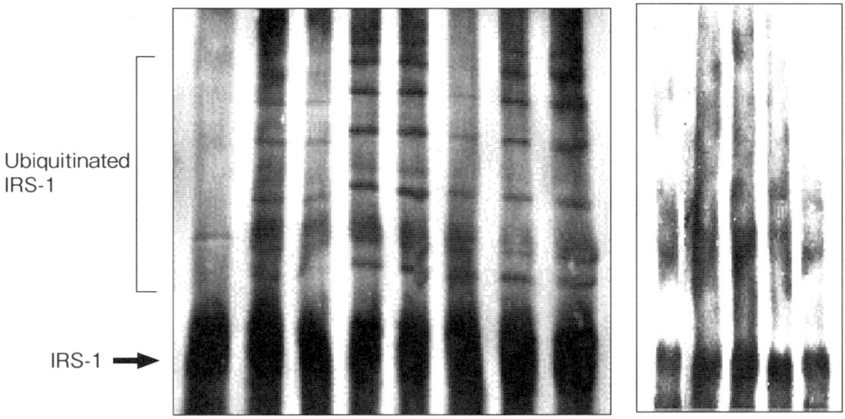

84　第 4 章　廃用性筋萎縮に有効な抗ユビキチン化ペプチドの開発

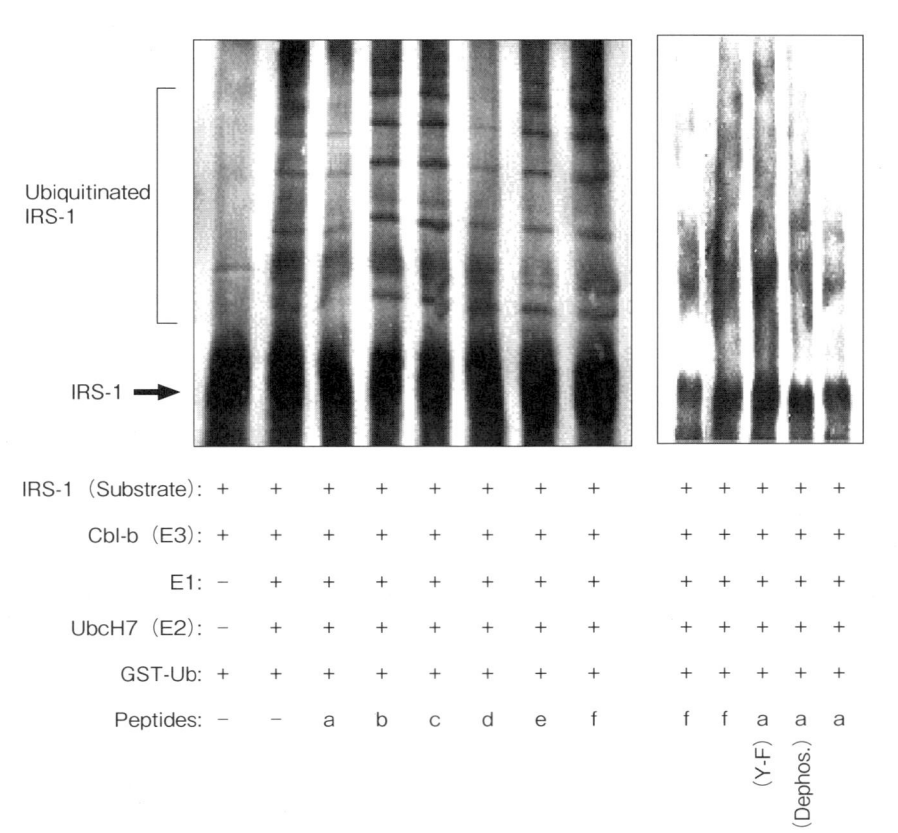

IRS-1 (Substrate):	+	+	+	+	+	+	+	+		+	+	+	+	+
Cbl-b (E3):	+	+	+	+	+	+	+	+		+	+	+	+	+
E1:	−	+	+	+	+	+	+	+		+	+	+	+	+
UbcH7 (E2):	−	+	+	+	+	+	+	+		+	+	+	+	+
GST-Ub:	+	+	+	+	+	+	+	+		+	+	+	+	+
Peptides:	−	−	a	b	c	d	e	f		f	f	a	a	a

(Y-F)　(Dephos.)

図 4 − 7　合成オリゴペプチドによるユビキチン化阻害（無細胞系）[23]
IRS-1のユビキチン化に対する合成ペプチド（Cblin）の効果を検討するため，無細胞系
ユビキチネーションアッセイを行った。E1, E2, ユビキチンリガーゼ（Cbl-b），ATP,
ユビキチンおよび基質（IRS-1）を試験管内で反応させることにより，細胞を用いずユ
ビキチン化反応を再現することができる。ユビキチン化された IRS-1は，抗 IRS-1抗体
を用いたウェスタンブロット（WB）で検出した。

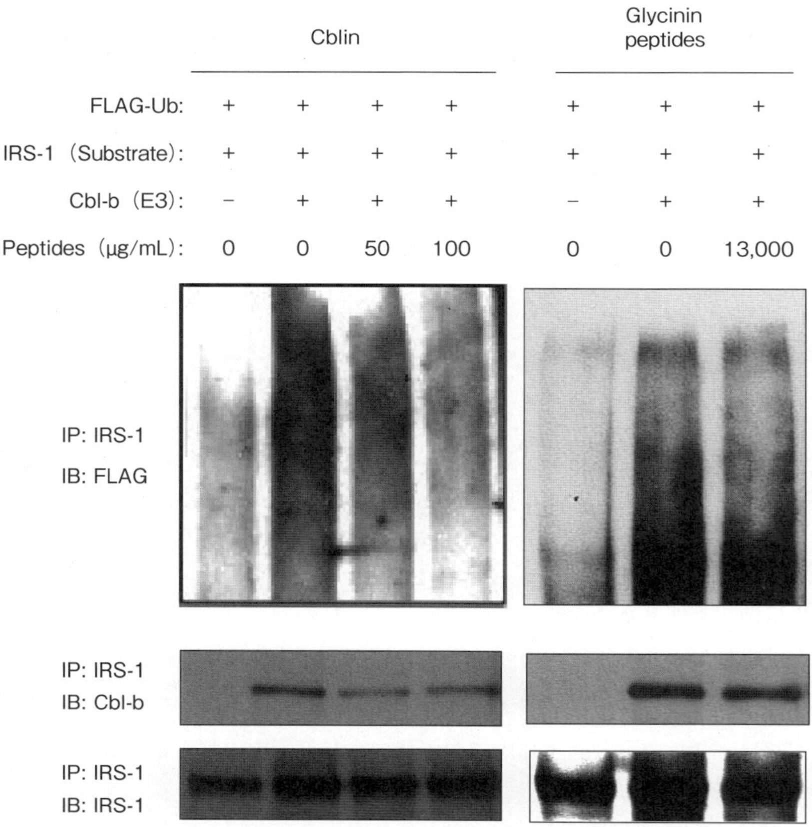

3. ユビキチン化阻害による廃用性筋萎縮の治療の可能性　85

図 4 － 8　Cblin と大豆ペプチドによるユビキチン化阻害（培養細胞系）[23]
IRS-1，Cbl-b，ユビキチンを強発現した HEK293細胞に，Cblin またはグリシニンペプチド
をそれぞれ添加し，培養細胞における各ペプチドの IRS-1ユビキチン化抑制効果を検討し
た。抽出したタンパク質は抗 IRS-1抗体で免疫沈降（IP）した後，図中に示す抗体を用いて
ウェスタンブロット（WB）を行った。

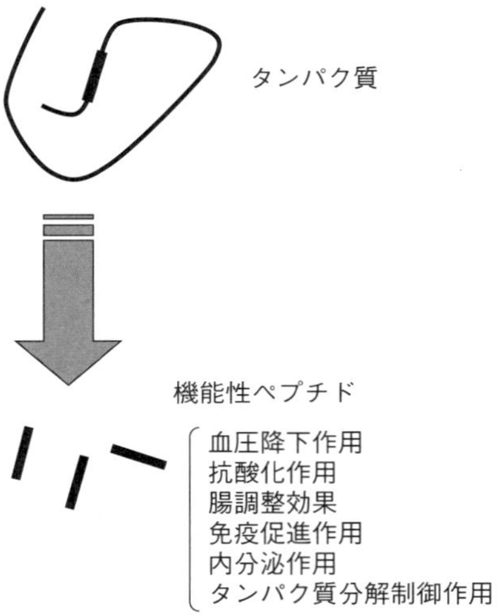

86　　第4章　廃用性筋萎縮に有効な抗ユビキチン化ペプチドの開発

タンパク質

機能性ペプチド
血圧降下作用
抗酸化作用
腸調整効果
免疫促進作用
内分泌作用
タンパク質分解制御作用

図4－9　機能性ペプチドとは

作用に関する研究が活発に行われている。これらのペプチドは，乳，卵，魚類などの動物性タンパク質のみならず，大豆など植物性タンパク質からも得られる。食品由来の生理活性ペプチドは，本来のタンパク質の形で食品中に存在するときは不活性であり，生体内での消化や食品加工中の酵素処理等によって活性型となる（図4－9）。これらは2個から20個のアミノ酸からなるペプチドであることが多いが，20個以上のアミノ酸を含むペプチドも存在する。消化管での消化により現れた生理活性ペプチドは，腸管から吸収され血中に入った後，ペプチド内のアミノ酸配列の違いにより，抗菌作用，抗酸化作用，ミネラル吸収促進作用，血圧低下作用，血中コレステロール低下作用など多彩な機能を発揮する。また，このようなペプチドの高い機能性から，特定保健用食品などの機能性食品の成分としての有用性が注目されている。

　筆者らも，廃用性筋萎縮に有効な機能性食材を検索している（農林水産省イノベーション創出基礎的研究推進事業平成20年度採択テーマ）。筋タンパク質代謝に有益な食材としては，大豆ペプチドが運動後の筋傷害の軽減に有益であるとの報告[25]や長期の大豆ペプチドの摂取が筋肉量を増加させたという報告が

ある。そこで，大豆ペプチドは廃用性筋萎縮にも有効な機能性を有するのではないかと考えた。大豆に含まれる主要なタンパク質は，β-コングリシニン（7Sグロブリン），グリシニン（11Sグロブリン），膜由来タンパク質が主成分となるリポフィリックプロテイン（LP）である。大豆タンパク質をこの3つの成分に分離してから酵素処理によってペプチド化した。そして，Cblinの場合と同様にHEK293細胞を用いた培養細胞系ユビキチン化システムを用いて，これらのペプチドにCbl-b阻害活性があるかどうかを検討した。図4－8に示すように，グリシニン由来のペプチドがCbl-bによるIRS-1のユビキチン化を抑制した。ただし，Cblinと比較するとその効果は非常に弱いこともわかった（論文作成中）。興味深いことに，グリシニンのアミノ酸配列を検索すると，Cblinとよく似たアミノ酸配列が含まれていたので（図4－10），現在，この配列のペプチドのユビキチン化阻害活性の検討を行っている。

（3） 抗ユビキチン化ペプチド実用化の有益性と問題点

上述のように，Cblinや大豆ペプチドが筋肉を萎縮から保護する機能性ペプチドとして働く可能性がある。この機能性を証明できれば，筋タンパク質代謝を効率よく制御できる非常にユニークな食材の開発につながると考えた。ペプチドは食品由来なので薬剤のような副作用もなく，また運動とは異なり，筋肉が痩せてしまった寝たきり高齢者にも適用できるなど，その利点は多い。しかしながら，大豆ペプチドの場合，細胞レベルで抗ユビキチン化作用を示すには高濃度のグリシニンペプチドが必要である。Cblinと類似の配列を示すタンパク質は他の植物にも存在するが，その濃度は高くはない。今後，多くのCblin様ペプチドを含む食材を網羅的に探索していく予定である。

また，食事タンパク質由来のペプチドが，アミノ酸ではなく，ペプチドの形で臓器まで達するかどうかも解決しなければならない重要な問題である。刷子縁膜にはジペプチダーゼ，あるいはアミノペプチダーゼ活性によるトリペプチドの分解機能が存在する。一般的に，これらのペプチダーゼに親和性の高いペプチドは刷子縁膜表面で加水分解されてアミノ酸として吸収される。一方，親

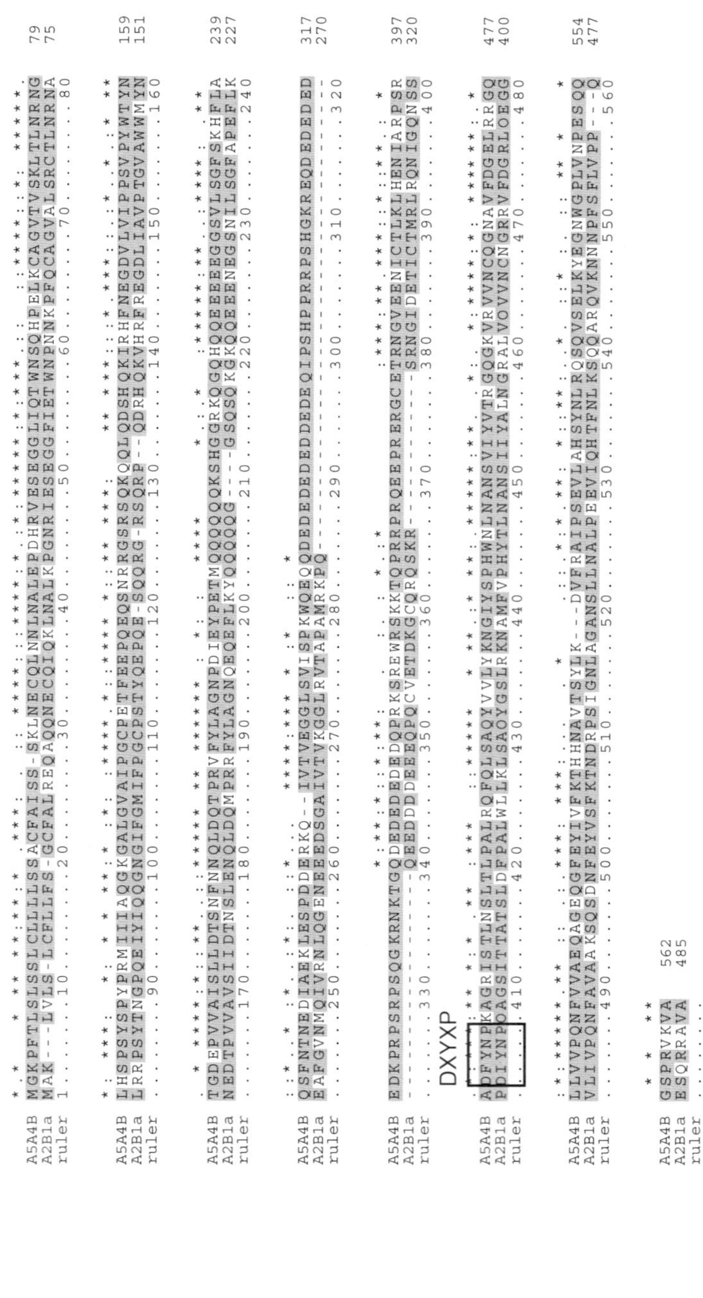

```
ruler    1....*....10....*....20....*....30....*....40....*....50....*....60....*....70....*....
A5A4B    MGKPFTLSLSSLCLLLSSACFAISS--SKLNECQLNLNALEPDHRVESBGGLIQTWNSQHPELKCAGVTVSKLTLNRNG     79
A2B1a    MAK----LVLS-LCFLLFS-GCFALREQAQNECQIOKLNALKPGNRIESBGGIIETWNPNNKPFCAGVALSRCTLNRNA     75

ruler    ....*....90....*...100....*...110....*...120....*...130....*...140....*...150....*...
A5A4B    LHSPSYSPYPRMIIIAQGKALGVAIPGCETFEEPEQSNRGSRSQKQLQDSHQKIRHFNEGVLIVIPPSVPYWTYN     159
A2B1a    LRRPSYTNGPQEIYIQONIFGMIFPGCPSTYQEPBESQORG-RSQRP---QDRHQKVHRFREGDLIAVPTGVAWMMYN     151

ruler    ....*...170....*...180....*...190....*...200....*...210....*...220....*...230....*...
A5A4B    TGDEPVAISLLDTSNFNNQLDTPRVFLIAGNPDIEYETMQQQQOKSHGRKQQQEEENEGSNILSGFAPEFLK     239
A2B1a    NEDTPVVAVSIIDTNSLENQLDQMPRFFYLAGNQEQEFLKYQQQG----GSQSQKGKQQEEENEGSNILSGFAPEFLK     227

ruler    ....*...250....*...260....*...270....*...280....*...290....*...300....*...310....*...
A5A4B    QSFNTNEDIAEKLESPDERKQ--IVTVEGLSVIISKMQEQDEDEDEQIPSHPRRPSHGKREQEDEDED     317
A2B1a    EAFGVNMQIVRNLQGENEEDSGAIVTRVTAPMMKPQ--QEEDDDEEEDDQCVETDKGCQROSKR----SRNGIDETICTMRLRQNIGONSS     320

ruler    ....*...330....*...340....*...350....*...360....*...370....*...380....*...390....*...
         ┌─DXYXP──┐
A5A4B    EDKPRPSRPSQGKRNKTGQEDEDEDEDQRKSREWRSKTQPRRPRQEEPREGCETRNGVEENICTLKLHENIARPSR     397
A2B1a    POAGSITTATSLDEPALWLLKLSAOYGSLRKANEVPHYTLNANSIIVALNGRALVQVVNCNGRRVFDGRLOEGG     400

ruler    ....*...410....*...420....*...430....*...440....*...450....*...460....*...470....*...
A5A4B    ADFYNEKAGRISTLNSTIIPALRQFLSAQYVVLYKNGISPSHWNLNANSVIVTRGQGKVRVNCQGNAFDGELRRGQ     477
A2B1a    POIYNPOAGSITTATSLDEPALWLLKLSAOYGSLRKANEVPHYTLNANSIIYALNGRALVQVVNCNGRRVFDGRLOEGG     477

ruler    ....*...490....*...500....*...510....*...520....*...530....*...540....*...550....*...
A5A4B    LLIVPQNFVAAEQAGEQEYIVFKTHHNAVTSYLK--QGFEYIVFKTHDRPSIGNLAGANSLLNALPEEVIQHTFNLKSQQAROVKNNPFSFLYPP---Q     554
A2B1a    VLIVPQNFAVAAKSQSDNFEYVSFKTNDRPSIGNLAGANSLLNALPEEVIQHTFNLKSQQAROVKNNPFSFLYPP---Q     560

A5A4B    GSPRVKVA     562
A2B1a    ESQRRAVA     485
```

図 4-10 グリシニンの一次構造

和性の低いペプチドは PepT1，PepT2 など刷子縁膜のH^+/ペプチド共輸送担体により吸収されて粘膜細胞内に取り込まれる。これまで血中には食事由来ペプチドは存在しないと考えられてきたが，近年の検出技術の進歩によりある程度の濃度以上にトリペプチドが存在することが確認されている。しかしながら，Cblin はアミノ酸が 5 つ結合したペンタペプチドであり，Cblin 様ペプチドを機能性食材として利用するにはまだまだ解決しなければならない問題がある。

　しかし，このペプチド輸送に関して可能性がまったくないわけではない。ペプチド輸送担体 PepT1 と PepT2 はそれぞれ小腸と腎臓に発現しているが，骨格筋ではほとんど発現していない。そこで筆者らは，骨格筋での発現が報告されている PHT1（histidine/peptide transporter）[26] のペプチド取込能について研究を進めている。PHT1 はヒスチジンを共輸送するペプチド輸送担体である。骨格筋だけでなく脳や網膜でもその発現が確認されており[27]，カルノシン（哺乳類の脳や骨格筋に高濃度に存在するジペプチド：β Ala-His）の輸送を促進する[28]。PHT1 を強発現した培養細胞を用いて，Cblin 様ペプチドが筋肉へ到達できるかどうか，より詳細に検討していきたい。

4．おわりに

　今回の機能性ペプチドによるユビキチンリガーゼ阻害剤の開発は，ユビキチン化が関わるあらゆる疾患に対する治療に大きなインパクトを与える。なぜなら，ユビキチンリガーゼはタンパク質の立体構造を認識し結合するが，ペプチドはそのタンパク質の有する立体構造をミミックする上で最も有用な天然素材であるからである。さらに，生体内にユビキチンリガーゼは1,000種以上の存在が確認されており，しかもその多くが疾患の原因酵素になっていると推測されている。今後，ユビキチンリガーゼをターゲットする機能性ペプチドが数多く報告されることを期待している。

90　第4章　廃用性筋萎縮に有効な抗ユビキチン化ペプチドの開発

謝　辞

　本研究は，JAXA 及び日本宇宙フォーラムの提供する研究助成金と農林水産省生研センターイノベーション創出基礎的研究推進事業からの競争的研究費により行われました。さらに，本研究の遂行にご援助・ご協力いただいた徳島大学大学院ヘルスバイオサイエンス研究部　運動機能外科学分野　安井夏生先生，国立精神・神経センターの武田伸一先生，埜中征哉先生，徳島文理大学　石堂一巳先生をはじめとする多くの先生方に深く感謝の意を表します。

文　献

1) Thomason D. B., Biggs R. B., Booth F. W. : Protein metabolism and β-myosin heavy chain mRNA in unweighted soleus muscle. Am J Physiol 1989 ; 257 ; R300 – 305.

2) Tischler M. E., Rosenberg S., Satarug S. et al : Different mechanisms of increased proteolysis in atrophy induced by denervation or unweighting of rat soleus muscle. Metabolism 1990 ; 39 ; 756 – 763.

3) Ikemoto M., Nikawa T., Takeda S. et al : Space shuttle flight (STS-90) enhances degradation of rat myosin heavy chain in association with activation of ubiquitin–proteasome pathway. FASEB J 2001 ; 15 ; 1279 – 1281.

4) Bodine S. C., Latres E., Baumhueter S. et al : Identification of ubiquitin ligases required for skeletal muscle atrophy. Science 2001 ; 294 ; 1704 – 1708.

5) Centner T., Yano J., Kimura E. et al : Identification of muscle specific ring finger proteins as potential regulators of the titin kinase domain. J Mol Biol 2001 ; 306 ; 717 – 726.

6) Clarke B. A., Drujan D., Willis M. S. et al : The E3 Ligase MuRF1 degrades myosin heavy chain protein in dexamethasone-treated skeletal muscle. Cell Metab 2007 ; 6 ; 376 – 385.

7) Kedar V., McDonough H., Arya R. et al : Muscle-specific RING finger 1 is a bona fide ubiquitin ligase that degrades cardiac troponin I. Proc Natl Acad Sci USA 2004 ; 101 ; 18135 – 18140.

8) McElhinny A. S., Kakinuma K., Sorimachi H. et al : Muscle-specific RING finger- 1 interacts with titin to regulate sarcomeric M-line and thick filament structure and may have nuclear functions via its interaction with glucocorticoid modulatory element binding protein- 1 . J Cell Biol 2002 ; 157 ; 125 – 136.

9) Li H. H., Kedar V., Zhang C. et al : Atrogin-1/muscle atrophy F-box inhibits calcineurin-dependent cardiac hypertrophy by participating in an SCF ubiquitin ligase complex. J Clin Invest 2004 ; 114 ; 1058-1071.

10) Tintignac L. A., Lagirand J., Batonnet S. et al : Degradation of MyoD mediated by the SCF (MAFbx) ubiquitin ligase. J Biol Chem 2005 ; 280 ; 2847-2856.

11) Nikawa T., Ishidoh K., Hirasaka K. et al : Skeletal muscle gene expression in space-flown rats. FASEB J 2004 ; 18 ; 522-524.

12) Langdon W. Y., Hartley J. W., Klinken S. P. et al : v-*cbl*, an oncogene from a dual-recombinant murine retrovirus that induces early B-lineage lymphomas. Proc Natl Acad Sci USA 1989 ; 86 ; 1168-1172.

13) Thien C. B., Langdon W. Y. : Cbl : many adaptations to regulate protein tyrosine kinases. Nat Rev Mol Cell Biol 2001 ; 2 ; 294-307.

14) Murphy M. A., Schnall R. G., Venter D. J. et al : Tissue hyperplasia and enhanced T cell signalling via ZAP-70 in c-Cbl deficient mice. Mol Cell Biol 1998 ; 18 ; 4872-4882.

15) Naramura M., Kole H. K., Hu R. J. et al.: Altered thymic positive selection and intracellular signals in Cbl-deficient mice. Proc Natl Acad Sci USA 1998 ; 95 ; 15547-15552.

16) Bachmaier K., Krawczyk C., Kozieradzki I. et al : Negative regulation of lymphocyte activation and autoimmunity by the molecular adaptor Cbl-b. Nature 2000 ; 403 ; 211-216.

17) Chiang Y. J., Kole H. K., Brown K. et al : Cbl-b regulates the CD28 dependence of T-cell activation. Nature 2000 ; 403 ; 216-222.

18) Sadowski C. L., Wheeler T. T., Wang L. H. et al : GH regulation of IGF-I and suppressor of cytokine signaling gene expression in C2C12 skeletal muscle cells. Endocrinology 2001 ; 142 ; 3890-3900.

19) Goldspink G., Williams P., Simpson H. : Gene expression in response to muscle stretch. Clin Orthop Relat Res 2002 ; S146-152.

20) Sandri M., Sandri C., Gilbert A. et al : Foxo transcription factors induce the atrophy-related ubiquitin ligase atrogin-1 and cause skeletal muscle atrophy. Cell 2004 ; 117 ; 399-412.

21) Giovannini S., Marzetti E., Borst S. E. et al : Modulation of GH/IGF-1 axis : potential strategies to counteract sarcopenia in older adults. Mech Ageing Dev 2008 ; 129 ; 593-601.

22) Criswell D. S., Booth F. W., DeMayo F. et al : Overexpression of IGF-I in

skeletal muscle of transgenic mice does not prevent unloading-induced atrophy.
Am J Physiol 1998；275；E373－379.

23) Nakao R., Hirasaka K., Goto J. et al：Ubiquitin ligase Cbl-b is a negative regulator for insulin-like growth factor 1 signaling during muscle atrophy caused by unloading. Mol Cell Biol 2009；29；4798－4811.

24) 二川　健：廃用性筋萎縮の治療ターゲットとしてのユビキチンリガーゼ．生化学 2009；81；614－618.

25) Masuda K., Maebuchi M., Samoto M. et al：Effect of soy-peptide intake on exercise-induced muscle damage. 日本臨床スポーツ医学会誌 2007；15；228－235.

26) Botka C. W., Wittig T. W., Graul R.C. et al：Human proton/oligopeptide transporter （POT） genes：identification of putative human genes using bioinformatics. AAPS Pharm Sci 2000；2；E16.

27) Daniel H., Kottra G.：The proton oligopeptide cotransporter family SLC15 in physiology and pharmacology. Pflugers Arch 2004；447；610－618.

28) Herrera-Ruiz D., Knipp GT.：Current perspectives on established and putative mammalian oligopeptide transporters. J Pharm Sci 2003；92；691－714.

第5章　ミルクタンパク質ラクトフェリンの生体調節機能とそのメカニズム

島﨑　敬一[*]

1.　はじめに

　ラクトフェリンの機能として1967年にまず静菌作用が見いだされ[1]，その後は加速度的に非常に多くの機能が見いだされてきた。その間の経緯は多くの解説[2-6]に詳しい。ラクトフェリンの生体内での働きは生体防御機能のあらゆる面に関与し非常に多岐にわたっており，それらの一部はメカニズムも明らかになりつつある。そのため，ラクトフェリンを摂取することによって健康の維持・増進への寄与が期待され，錠剤や顆粒などの形でのラクトフェリンの摂取例も増えてきている。本章ではラクトフェリンの基本的な諸性質から本来の働き，および生体内で示す多様な機能について可能な限り述べることとする。

2.　ラクトフェリンの分布・分泌・分離

（1）　ラクトフェリンの分布

1）様々な哺乳動物のラクトフェリン

　ミルクに分泌されるラクトフェリンの濃度は種によって異なる[7]。ウシ，ヤギ，ブタでは0.02～0.2 mg/mL，モルモット，マウス，ウマでは0.2～2 mg/mLである。一方，ウサギ，ラットではラクトフェリンの代わりにミルク中にトランスフェリンが含まれ，イヌではトランスフェリンもほとんど含まれない。泌

---

[*]　北海道大学名誉教授

乳期のラット乳腺のcDNAライブラリーからトランスフェリンとラクトフェリンを検索しても，やはりトランスフェリンしか見いだされていない[8]。一方，ヒトのミルクにはラクトフェリンが最も多く含まれている（2mg/mL以上）[9]。ウシでも初乳中にはラクトフェリンが比較的多く（約1mg/mL）含まれている[10]。また，細菌感染した分房から分泌された乳房炎乳には正常乳より高濃度にラクトフェリンが存在し[11]，さらに乾乳期のミルクにも高濃度に分泌される[11]ことから，ラクトフェリンは乳房・乳腺の感染防御の役割を担っているといえる。

2）　ラクトフェリンはミルク以外にも分泌される

　ラクトフェリンはミルク以外にも涙[12]，唾液，鼻汁，胆汁，精液など[13]に分泌され，血中のラクトフェリンは好中球の顆粒球から分泌されたものである[14]。ウシの場合であるが，様々な外分泌腺でのラクトフェリンの存在を組織化学的な方法で検証した例がある[15]。また，ヒト唾液中のラクトフェリン濃度は20.1±6.6μg/mLで，加齢とともに唾液流量（SFRs），唾液中ラクトフェリン濃度ともに減少するという報告[16]がある。一方で，ヒト唾液中のラクトフェリン濃度は平均値が8.84μg/mLであり，かつ個人差が大きく加齢によって増加傾向が認められるとの兼平らの報告[5]もある。

（2）　ラクトフェリンの分離法

　ラクトフェリンはホエイ（乳清）中に遊離の形で，あるいはカゼイン成分と結合した形でも存在している。ホエイとは牛乳から脂肪とカゼインを除いた残りである。当初，ラクトフェリンは赤色タンパク質と呼ばれ[17]，1960年にはカゼイン画分からのラクトフェリンの分離法が報告された[18]。その後，ホエイからの分離法も確立された。ラクトフェリンの等電点は8〜9で，中性領域では正の荷電を持つ塩基性タンパク質である。主要な乳タンパク質のほとんどは弱酸性域に等電点があるため，図5-1に示すように陽イオン交換樹脂を用いて分離することができる。現在，工業的には脱脂乳またはチーズホエイを原料としてイオン交換クロマトグラフィーおよび限外ろ過膜処理を併用した分離プロ

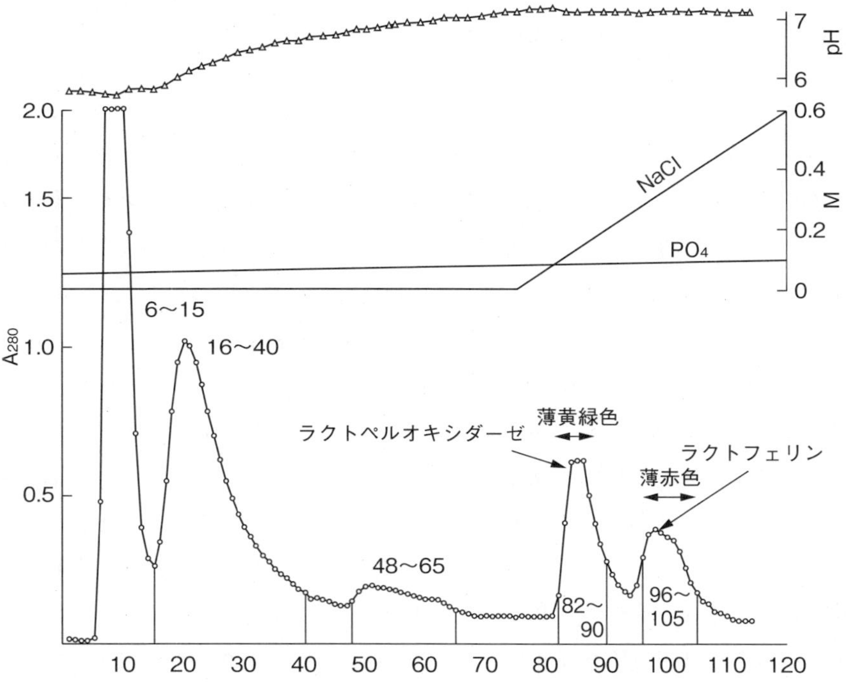

2. ラクトフェリンの分布・分泌・分離　95

図5-1　ホエイに含まれる塩基性タンパク質のP-セルロースカラムによる分離
　　　　パターン

サンプルには牛乳ホエイ画分の硫安1/2飽和沈殿物の DEAE －セルロースカラム非吸着成分を用い,
P-セルロースカラム（22 mL 容）でさらに分離した。分離法は下記2液の直線濃度勾配法。
250 mL 0.05 M　リン酸ナトリウムバッファー（pH　5.7）
250 mL 0.1 M　リン酸ナトリウムバッファー（pH　7.5）＋1M NaCl
流速は42 mL/h で, 130 drops/tube で分画。左縦軸は280 nm における吸光度, 横軸はフラクションナ
ンバー。

セスが用いられている[19]。また, ヘパリンアフィニティクロマトグラフィーな
ども有効である。さらに, イオン交換膜を用いた分離法なども井上ら[5]によっ
て開発されている。

96 第5章 ミルクタンパク質ラクトフェリンの生体調節機能とそのメカニズム

（3） ラクトフェリン分子の諸性質

1）ラクトフェリン分子の概略[20]

　ラクトフェリンは，ウシでは689個，ヒトでは692個のアミノ酸残基からなる
１本のポリペプチド鎖で，分子量約80 kDa の金属結合性の糖タンパク質であ
る。X線結晶解析法によってラクトフェリンの立体構造が明らかにされた。そ
れによるとラクトフェリンはヘリックスでつながった２つのパーツ（N-ローブ
とC-ローブ）で構成されている（図５−２参照）。各ローブは鉄イオン（Fe^{3+}）
を１個ずつ結合する。これらの特徴はトランスフェリンファミリータンパク質
に共通のものである。ラクトフェリンは鉄イオン以外の金属イオンも結合で
き，炭酸イオンがそれらとの結合に必要である[21]。母乳や牛乳中のラクトフェ
リンの鉄飽和度は10〜30％であり，その結合は可逆的である。ラクトフェリン
は465 nm 付近に弱い吸収を示し薄赤色を呈するが，アポ型ではその吸収ピー
クは消失する。アポラクトフェリンではトリプシンで分解されやすいのに対し
て，ホロ型では限定的な分解となる。これは鉄イオン結合の有無によって，ラ
クトフェリンの立体構造が変化し[22]，開裂部位へのアプローチの容易さが変化
するためである。

　また，ラクトフェリンの糖鎖はアスパラギン結合型である。なお，牛乳から
分子量の異なるラクトフェリン画分が得られることもあり[23]，シアル酸含量の
違い[24]や，糖鎖の数の違う分子種[25]など，翻訳後修飾によるものである。糖鎖
の無いラクトフェリンの場合，トリプシンに対して抵抗性が低くなるとの報告
もある[26]。組換えラクトフェリンでは糖鎖構造が異なるが，トリプシン感受性
は別としてその他の機能には差異が無いと報告[27]されており，糖鎖の役割につ
いてはまだ不明なことが多い。

2）ラクトフェリンの遺伝子と変異型

　ヒト（*Homo sapiens*）のラクトフェリン遺伝子は第３染色体に位置し，17個
のエキソンで構成されている。一方，ウシ（*Bos Taurus*）のラクトフェリン遺
伝子は第22染色体に位置し，やはり17個のエキソンが存在する。ヒトラクト

フェリンについてはこれまでも 4 位の Arg の欠損やアミノ酸置換（11位の Ala/Thr，29位の Arg/Lys，561位の Asp/Glu など）が報告されている[28, 29]。いずれも一塩基多型（SNP）であり，後述するようにこれら SNP と疾患との関連も見いだされている。また，DNA から mRNA への転写段階で生じるヒトラクトフェリンのイソ型（Δ-ラクトフェリン）の存在を Pierce[6] が報告している。2 つのプロモーター部位（P 1 と P 2）のうち，転写が P 2 から開始される Δ-ラクトフェリンは N 末端側の25残基が欠落している。

3. ラクトフェリンの機能について

（1） ラクトフェリンの本来の働きとは

　分泌液中のラクトフェリンの本来の働きとしては，「分泌される場，すなわち乳腺など分泌腺内外での働き」と，「ミルクを摂取した場，すなわち消化管内での働き」がある。前者については乳房内が細菌感染しないように分泌型の免疫グロブリン（sIgA や IgM），ラクトペルオキシダーゼ，リゾチームなどの感染防御タンパク質と協同的に作用している[30, 31]。乳牛の慢性乳房炎の予防と治療は現在も大きな課題であるが，乾乳期の乳汁のラクトフェリン濃度が低い場合は乳房炎罹患率が高いとの報告[32] がある。一方，消化管内に摂取されたラクトフェリンについては，乳児の腸内菌叢に与える効果が報告されている[33]。ラクトフェリンは病原性細菌に対しては抗菌的に働き，乳酸菌やビフィズス菌に対してはむしろそれらの生育を促進するからである。一方，上記とは異なり好中球の顆粒球から分泌される内在性のラクトフェリンの生体内での働きはさらに多様であり，様々なシグナル伝達経路を経由して生体防御の機能を担っている。以下に，まず微生物に対するラクトフェリンの働き，次いでラクトフェリン摂取による効果の一端を述べる。

（2） ラクトフェリンの微生物に対する働き

1）微生物に対するラクトフェリンの多様な働き

　ラクトフェリンの微生物に対する働きは，生育を抑制する，あるいは促進する，と2通りの相反する働きがある。さらに生育抑制の様式も多面的である（金，島崎[5]）。また，ラクトフェリン単独あるいは他の感染防御タンパク質との共同的な作用のほかに，ラクトフェリンが腸内の乳酸菌やビフィズス菌の生育を促進することによる間接的な経路で生体防御能を向上させている（図5－2）。さらにラクトフェリンが腸管免疫系を刺激することによって，局所免疫系・全身免疫系を活性化し，結果として抗感染能を高めるという考えも提案さ

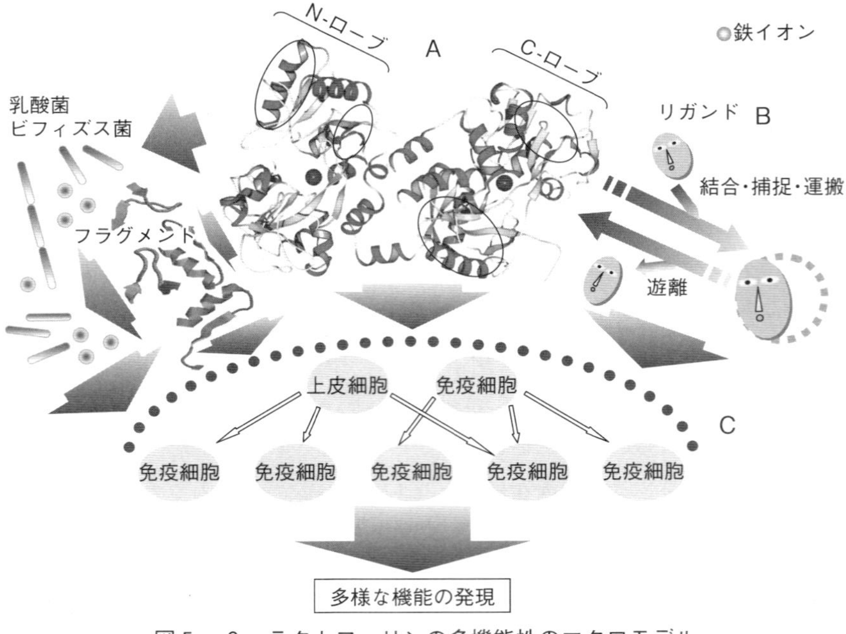

図5－2　ラクトフェリンの多機能性のマクロモデル
A（ラクトフェリン分子）の楕円で囲った部分はラクトフェリシンその他の活性部位を示す（十徳ナイフモデル）。Bはキャリアモデル，Cは玉突きモデル。消化器内で生じたラクトフェリンのフラグメントも各種のプロバイオティクス菌を通じて様々な免疫細胞に働きかけている。

3. ラクトフェリンの機能について　99

れている[34]。なお，久原は，ラクトフェリンとビフィズス菌は異なるメカニズ
ムで免疫調節機能を示すため，併用によって Th1/Th2 バランスの効果的な制
御が期待される可能性があると述べている[5]。

2）ラクトフェリンの静菌活性

　ラクトフェリンを含んだ培養液で大腸菌などを培養してもほとんど増殖しな
いが，鉄を加えたり通常の培地に移すと菌が増殖する[31]。これはラクトフェリ
ンの静菌作用で生育が抑制されていたためである。これに対抗するようにキ
レート物質であるシデロフォアを分泌して鉄を菌体内に取り込む機能を持って
いる細菌も多い。エンテロバクターの産生するシデロフォアであるエンテロバ
クチンの解離定数（K_d）は10^{-49}Mと非常に強い鉄結合性を示す[35]。一方，ラク
トフェリンの K_d は10^{-20}M程度である[36]が，トランスフェリンの鉄結合能より
も強い[37]。トランスフェリンは pH 4 以下で鉄イオンを解離するが，ウシラク
トフェリンは pH 2.5，ヒトラクトフェリンでは pH 2 まで鉄イオンを保持でき
る[38]。

　ラクトフェリンは，グラム陽性菌，グラム陰性菌，真菌類，酵母，その他非
常に広い範囲での静菌性を示す一方で，逆にそれらの生育に利用されることも
ある。Neisserraceae ファミリーは，2種類のラクトフェリン結合タンパク質
（Lbp）を細菌外膜に持っており[39]，LbpA がラクトフェリンやトランスフェリ
ンのC-ローブと結合して，鉄イオンを菌体内に取り込むと考えられている。こ
のようなラクトフェリン結合タンパク質，あるいはラクトフェリンレセプター
を備える微生物は多い[40, 41]。

3）ラクトフェリンの殺菌作用

　殺菌作用のメカニズムとして，グラム陰性菌外膜の成分，例えば，リポ多糖
（LPS）にラクトフェリンが結合して遊離させたり，細胞輸送器官に結合しその
機能を阻害したりすることが引き金となって細胞の崩壊を引き起こすと考えら
れている。大腸菌変異株および *Salmonella typhimurium* にラクトフェリンを
作用させた実験で，リポ多糖の遊離が確かめられている[42]。また，ポーリンは
βバレル構造をとった筒状の3量体タンパク質で水溶性物質の輸送器官である

100　第5章　ミルクタンパク質ラクトフェリンの生体調節機能とそのメカニズム

が，ラクトフェリンはその構成タンパク質の一つである OmpC に結合して物質輸送を妨害し，結果として菌に大きなダメージを与える[43]。

4）その他の抗菌メカニズム

　中耳炎原因菌である *Haemophilus influenzae* は，上皮細胞に付着してコロニーを形成する際に，宿主の分泌する sIgA1 α 鎖の Pro[231] − Ser[232] 間のペプチド結合を切断するプロテアーゼ（IgA プロテアーゼ）を分泌し不活化する[44]。そのような細菌の攻略に対しては，宿主も対抗手段を持っている。S 60ファミリーとして知られているラクトフェリンの有するペプチダーゼ活性がそれで，IgA プロテアーゼを分解し失活させて sIgA を有効に機能させ，結果として感染を防止する[45]。また，虫歯原因菌である *Streptococcus mutans* は，その菌体表面抗原（Pac）が，唾液凝集素と呼ばれる糖タンパク質と sIgA の複合体に結合することによってう蝕（虫歯）を生じさせるが，ラクトフェリンは Pac が付着するのを妨害する[46, 47]。歯周病原因菌である *Porphyromonas gingivalis* についても同様なメカニズムが報告されている[48]。そのほかに，ラクトフェリンが細菌のバイオフィルム形成を妨害することによって増殖を抑える[49]，腸内から細菌が体内へ侵入するバクテリアルトランスロケーションを阻止する[50] ことなども報告されている。

5）抗菌ペプチド

　ラクトフェリン分子から最初に見いだされた抗菌ペプチドはラクトフェリシンである。ウシラクトフェリシンでは RRWQWR（20〜25）が，ヒトラクトフェリシンでは FQWQRNMRKVR（21〜31）が抗菌性にとって必須な配列である[51]。ラクトフェリシンはラクトフェリン自体よりも広い抗菌スペクトルを示す[52, 53] 一方で，ビフィズス菌の生育には影響しない[54]。一般に，抗菌性を示すペプチドは塩基性アミノ酸残基が多くかつ疎水性残基も有する両親媒性であり，α-ヘリックスや β-シートを形成している場合が多い。ラクトフェランピン[55] はそのような観点から検索された抗菌ペプチド WKLLSKAQEKFGKNKSR（268-284）である。

　大腸菌をラクトフェリシンで処理すると，外膜と内膜が破壊され菌体がダ

3. ラクトフェリンの機能について　　101

メージを受けることが走査型電子顕微鏡によって観察されている[56]。さらに，ラクトフェリシンの立体構造の NMR による解析，それに基づく抗菌メカニズムの推定も行われている[57]。細胞膜モデルを用いた梅山らの実験[5] により，ラクトフェリシンの２個の Trp を含む塩基性部位（20〜25）がリン脂質との境界面に位置して相互作用することが NMR の測定結果から推定された。カリウムイオン透過性の測定からは，ラクトフェリシンがリン脂質膜に欠陥を生じさせイオン通過を阻害することが示唆されている。ラクトフェランピンについても同様なメカニズムの推定が Haney ら[58]，堤ら[6] の各グループで行われている。

６）ウイルスおよび原虫に対する効果

　ロタウイルス，B 型肝炎ウイルス，C 型肝炎ウイルス（HCV），ネコ免疫不全症ウイルス（FIV），単純ヘルペスウイルス１型（HSV-1），ハンタウイルス，サイトメガロウイルス（HCMV），ヒト免疫不全ウイルス（HIV），エコーウイルス，ポリオウイルス，ヒト T 細胞白血病ウイルス１型（HTYLV-1）など非常に多くのウイルスに対するラクトフェリンの効果が報告されている。これらのうちで，ネコ免疫不全症ウイルスおよび臨床試験が行われている C 型肝炎ウイルスについては後で詳しく述べる。また，トキソプラズマなどの原虫についてもラクトフェリンは効果を示すことが報告されている[59]。

７）乳酸菌・ビフィズス菌への作用

　ラクトフェリンには乳酸菌やビフィズス菌の生育を促進するプレバイオティクス的効果があることが，乳児の糞便微生物叢の観察から主張され[33, 60]，*in vitro* の実験でも Saito ら[61]，冨田ら[5]，金ら[5] によって確かめられている。*Lactobacillus acidophilus* に対してはホロラクトフェリンが生育促進効果を示し，アポ型はまったく効果を示さなかったことから，この菌はホロ型を利用して鉄の供給を受けている可能性が示唆された[62]。ヒトラクトフェリン由来のペプチドが *Bifidobacterium bifidum* に対して生育促進活性を示すことも報告されている[63] が，効果の認められない株もあった。ビフィズス菌に対するラクトフェリン効果の実験では菌種・菌株による感受性の違いが大きく，培養条件などの実験条件の違いも結果を大きく左右する。Kim ら[64]，Rhaman ら[65]，冨田

102　第5章　ミルクタンパク質ラクトフェリンの生体調節機能とそのメカニズム

ら[5]によってラクトフェリン結合性タンパク質が *B. breve, B. longum, B. infantis, B. bifidum* に存在することが見いだされ，さらにラクトフェリンの菌体への結合も観察[66]された。ビフィズス菌に存在するラクトフェリン結合タンパク質がレセプターとして機能しているかどうかについては現時点では不明である。

（3）　ラクトフェリンは経口投与で有効

　ラクトフェリンの経口投与[67]，あるいは皮膚，口腔内では貼付や塗布で有効性が認められた例がかなり蓄積している。その代表例を表5－1に示した。

1）ラクトフェリンはがん予防に有効

　発がん物質による各種器官でのがん誘発がラクトフェリンで抑えられることが，動物実験で観察されている[68]。また，マウスによる肺への転移モデルによる実験で，ラクトフェリンの静注[69, 70]，あるいは経口投与[71]で転移が抑制されることも報告されている。がん細胞が自身の周辺に新たな血管を作り出すのを，ラクトフェリンが抑制するのが一因と推定されている。さらに，大腸腺腫（ポリープ）患者群にラクトフェリンを3ｇ/日で摂取させて1年間観察したところ，その進展抑制が観察された[72]。好中球からの炎症性サイトカインの減少による腺腫の成長抑制，NK細胞による殺細胞作用の増大がその要因と考えられている。大腸ポリープは大腸がんになることが多いので，この結果は，大腸がんの予防にラクトフェリンが有効であることを示している。

2）ラクトフェリンと中性脂肪・コレステロール

　ラクトフェリンは酸化LDLをマクロファージが捕捉することを妨げるので，動脈アテロームを予防する可能性が示唆されている[73]。マクロファージが酸化LDLなどを貪食すると泡沫細胞化して動脈の中膜平滑筋に蓄積し，アテローム形成の引き金になるからである[74]。マウスに経口投与した際の脂質代謝との関連についての報告[75]では，ラクトフェリンは血漿コレステロールレベルを抑え，肝脂質の蓄積を妨げる効果があった。初期の木元[3]の観察もあり，さらに，村越らは，2カ月間にわたり成人に1日300mgずつラクトフェリン腸溶

表 5-1 ラクトフェリン投与による効果とその条件

応用例	臨床例	用量(ラクトフェリン量)	投与方法	投与期間	形状ほか	出典**
投与によって改善される効果	C型肝炎(血中ウイルス濃度の減少)	0.6〜3.6 g/日	内服	4〜8週間	錠剤	田中ら 76)
	大腸腺腫(ポリープ)の生長抑制	0.6〜3.0 g/日	内服	〜1年	錠剤	飯郷ら 6)
	足白癬(水虫)の症状軽減	0.6〜2.0 g/日	内服	8週間	錠剤	Yamauchiら 77)
	貧血	50mg/日	飲用	12週間	粉末*を水に溶いて	元嚢ら 78)
	貧血の予防	0.2〜1.8 g/日	内服	8週間	錠剤	鯉川ら 79)
口腔粘膜疾患	運動性貧血の予防	240mg/日	内服	5〜7日	錠剤	佐藤 80)
	口内炎・歯周病治療	30mg	貼付	15分〜1日	徐放性口腔内貼付錠	高柴ら 5)
	鎮痛効果	60〜90mg/日	貼付	〜1カ月	徐放性口腔内貼付錠	清水 81)
	舌痛症の軽減	1.8 g/日	内服	〜3カ月	錠剤	小林ら 5)
	歯肉炎の軽減	300mg/日	内服	〜3カ月	錠剤	近藤ら 81), 小林ら 6)
	歯周病原菌の抑制	30mg/回	貼付	週1回/4週	リボゾーム包埋剤	小川 5)
	歯周ポケットの縮小	180mg/日	内服	〜4週間	錠剤	石角ら 6)
	歯周病予防・治療	300mg/日	内服	1月	錠剤	清水ら 6)
	口臭改善	300mg/日	内服	4週間	錠剤	青山ら 5)
	唾液酸化還元電位低下	270mg/日	内服	4週間	腸溶性錠	Muratら 83)
シェーグレン症候群	ドライアイの症状改善	600mg/日	内服	4日間	腸溶性カプセル	前田ら 5)
	月経痛の緩和	100, 400mg/日	内服	3〜4カ月	腸溶性錠	江頭ら 5)
	乳幼児ロタウイルス下痢症の緩和	300mg/日	内服	2カ月	錠剤	村越ら 6)
	内臓脂肪蓄積の抑制	319mg/日	内服	4週間	腸溶性錠	Ishikadoら 84)
ネコ	IFN-α産生量の増大	40mg/kg/日	経口投与・塗布	2週間	リボゾーム包埋剤	政myら 85), 佐藤ら 5)
ウマ	FIVによる難治性口内炎の治癒	300mg/日	塗布	2週間	3%含有軟膏	百渓ら 5)
	繋駕(ケイクン)の治療	3 g/日	経口投与	8週間	錠剤	南保ら 5)
養殖魚	造血機能改善	40mg/kg/日	経口投与	10日		Kakutaら 86)
	白点病の予防、治療	1 g/kg飼料	経口投与	2週間		Koshioら 87)
	寄生虫に対する抵抗性の増強					Koshioら 87)
	ストレスの軽減					

表中では、マウス、ラットなどの動物実験による結果は除き、臨床的成果およびペット、大動物、魚類などに対する実際的な応用に限った。
* 「鉄ラクトフェリン」88) を使用   ** 章末文献番号

104 第5章 ミルクタンパク質ラクトフェリンの生体調節機能とそのメカニズム

錠を摂取させると，CT スキャンによる腹部内臓脂肪面積，腹囲，体重などに有意な減少が認められ，他の脂質代謝関連の血液因子などにも改善傾向があったと報告している[6]。また，糖尿病で肥満体の場合には，血中ラクトフェリン濃度が低く，かつ血漿脂質プロフィールと関連があるとの報告[89]もある。さらに，ごく最近の研究では，まだミルクを飲んでいる1日齢の新生子ラットにラクトフェリンを投与して，回腸組織でどのような変化が起きたかを DNA マイクロアレイ法を用いて検討している[90]。その結果，胆汁酸合成が促進され脂質の消化吸収が助長されていることが観察された。脂質関連に限れば，ラクトフェリンは乳児と成人では異なった働きをする可能性がある。

3）ラクトフェリンと骨代謝

　ラクトフェリンの骨吸収抑制あるいは骨密度改善効果が，培養細胞系を用いた実験によって認められた[91]。さらに，経口摂取した牛乳中のラクトフェリンが血中に移行して骨吸収を抑制できるとする勝沼らの報告[5]もある。その他，卵巣を切除したマウスにラクトフェリンを投与して骨強度の強化を実証した例[92]，骨芽細胞にラクトフェリンレセプターの存在を確かめた報告[93]やマウス骨芽細胞でラクトフェリンが破骨細胞形成を抑制する山野らの報告[6]などがある。

4）ラクトフェリンと整腸作用・下痢の防止

　母乳と育児用粉ミルクとで，乳児の糞便中の細菌叢が異なること，特にラクトフェリンの影響が大きいことが報告されている[33, 60]。さらに，300人ほどの乳幼児を対象としたロタウイルス下痢症効果試験から，ラクトフェリンには感染予防効果は無かったが，軽症化効果があることが江頭らによって報告されている[5]。このほか，下痢防止効果を期待した大規模なウシラクトフェリン投与試験が，ペルーの小児を対象にして実施されている[94, 95]。また，組換えヒトラクトフェリンによる下痢防止の試み[96]も行われている。

5）ラクトフェリンの鎮痛・抗ストレス効果（第3章参照）

　ラクトフェリンに抗不安，鎮痛，血管拡張作用があり，ストレスを和らげる作用が原田・竹内によって報告されている[5]。そのメカニズムとして，ラクト

3. ラクトフェリンの機能について　105

フェリンがμ-オピオイド受容体を介した制御系において，NOS（NO 合成酵素）を活性化し，NO 産生を増強させる[97]と考えられている。また，月経痛に対する鎮痛剤服用の頻度がラクトフェリン摂取で減少したとの前田らの報告[5]もある。酸化ストレスの程度を推定できる唾液の酸化還元電位の測定から，高齢者においてラクトフェリン投与が酸化ストレスの軽減に効果があったと青山らは報告[6]している。さらに，尿中に排泄される酸化 DNA のバイオマーカーである 8-ヒドロキシ-2'-デオキシグアノン（8-OHdG）量の測定から，母乳栄養児では人工栄養児に比べて酸化ストレスが少ないことと母乳中の抗酸化ストレス因子がラクトフェリンであることが報告[98]されている。

6）C型肝炎ウイルスへの有効性

　ラクトフェリンの経口投与が血中C型肝炎ウイルスの抑制に有効であるとの知見に基づき，インターフェロンおよび抗ウイルス薬のリバビリンに加えてラクトフェリンの併用療法の有用性が検討されている[76, 99]。C型肝炎ウイルス抑制のメカニズムとして，インターフェロンは細胞内のウイルスに作用するのに対して，ラクトフェリンはC型肝炎ウイルスエンベロープタンパク質E2に結合し，宿主肝細胞への付着を阻害すると考えられている。その場合のヒトラクトフェリンのウイルスへの結合部位も同定されている[100]。

7）口腔衛生関連への応用と効果

　ラクトフェリンが，歯肉炎の症状を軽減したという報告は小林ら[5, 6]，小川ら[5]，近藤ら[82]と数多い。歯周病菌はリポ多糖（LPS）を産生して炎症を誘因したり，歯肉組織でのコラーゲン合成を抑制するが，ラクトフェリンがリポ多糖と結合して不活性化すると川添ら[6]は提唱している。そのほかにもラクトフェリン自身が抗菌作用にも関与しているという報告や，ラクトフェリンが菌が産生するバイオフィルムの形成を阻止するという報告がある。口内炎などの口腔粘膜疾患の場合も，ラクトフェリンの投与あるいは塗布[6, 101]が効果があることが高柴ら[5]および清水ら[5]によって認められている。さらに，ラクトフェリンは舌苔異常を改善し口臭を抑制することも確認されている[5]。

8）その他の効果

ラクトフェリンによる足白癬（水虫）[79]やシェーグレン症候群のドライアイ[83]の改善効果，*Helicobacter pylori*の増殖抑制作用[102, 103]も報告されている。そのほかに，運動性貧血の予防[104]や，成人女性の貧血の軽減効果が認められている[78]。後者の場合は1分子当たり70～200個の鉄イオンを結合させたラクトフェリン[88, 105]を摂取させている。

なお，経口投与の成果ではないが，興味深い報告がある。大槻らは，組換えヒトラクトフェリンをウサギに膣内局所投与した実験で，子宮頸管の熟化抑制作用を認め，ラクトフェリンが早産予防薬となる可能性を報告している[5]。また，輪千らによって創傷治癒効果も報告され[6]，高山・水町の見いだしたラクトフェリンのコラーゲンゲル収縮効果[6]や抗炎症効果が複合的に作用していると考えられている。さらに，アルカリ溶液で損傷させた角膜上皮細胞の回復や[106]自然発生神経芽細胞腫におけるプリオン複製阻害[6]にラクトフェリンが有効である。ラクトフェリン自身がプリオン治療薬となる可能性は低いが，そのメカニズムを解析することで不明な点の多いプリオン複製機構解明に繋がる可能性が期待されると岩丸は述べている[6]。

9）魚や動物でもラクトフェリンは有効

養殖魚でもラクトフェリンの投与効果が認められており，白点虫感染の予防・治癒効果や生存率の向上が報告されている。それらは体表粘液やレクチンの増加，生理的ストレスや物理化学的ストレスに対する耐性の向上，顆粒球・リンパ球の増加，貪食能の増加，NK細胞活性の増加などによる免疫機能向上など複数の要因によると考えられている[87]。

小動物については，ネコ免疫不全症ウイルス（FIV，猫エイズ）の感染による症状の緩和に有効である。ラクトフェリンがウイルスの増殖を抑制するのではなく，経口投与あるいは塗布により症状を抑え延命の効果があると考えられている[107, 108]。好中球機能低下による感染症に対する投与効果も，イヌで報告されている[109]。ラクトフェリンはリンパ球や好中球に作用して，バランスのとれた生体防御機能を誘導する[107]と推定されている。

3. ラクトフェリンの機能について　　107

　大動物では，ゾウやウマの皮膚病の治療への効果が百渓らによって認められ[5]，南保らは新生子ウマへの経口投与が貧血防止に有効であることを報告している[5]。哺乳子ウシに給与した場合は，感染や外傷などによって引き起こされる全身性の炎症反応（アナフィラキシーショック）を緩和するとの試験結果[110]もある。乳牛の潜在性乳房炎には，罹患している分房にラクトフェリン分解物溶液の注入が有効である[111]。なお，動物実験レベルでのラクトフェリン投与に関する報告は非常に多く，本章ではそのほとんどを割愛するので，他の論文[4]や成書[3, 5, 6]を参照していただきたい。

（4）　ラクトフェリンとの関連が疑われる疾患

　膵臓結石（膵石）にラクトフェリンが含まれること，自己免疫性膵炎などで抗ラクトフェリン抗体が検出される場合があることなどから，膵石生成の促進にラクトフェリンが関連している可能性[112]が推測されている。脂質関連疾病とラクトフェリンが関連している可能性[89]も指摘されている。さらに，涙にも含まれているラクトフェリンの遺伝子型と，角膜における続発性アミロイドーシスの関連が報告されている。ラクトフェリンはアミロイドの前駆物質であり，角膜上皮細胞から産生されたラクトフェリンが蓄積・凝集しアミロイドを形成すると佐々木らは述べている[6]。そのほかに，単純ヘルペスウイルスによる角膜炎への感受性[113]，侵襲性歯周炎[114]，下痢[115]，血漿脂質プロフィールおよび内皮細胞依存性血管拡張症（EDVD）[89]などが，ラクトフェリン遺伝子のSNPと関連があると報告されている。

（5）　ラクトフェリンは疾病の診断にも有効

　消化管の出血性疾患の診断法の一つとして，便中ヘモグロビンあるいはトランスフェリンをマーカーとする便潜血試験が行われているが，便中ラクトフェリン濃度が大腸がんの進行と相関があるとの知見[116]に基づき，大腸がんの検査キットが開発されている。一方，腹膜透析をしている慢性腎不全患者の細菌性腹膜炎の早期マーカーとして，ラクトフェリン濃度の測定を併用することが有

108　第5章　ミルクタンパク質ラクトフェリンの生体調節機能とそのメカニズム

効であると桑村らは提案している[5]。これらの例はいずれも好中球の顆粒球から放出されるラクトフェリンを金コロイド凝集法あるいはラテックス凝集法を用いて測定している。

4.　ラクトフェリンはなぜ多機能なのか

（1）　ラクトフェリン機能の発現メカニズムの考え方

　ラクトフェリンの多機能性を，マクロな視点からみると（2）項に示す3つのメカニズムが複合的に機能していると考えられる[117]。また，図5-2も参照していただきたい。ラクトフェリンの多機能性を考える場合に，まず考慮しなければならないのは，ミルク中のラクトフェリンの働き，それを経口摂取した場合の働き，および好中球などが放出する血中ラクトフェリンの働きそれぞれである。比較的わかりやすいのは Δ-ラクトフェリンである。Pierce[6]によると，Δ-ラクトフェリンは核局在シグナル（NLS）配列を有し，核内へ移行してDNAの特定の部位に結合する。そのため細胞周期に関係する抗増殖活性，アポトーシス促進，mRNAターンオーバーなどに影響を与える。しかし，一方でミルク中に含まれるラクトフェリンを何らかの形で経口摂取した場合の機能発現の説明は，非常にやっかいである。以下にマクロな視点から考えてみる。

（2）　ラクトフェリンのマクロな視点での機能の説明

　1つはラクトフェリン分子にそれぞれの機能の発現を担う構造が存在している場合である（十徳ナイフモデル）。金属イオン結合部位[118]はその代表例である。そのほか，ラクトフェリンはプロテアーゼ活性[44]，酸性フォスファターゼ活性[119]なども併せ持つことが報告されている。リボヌクレアーゼ活性を示すとの報告もあったが，ラクトフェリンと結合したアンジオジェニンやラクトジェニンが原因であるとの実験結果が出ており，現在は否定的である[120]。2つ目はキャリアモデルである。ラクトフェリンには金属イオン以外にも多くのミ

4. ラクトフェリンはなぜ多機能なのか　109

ルクタンパク質や血清タンパク質，さらに各種細胞表面のラクトフェリン結合タンパク質，核酸，多糖類，その他の低分子化合物など非常に多様な物質が結合する。このモデルは，ラクトフェリンがこれら生物学的に何らかの機能を持った物質を「捕捉」あるいは「結合」し，別な組織へと「運搬」するだけではなく，「複合体として何らかの機能を発揮」する可能性をも示すものである。しかしながら，経口摂取したラクトフェリンが消化管以外の組織で効果を示す例も多く，これら2つのモデルだけではラクトフェリンの多機能性を説明できない。この場合は，ラクトフェリンがまず消化管上皮細胞あるいは免疫系細胞に働きかけ，次いでその細胞が別の細胞や組織に対してさらに働きかけるなどとした玉突きモデルが提唱されている[117]。

　玉突きモデルの根拠となる実験例の一部を以下に述べる。口腔カンジダ症（Candida albicans）のマウスに，ラクトフェリンを経口投与すると，口腔内菌数の減少と舌白苔症状の改善がみられた。このラクトフェリンの効果は胃内への直接投与でもみられたことから，ラクトフェリンによる間接的効果があるものと考えられた[121]。なお，足白癬（水虫）についてもラクトフェリンの経口投与が有効であることが臨床試験において確かめられている[77]。また，NK細胞の活性化[122, 123]，小腸上皮細胞でのIL18産生の増加[124]などがラクトフェリンの経口投与実験によって証明されつつある。

（3）　ラクトフェリンは消化管内から体内へどう移行するか

　乳児の場合は消化能力が発達途上のために，摂取された母乳中のラクトフェリンが胃の中で酸やペプシンによって分解される可能性は小さく，大部分は腸管内に達してその生物学的な機能を発揮すると考えられる。また，ホロラクトフェリンはアポ型よりプロテアーゼに対して抵抗性があること[125]やN-ローブのほうがC-ローブよりもプロテアーゼ感受性が高いこと[126]などから，成人であっても，経口摂取されたラクトフェリンは消化管内で一律に分解されるわけではない。経口摂取したラクトフェリンが消化管周辺から離れた組織・器官で機能を発揮する場合の解釈としては，ラクトフェリンが腸管から血液中あるい

110　第5章　ミルクタンパク質ラクトフェリンの生体調節機能とそのメカニズム

はリンパ液中に移行して体内を循環し，ターゲットとなる場所（器官・組織）に到達して機能を発揮する可能性も十分に考えられる[127]。未熟児を用いた実験であるが，母乳のラクトフェリンが尿中に検出されている[128]ことから，消化管から泌尿器系へと移動していることは確かなようである。しかしながら，血中へ移行したラクトフェリンを検出するのは非常に困難で，消化管からの移行量は僅か，あるいはほとんど無いと推定されている[129]。

　一方で，消化管に注入されたラクトフェリンが小腸上皮を通過して乳び槽（胸部から腹部にかけての太いリンパ管）を経由し胸管を通って鎖骨下静脈に入るとの報告[130]もあるが，やはり血中に検出される量としては最大でも200 ng/mL程度でしかない[127]。消化管上皮細胞の刷子縁膜上に存在するインテレクチンがラクトフェリンレセプターとして働く[131, 132]ことや，このレセプターが鉄イオンの取り込みに関与していること[133]が報告されているが，ラクトフェリンの血中への移行と関係しているのかどうかは不明である。

　生理的に意味のある濃度のラクトフェリンが，消化管内から血液中に移行するメカニズムについては，今後さらなる研究が必要である。また，ラクトフェリンが血液脳関門を通過するとの報告が原田ら[5]やJi[134]からも出ており，鎮痛作用など神経系との相互作用を説明できる可能性があり，今後の解明が待たれる。

5.　ラクトフェリンの利用

（1）　ラクトフェリンの様々な供給・利用形態

　前述したように，牛乳と母乳とではラクトフェリン含量が大きく異なるため，母乳化の一環として，ウシラクトフェリンを強化した乳児用調製粉乳が市販されている。また，脱脂粉乳（スキムミルク）にもラクトフェリン強化の製品がある。現在，乳業系ではラクトフェリンそのままの錠剤，ビフィズス菌やオリゴ糖を加えた錠剤，あるいは鉄含量を高めたラクトフェリン素材の提供が主体

である。製薬系では胃内での耐酸性とペプシン耐性を高めるコーティング剤を用いた腸溶性ラクトフェリン錠剤，カプセルあるいは顆粒とした製品を販売している。野島ら[5]の血中安定性を目的としたポリエチレングリコール（PEG）修飾ラクトフェリンや，石角ら[5]による口腔疾患治療用のリポソーム化ラクトフェリンも試作されている。そのほかにも様々なラクトフェリン剤が健康補助食品などとして市販されており，これらラクトフェリン関連商品の主なものを表5－2に示した。

（2）　組換えラクトフェリンの現状

　Agennix（テキサス，USA）では *Aspergillus niger var. awamori* による発現系を用いてヒトラクトフェリン（商品名　Talactoferrin）を生産している。この組換えラクトフェリンの糖鎖は高マンノース型であるが，その他の諸性質はミルク由来のものと同じである。非小細胞肺がん患者に対して標準化学療法とともに組換えヒトラクトフェリン製剤を投与した試験（フェイズ2）で，がん抑制効果がみられたことが報告[135]されている。Ventria Bioscience（カリフォルニア，USA）はイネにヒトラクトフェリンを発現させ，細胞培養の成長因子として販売（商品名　Lacromin）するとともに老人性下痢の防止も目的としている[96]。ヒトラクトフェリン遺伝子を組み込んだトランスジェニックウシの作成は，1992年に GenePharming（オランダ）で行われ[136]，その後はニュージーランドで多頭飼育するまでに至っている。その他の国でも試みられ，韓国遺伝工学研究所（大田市）では，まず，マウスでヒトラクトフェリンを発現させ[137]，その翌年にはウシでも発現に成功した。中国ではヤギ[138]とウシ[139]でミルクへの分泌に成功し，多頭飼育を目指している。なお，わが国ではもっぱら実験目的で微生物，培養細胞あるいは植物などで組換え体の発現が行われている[140, 141]。

（3）　ラクトフェリンの安全性

　ラットを用いたウシラクトフェリン投与試験で急性，亜急性の毒性は認められず[142]，また Ames 試験においても変異原性は検出されなかった[143]。さらに，

表5-2 国内で市販されている主なラクトフェリン含有および関連商品の一覧

製品種別	商品名	商品形態	提供
育児用調製粉乳	森永ドライミルク はぐくみ	粉末(缶入り)	森永乳業(株)
脱脂粉乳	森永ラクトフェリンスキム	粉末(ラミネートパック)	森永乳業(株)
(スキムミルク)	雪印 鉄ラクトフェリンスキム	スティックタイプ	雪印乳業(株)
ヨーグルト類	ラクトフェリンヨーグルト	ハードタイプ	森永乳業(株)
	森永ラクトフェリ200ヨーグルト	飲むヨーグルト	
その他のラクトフェリン含有食品(錠剤など)	ラクトフェリン	錠剤	(株)クリニコ
	ラクトフェリン プラスタイプ	錠剤(ビフィズス菌、オリゴ糖入り)	(株)NRLファーマ
	ラクトフェリンGX	腸溶性錠剤	
	ラクトフェリンg	腸溶性錠剤	
	ラクトフェリンS ラブレ	腸溶性錠剤(乳酸菌入り)	
	ラクトフェリン	顆粒	
	ラクトフェリンD	腸溶性錠剤	
	ラクトパンチ	口腔衛生用パウチタイプ	
	ラクトフェリン	口腔衛生用カプセル	小林製薬(株)
	抗源力 ラクトフェリン	錠剤	ライオン(株)
	DHC ラクトフェリン	トローチ(ビフィズス菌その他)	ディーエイチシー
化粧品	ニュウラ (nyula)	化粧水、乳液、クリーム	サラヤ(株)

１日当たり最大3.6 gの摂取量でも副作用は報告されていない[19]。ラクトフェリンは本来，乳児の未熟な消化管経由で機能するタンパク質であるため，経口摂取による副作用は年齢に関係なくほとんど無いと考えられている。それゆえ，米国ではGRASとして認められ，わが国では既存添加物リストに記載されている。

6. おわりに

　母乳に含まれるラクトフェリンは本来は乳児に作用する栄養成分であるが，成人の健康維持・増進に対しても有効であることは驚きである。ラクトフェリンは，体内の様々な物質と協同的に作用し，かつ多彩な機能を有することが，ラクトフェリンの生体内での機能発現メカニズムの解明を遅らせている要因の一つである。しかし，近年はこのラクトフェリンの多様な機能を応用した臨床面での進展が急である。このような基礎・臨床を通じての関心は，投与（摂取）効果だけではなく，適切な投与量，消化管から血液・リンパ液中への移行形態，さらに各効果発現メカニズムの解明まで非常に広範囲に及び，ラクトフェリン研究をますますさかんなものとしている。ごく最近では，ラクトフェリンが，細胞や組織においてどのようなシグナル伝達経路を活性化してどの遺伝子の発現を上昇させるのかもしだいに明らかになりつつある。具体的には，ラクトフェリンを添加した培養細胞における遺伝子発現の変化をジーン・フィッシング法で解析した黒田らの研究[6]，ラクトフェリンを投与した動物における小腸免疫関連遺伝子の発現をみた若林らの報告[5]，組織における遺伝子発現の変動をDNAマイクロアレイ法で調べた試み[90]などが成果をあげつつある。さらに，膨大な数の文献が蓄積されたデータベースから，テキストデータ分析ツールを用いてラクトフェリンの機能情報を抽出・解析する方法も櫛田，島崎[6]により試行されている。ラクトフェリンの機能の全貌が解明されるのも間近と期待される。

文　献

1) Reiter B., Oram J., D.：Bacterial inhibitors in milk and other biological fluids. Nature 1967；216；328 - 330.

2) 高柳直己，新飯田裕一，千葉峻三：ラクトフェリン－炎症，免疫の Chemical mediator としての再評価－．小児科臨床 1986；39；1287 - 1293.

3) 第 1 回ラクトフェリンフォーラム実行委員会（編）：特集　ラクトフェリンフォーラム～基礎から応用への架け橋～．ミルクサイエンス 2004；vol.53，No. 4.

4) Wakabayashi H., Yamauchi K., Takase M.：Lactoferrin research, technology and applications. Int Dairy J 2006；16；1241 - 1251.

5) 第 2 回ラクトフェリンフォーラム実行委員会（編）：ラクトフェリン2007．日本医学館，2007.

6) 第 3 回ラクトフェリンフォーラム実行委員会（編）：ラクトフェリン2009．日本医学館，2009.

7) Masson P.L., Heremans J.F.：Lactoferrin in milk from different species. Comp Biochem Physiol B 1971；39；119 - 129.

8) Pierce A., Escriva H., Coddeville B. et al：Lactoferrin almost absent from lactating rat mammary gland is replaced by transferrin. Exp Biol Med 1997；28；125 - 134.

9) Nagasawa T., Kiyosawa I., Kuwahara K.：Amounts of lactoferrin in human colostrum and milk. J Dairy Sci 1972；55；1651 - 1659.

10) 鈴木隆，野中真弓，清澤功ほか：各泌乳期における牛乳中のラクトフェリン含量．栄養と食糧 1977；30；317 - 322.

11) Smith K. L., Schanbacher F. L.：Lactoferrin as a factor of resistance to infection of the bovine mammary gland. J Am Vet Med Asson 1977；170；1224 - 1227.

12) Banyard, M. R., Maeda, K.：The isolation and identification of lactoferrin from bovine tears. Aust J Exp Biol Med Sci 1978；56；481 - 492.

13) Reiter B.：The biological significance of lactoferrin. Int J Tissue React 1983；5；87 - 96.

14) Bezwoda W. R., Mansoor N.：Lactoferrin from human breast milk and from neutrophil granulocytes. Comparative studies of isolation, quantitation, characterization and iron binding properties. Biomed Chromatogr 1989；3；121 - 126.

15) Inoue M., Yamada J., Kitamura N. et al：Immunohistochemical localization of lactoferrin in bovine exocrine glands. Tissue Cell 1993；25；791 - 797.

16) Tanida T., Ueta E., Tobiume A. et al : Influence of aging on candidal growth and adhesion regulatory agents in saliva. J Oral Pathol Med 2001 ; 30 ; 328 – 335.

17) Sørensen M., Sørensen S.P.L. : The proteins in whey. Comp Rendus Travaux Labo Carlsberg Ser Chimique 1939 ; 23 ; 55 – 99.

18) Groves M.L. : The isolation of a red protein from milk. J Am Chem Soc 1960 ; 82 ; 3345 – 3350.

19) 山内恒治：乳中の生体防御物質「ラクトフェリン」の応用. FFI ジャーナル 2006 ; 211 ; 771 – 776.

20) 島﨑敬一：http://www.cosmobio.co.jp/support/technology/cat728/index.asp

21) Pierce A., Colavizza D., Benaissa M. et al : Molecular cloning and sequence analysis of bovine lactotransferrin. Eur J Biochem 1991 ; 196 ; 177 – 184.

22) Anderson B.F., Baker H.M. Norris G.E. et al : Apolactoferrin structure demonstrates ligand-induced conformational change in transferrins. Nature 1990 ; 344 ; 784 – 787.

23) Tsuji S., Hirata Y., Matsuoka K. : Two apparent molecular forms of bovine lactoferrin. J Dairy Sci 1989 ; 72 ; 1130 – 1136.

24) Spik G., Montreuil J. : The role of lactotransferrin in the molecular mechanisms of antibacterial defense. Bull Eur Physiopathol Respir 1983 ; 19 ; 123 – 130.

25) Ye X.Y., Nishimura T., Yoshida S. : Characterization of the protein and glycan moieties in different forms of bovine lactoferrin. Biosci Biotechnol Biochem 1997 ; 61 ; 782 – 786.

26) van Veen Harrie A., Geerts M.E.J., van Berkel, P.H.C. et al : The role of N-linked glycosylation in the protection of human and bovine lactoferrin against tryptic proteolysis. Eur J Biochem 2004 ; 271 ; 678 – 684.

27) Headon D.R. : Human lactoferrin : production at large scale, characterization and applications. Excerpta Medica Int Congr Ser 2000 ; 1195 ; 415 – 427.

28) van Veen Harrie A., Geerts M.E.J., van Berkel P.H.C. et al : Analytical cation-exchange chromatography to assess the identity, purity, and N-terminal integrity of human lactoferrin. Anal Biochem 2002 ; 309 ; 60 – 66.

29) Teng C., Wesley G. : Single nucleotide polymorphisms (SNPs) in human lactoferrin gene. Biochem Cell Biol 2006 ; 84 ; 381 – 384.

30) 高瀬光徳，島村誠一，冨田守：ラクトフェリンの機能. 牛乳成分の特性と健康（日本栄養・食糧学会監修）光生館，1993，p 85 – 109.

31) 清澤　功：母乳の栄養学. 金原出版，1998.

32) 板垣昌志，小松智，貝健三：乾乳期乳汁の臨床的意義と分娩前治療の効果. 日本

116 第5章 ミルクタンパク質ラクトフェリンの生体調節機能とそのメカニズム

乳房炎研究会（第11回学術集会），2006.

33) 児玉明彦：和歌山，大阪地方に於けるビフィズス菌分離成績と人乳カゼイン，ラクトフェリンのビフィズス菌増殖能について．日本小児科学会雑誌 1983；87；1000－1013.

34) Debbabi H., Dubarry M., Rautureau M. et al：Bovine lactoferrin induces both mucosal and systemic immune response in mice．J Dairy Res 1998；65；283－293.

35) 茂木立志：構造解析から明らかになったβバレル蛋白質のさまざまな生物機能．蛋白質・核酸・酵素 2005；50；1460－1467.

36) Baker E.N., Baker H.M., Kidd R.D.：Lactoferrin and transferrin：functional variations on a common structural framework．Biochem Cell Biol 2002；80；27－34.

37) Aisen P., Leibman A.：Lactoferrin and transferrin：A comparative study．Biochim Biophys Acta 1972；257；314－323.

38) Shimazaki K., Oota K., Nitta K. et al：Comparative study of the iron-binding strengths of equine, bovine and human lactoferrins．J Dairy Res 1994；61；563－566.

39) Yu R.H., Schryvers A.B.：Bacterial lactoferrin receptors：insights from characterizing the *Moraxella bovis* receptors．Biochem Cell Biol 2002；80；81－90.

40) Gray-Owen S.D., Schryvers A.B.：Bacterial transferrin and lactoferrin receptors．Trends Microbiol 1996；4；185－191.

41) Ekins A., Khan A.G., Shouldice S.R. et al：Lactoferrin receptors in gram-negative bacteria：insights into the iron acquisition process．Biometals 2004；17；235－243.

42) Ellison R.T., Giehl T.J., LaForce F.M.：Damage of the outer membrane of enteric gram-negative bacteria by lactoferrin and transferrin．Infect Immun 1988；56；2774－2781.

43) Sallmann F.R., Baveye-Descamps S., Pattus F. et al：Porins OmpC and PhoE of *Escherichia coli* as specific cell-surface targets of human lactoferrin．Binding characteristics and biological effects．J Biol Chem 1999；274；16107－16114.

44) Qiu J., Hendrixson D.R., Baker E.N. et al：Human milk lactoferrin inactivates two putative colonization factors expressed by *Haemophilus influenzae*．Pro Natl Acad Sci USA 1998；95；12641－12646.

45) Hendrixson D.R., Qiu J., Shewry S.C. et al：Human milk lactoferrin is a serine protease that cleaves Haemophilus surface proteins at arginine-rich sites．Mol Microbiol 2003；47；607－617.

46) Mitoma M., Oho T., Shimazaki Y. et al : Inhibitory effect of bovine milk lactoferrin on the interaction between a streptococcal surface protein antigen and human salivary agglutinin. J Biol Chem 2001 ; 276 ; 18060 − 18065.

47) 於保孝彦, Bikker F.J., Groenink J. : *Streptococcus mutans* と唾液凝集素の反応を阻害するラクトフェリンの機能領域ペプチドの解明. ミルクサイエンス 2004 ; 53 ; 282 − 284.

48) Shi Y., Kong W., Nakayama K. : Human lactoferrin binds and removes the hemoglobin receptor protein of the periodontopathogen *Porphyromonas gingivalis*. J Biol Chem 2000 ; 275 ; 30002 − 30008.

49) Singh P.K., Parsek M.R., Greenberg E.P. et al : A component of innate immunity prevents bacterial biofilm development. Nature 2002 ; 417 ; 552 − 555.

50) Teraguchi S., Shin K., Ogata T. et al : Orally administered bovine lactoferrin inhibits bacterial translocation in mice fed bovine milk. Appl Env Microbiol 1995 ; 61 ; 4131 − 4134.

51) Bellamy W., Takase M., Yamauchi K. et al : Identification of the bactericidal domain of lactoferrin. Biochim Biophys Acta 1992 ; 1121 ; 130 − 136.

52) Bellamy W., Wakabayashi H., Takase M. et al : Killing of *Candida albicans* by lactoferricin B, a potent antimicrobial peptide derived from the N-terminal region of bovine lactoferrin. Med Microbiol Immunol 1993 ; 182 ; 97 − 105.

53) Jones E.M., Smart A., Bloomberg G. et al : Lactoferricin, a new antimicrobial peptide. J Appl Bacteriol 1994 ; 77 ; 208 − 214.

54) Bellamy W., Takase M., Wakabayashi H. et al : Antibacterial spectrum of lactoferricin B, a potent bactericidal peptide derived from the N-terminal region of bovine lactoferrin. J Appl Bacteriol 1992 ; 73 ; 472 − 479.

55) van der Kraan M.I., Groenink J., Nazmi K. et al : Lactoferrampin : a novel antimicrobial peptide in the N1-domain of bovine lactoferrin. Peptides 2004 ; 25 ; 177 − 183.

56) Yamauchi K., Tomita M., Giehl T.J. et al : Antibacterial activity of lactoferrin and a pepsin-derived lactoferrin peptide fragment. Infect Immun 1993 ; 61 ; 719 − 728.

57) Vogel H.J., Schibli D.J., Jing W. et al : Towards a structure-function analysis of bovine lactoferricin and related tryptophan- and arginine-containing peptides. Biochem Cell Biol 2002 ; 80 ; 49 − 63.

58) Haney E.F., Lau F., Vogel H.J. : Solution structures and model membrane interactions of lactoferrampin, an antimicrobial peptide derived from bovine

118　第5章　ミルクタンパク質ラクトフェリンの生体調節機能とそのメカニズム

lactoferrin. Biochim Biophys Acta 2007；1768；2355 – 2364.

59）Tanaka T., Shimazaki K.：The effect of lactoferrin and lactoperoxidase to *Toxoplasma gondii*. Current Topics Biochem Res 2008；10；33 – 46.

60）Wharton B.A., Balmer S.E., Scott P.H.：Faecal flora in the newborn. Effect of lactoferrin and related nutrients. Adv Exp Med Biol 1994；357；91 – 98.

61）Saito H., Miyakawa H., Ishibashi N. et al：Effect of iron-free and metal-bound forms of lactoferrin on the growth of Bifidobacteria. *E. coli* and *S. aureus*. Biosci Microflora 1996；15；1 – 7.

62）Kim W.-S., Ohashi M., Tanaka T. et al：Growth-promoting effects of lactoferrin on *L. acidophilus* and *Bifidobacterium* spp. BioMetals 2004；17；279 – 283.

63）Liepke C., Adermann, K, Raida M. et al：Human milk provides peptides highly stimulating the growth of bifidobacteria. Eur J Biochem 2002；269；712 – 718.

64）Kim W.-S., Tanaka T., Shimazaki K.：Detection of binding-protein in *Bifidobacterium bifidum* Bb-11 by various kinds of lactoferrin. Milchwissenschaft 2004；59；375 – 377.

65）Rahman Md. M., Kim W.-S., Kumura H. et al：Lactoferrin effects on the growth of bifidobacteria. FFI ジャーナル 2006；211；763 – 768.

66）Rahman Md. M., Kim W.-S., Ito T. et al：Visualization of bovine lactoferrin binding to Bifidobacteria. Biosci Microflora 26；2007；75 – 79.

67）Yamauchi K., Wakabayashi H., Shin K. et al：Bovine lactoferrin：benefits and mechanism of action against infections. Biochem Cell Biol 2006；84；291 – 296.

68）Sekine K., Watanabe E., Nakamura J. et al：Inhibition of azoxymethane-initiated colon tumor by bovine lactoferrin administration in F344 rats. Jpn J Cancer Res 1997；88；523 – 526.

69）Bezault J., Bhimani R., Wiprovnick J. et al：Human lactoferrin inhibits growth of solid tumors and development of experimental metastases in mice. Cancer Res 1994；54；2310 – 2312.

70）Yoo Y.C., Watanabe S., Watanabe R. et al：Bovine lactoferrin and lactoferricin, a peptide derived from bovine lactoferrin, inhibit tumor metastasis in mice. Jpn J Cancer Res 1997；88；184 – 190.

71）久原徹哉：ラクトフェリンによる腸上皮からのIL-18産生誘導とその意義．臨床免疫 2000；34；376 – 381.

72）飯郷正明，Alexander D.B.，神津隆弘ほか：ウシラクトフェリンによるがん予防の基礎と大腸腺腫進展抑制効果．ラクトフェリン 2009，日本医学館，p 32 – 40.

73) Kajikawa M., Ohta T., Takase M. et al：Lactoferrin inhibits cholesterol accumulation in macrophages mediated by acetylated or oxidized low-density lipoproteins. Biochim Biophys Acta 1994；1213；82－90.

74) Kita T., Ishii K., Yokode M. et al：The role of oxidized low density lipoprotein in the pathogenesis of atherosclerosis. Eur Heart J 1990；11（Suppl）；E122－127.

75) Takeuchi T., Shimizu H., Ando K. et al：Bovine lactoferrin reduces plasma triacylglycerol and NEFA accompanied by decreased hepatic cholesterol and triacylglycerol contents in rodents. Br J Nutr 2004；91；533－538.

76) 田中克明：C型肝炎への臨床応用．FFI ジャーナル 2006；211；748－753.

77) Yamauchi K., Hiruma M., Yamazaki N. et al：Oral administration of bovine lactoferrin for treatment of tinea pedis. A placebo-controlled, double-blind study. Mycoses 2000；43；197－202.

78) 元賣睦美，吉瀬蘭エミリー，松山博昭ほか：ラクトフェリン可溶化鉄が成人女性の貧血指標に及ぼす影響．日本食品科学工学会誌 2007；54；442－446.

79) 鯉川なつえ，仲村明，長岡功ほか：女子長距離ランナーの潜在的な運動性貧血に対するラクトフェリン摂取の有用性．日本臨床スポーツ医学会学術集会抄録集 2005；13；122.

80) 佐藤保：牛ラクトフェリンの効果－う蝕関連菌および歯周病関連菌への抑制効果と臨床応用－ 第1回歯科ラクトフェリンシンポジウム抄録集 2007；48－53.

81) 清水友：舌痛症とラクトフェリン．第1回歯科ラクトフェリンシンポジウム 抄録集 2007；56－60.

82) 近藤一郎，小林哲夫，若林裕之ほか：歯周炎患者におけるウシラクトフェリン経口投与の影響．日歯保存誌 2008；51；281－291.

83) Murat D., Matsumoto Y., Yamamoto Y. et al：Lactoferrin in Sjogren's syndrome. Ophthalmol 2007；114；2366－2367.

84) Ishikado A., Imanaka H., Kotani M. et al：Liposomal lactoferrin induced significant increase of the interferon-alpha（IFN-alpha）producibility in healthy volunteers. Biofactors 2004；21；69－72.

85) 政田早苗，山根義久，下田和伸ほか：犬・猫の皮膚病治療補助剤「SK-1」の臨床成績．動物臨床医学 1995；3；37－43.

86) Kakuta I.：Lactoferrin improves physiological conditions of fish held under deteriorating states. Excerpta Med Int Congr Ser 2000；1195；429－441.

87) Koshio S., Yokoyama S., Ishikawa M. et al：Effect of lactoferrin on growth, survival and tolerance to stress of kuruma prawn *Penaeus japonicus*. Excerpta Med Int Congr Ser 2000；1195；451－455.

88）筧裕司，内田俊昭，川上浩：ラクトフェリンの鉄可溶化特性とその利用．ミルク
　　サイエンス 2004；53；183-186.

89）Moreno-Navarrete J. M., Ortega F. J., Bassols J. et al：Association of
　　circulating lactoferrin concentration and 2 nonsynonymous LTF gene
　　polymorphisms with dyslipidemia in men depends on glucose-tolerance status.
　　Clin Chem 2008；54；301-309.

90）下野智弘，和泉裕久，難波和美ほか：ラクトフェリン摂取による新生仔ラットの
　　DNA マイクロアレイ解析．日本農芸化学会要旨集 2008.

91）Cornish J., Palmano K., Callon K. E. et al：Lactoferrin and bone；
　　structure-activity relationships. Biochem Cell Biol 2006；84；297-302.

92）Blais A., Malet A., Mikogami T. et al：Oral bovine lactoferrin improves bone
　　status of ovariectomized mice. Am J Physiol Endocrinol Metab 2009；296；E
　　1281-1288.

93）Grey A., Banovic T., Zhu Q. et al：The low-density lipoprotein
　　receptor-related protein 1 is a mitogenic receptor for lactoferrin in osteoblastic
　　cells. Mol Endocrinol 2004；18；2268-2278.

94）Ochoa T.J., Cleary T.G.：Effect of lactoferrin on enteric pathogens. Biochimie
　　2009；91；30-34.

95）Ochoa T.J., Chea E., Pecho I. et al：Implementation of a community-based
　　clinical trial of lactoferrin for prevention of diarrhea in children. IXth
　　International Conference on 2009；Lactoferrin；Structure, Function. Oct. 18-
　　22, Beijing.

96）Bethell D.R., Huang J.：Recombinant human lactoferrin treatment for global
　　health issues：Iron deficiency and acute diarrhea. Biometals 2004；17；337-342.

97）佐藤公道：オピオイド鎮痛の分子メカニズムと遺伝子発現．蛋白質・核酸・酵素
　　1999；44；14-22.

98）Shoji H., Oguchi S., Shimizu T. et al：Effect of human breast milk on urinary 8
　　-hydroxy-2'-deoxyguanosine excretion in infants. Pediatr Res 2003；53；850-
　　852.

99）Tanaka K., Ikeda M., Nozaki A. et al：Lactoferrin inhibits hepatitis C virus
　　viremia in patients with chronic hepatitis C：a pilot study. Jpn J Cancer Res 1999；
　　90；367-371.

100）阿部健一，野崎昭人，田村一志ほか：C型肝炎ウイルスエンベロープ蛋白質に結
　　合するラクトフェリン由来ペプチドの同定とその感染防御活性．ミルクサイエ
　　ンス 2004；53；348-353.

101) Wakabayashi H., Yamauchi K., Kobayashi T. et al : Inhibitory effects of lactoferrin on growth and biofilm formation of *Porphyromonas gingivalis* and *Prevotella intermedia*. Antimicrob Agents Chemother 2009 ; 53 ; 3308 – 3316.

102) Miehlke S., Reddy R., Osato M.S. et al : Direct activity of recombinant human lactoferrin against *Helicobacter pylori*. J Clin Microbiol 1996 ; 34 ; 2593 – 2594.

103) Shimizu N., Ikehara Y., Nozaki K. et al : Effects of lactoferrin administration in *Helicobacter pylori* infection animal model. Excerpta Med Int Congr Ser 2000 ; 1195 ; 209 – 215.

104) Koikawa N., Nagaoka I., Yamaguchi M. et al : Preventive effect of lactoferrin intake on anemia in female long distance runners. Biosci Biotechnol Biochem 2008 ; 72 ; 931 – 935.

105) Uchida, T., Sato T., Kawakami H. : Availability of lactoferrin as a natural stabilizer of iron for food products. Int Dairy J 2006 ; 16 ; 95 – 101.

106) Pattamatta, U., Willcox, M., Stapleton, F. et al : Bovine lactoferrin stimulates human corneal epithelial alkali wound healing in vitro. Invest Ophthalmol Vis Sci 2009 ; 50 ; 1636 – 1643.

107) 佐藤れえ子, 小林沙織, 稲波修ほか：ネコ免疫不全症ウイルス（FIV）感染における ウシラクトフェリンの抗炎症作用. ミルクサイエンス 2004 ; 53 ; 296 – 298.

108) Kobayashi S., Sato R., Inanami O. et al : Reduction of concanavalin A-induced expression of interferon-gamma by bovine lactoferrin in feline peripheral blood mononuclear cells. Vet Immunol Immunopathol 2005 ; 105 ; 75 – 84.

109) Kobayashi S., Sato R., Abe Y. et al : Oral therapy with bovine lactoferrin in dogs with congenital neutrophil dysfunction. 8th Interantional Conference on Lactoferrin : Structure, Function & Application ; (Abstract) ; Oct. 21 – 25, 2007, Hawaii, USA.

110) Kushibiki S., Shingu H., Kawasaki R. et al : Effect of bovine lactoferrin feeding on lipopolysaccharide-induced metabolic and hormonal disturbances in preruminant calves. Animal Sci J 2008 ; 79 ; 375 – 381.

111) 河合一洋, 永幡肇, 島崎敬一：牛潜在性乳房炎におけるラクトフェリン加水分解 物の注入効果. ミルクサイエンス 2004 ; 53 ; 301 – 303.

112) Jin C.X., Hayakawa T., Kitagawa M. et al : Lactoferrin in chronic pancreatitis. J Phancreas 2009 ; 10 ; 237 – 241.

113) Keijser S., Jager M.J., Dogterom-Ballering, H.C.M. et al : Lactoferrin Glu561Asp polymorphism is associated with susceptibility to herpes simplex keratitis. Exp Eye Res 2008 ; 86 ; 105 – 109.

122　第5章　ミルクタンパク質ラクトフェリンの生体調節機能とそのメカニズム

114) Wu Y. -M., Juo S. -H., Ho Y. -P. et al：Association between lactoferrin gene polymorphisms and aggressive periodontitis among Taiwanese patients. J Periodontal Res 2009；44；418－424.

115) Mohamed J. A., DuPont H. L., Jiang Z. D. et al：A novel single-nucleotide polymorphism in the lactoferrin gene is associated with susceptibility to diarrhea in North American travelers to Mexico. Clin Infect Dis 2007；44；945－952.

116) 田畑一恵，濱野康之，松瀬亮一ほか：便中ラクトフェリンと大腸癌の進行度に関する研究. 日本臨床検査自動化学会会誌 2003；28；652－656.

117) 島﨑敬一：ラクトフェリンの多機能性をどう説明するか. ミルクサイエンス 2004；53；365－368.

118) Baker E. N., V. Rumball S. V., Anderson B. F.：Transferrins：insights into structure and function from studies on lactoferrin. Trend Biochem Sci 1987；12；350－353.

119) Miura T., Ono K., Izumi T. et al：Presence of lactoferrin in a bovine skim milk fraction with acid phosphatase activity. Int Dairy J 2010；20；67－71.

120) 藤原三知雄，川上浩，柳平修一ほか：ラクトフェリン結合性 Protein（LF-BP）の生理機能. FFI ジャーナル 2006；211；414－420.

121) 高倉南津子，若林裕之，山内恒治ほか：ラクトフェリンの感染防御効果とその作用メカニズム. ミルクサイエンス 2004；53；187－191.

122) Shimizu K., Matsuzawa H., Okada K. et al：Lactoferrin-mediated protection of the host from murine cytomegalovirus infection by a T-cell-dependent augmentation of natural killer cell activity. Arch Virol 1996；141；1875－1889.

123) Kuhara T., Iigo M., Itoh T. et al：Orally administered lactoferrin exerts an antimetastatic effect and enhances production of IL-18 in the intestinal epithelium. Nutr Cancer 2000；38；192－199.

124) 久原徹哉：ラクトフェリン経口摂取による NK 細胞活性増強とそのメカニズム. FFI ジャーナル 2006；211；754－762.

125) Shimazaki K., Tanaka T., Kon H. et al：Separation and characterization of the C-terminal half molecule of bovine lactoferrin. J Dairy Sci 1993；76；946－955.

126) Yoshise R. E., Matsumoto M., Chiji H. et al：Profiles of bovine lactoferrin in the gastrointestinal tracts of rats as observed by ELISA, Western blotting and SELDI-affinity MS. Milchwissenschaft. 2007；62；446－450.

127) 原田悦守，竹内崇，北川浩ほか：ラクトフェリンの体内移行動態・特にリンパ系を介した腸管からの取り込みについて. ミルクサイエンス 2004；53；328－333.

128) Hutchens T. W., Henry J. F., Yip T. T. et al：Origin of intact lactoferrin and its

DNA-binding fragments found in the urine of human milk-fed preterm infants : Evaluation by stable isotopic enrichment. Pediatr Res 1991 ; 29 ; 243-250.

129) Wakabayashi H., Kuwata H., Yamauchi K. et al : No detectable transfer of dietary lactoferrin or its functional fragments to portal blood in healthy adult rats. Biosci Biotechnol Biochem 2004 ; 68 ; 853-860.

130) Takeuchi T., Kitagawa H., Harada E. : Evidence of lactoferrin transportation into blood circulation from intestine via lymphatic pathway in adult rats. Exp Physiol 2004 ; 89 ; 263-270.

131) 鈴木靖志, Bo, Lonnerdal：小腸ラクトフェリン受容体を介したラクトフェリンの細胞内取り込み. FFI ジャーナル 2006；211；406-413.

132) Shin K., Wakabayashi H., Yamauchi K. et al : Recombinant human intelectin binds bovine lactoferrin and its peptides. Biol Pharm Bull 2008 ; 31 ; 1605-1608.

133) Suzuki Y. A., Shin K., Lonnerdal B. : Molecular cloning and functional expression of a human intestinal lactoferrin receptor. Biochemistry 2001 ; 40 ; 15771-15779.

134) Ji B., Maeda J., Higuchi M. et al : Pharmacokinetics and brain uptake of lactoferrin in rats. Life Sci 2006 ; 78 ; 851-855.

135) Jonasch E., Stadler W.M., Bukowski R.M. et al : Phase 2 trial of talactoferrin in previously treated patients with metastatic renal cell carcinoma. Cancer 2008 ; 113 ; 72-77.

136) van Berkel P.H.C., Welling M.M., Geerts M. et al : Large scale production of recombinant human lactoferrin in the milk of transgenic cows. Nat Biotechnol 2002 ; 20 ; 484-487.

137) Kim S.J., Lee K.-W., Yu D.-Y. et al : Expression analysis of a bovine beta-casein/human lactoferrin hybrid gene in transgenic mice. J Reprod Develop 1997 ; 43 ; 143-149.

138) Zhang J., Li L., Cai Y. et al : Expression of active recombinant human lactoferrin in the milk of transgenic goats. Protein Expr Purif 2008；57；127-135.

139) Yang P., Wang J., Gong G. et al : Cattle mammary bioreactor generated by a novel procedure of transgenic cloning for large-scale production of functional human lactoferrin. PLoS One 2008 ; 3 ; e 3453.

140) Takase K., Hagiwara K., Onodera H. et al : Constitutive expression of human lactoferrin and its N-lobe in rice plants to confer disease resistance. Biochem Cell Biol 2005 ; 83 ; 239-249.

141) 安西弘行：食用植物におけるラクトフェリンの発現. FFI ジャーナル 2006；211；

124 第5章 ミルクタンパク質ラクトフェリンの生体調節機能とそのメカニズム

398 – 405.

142) Yamauchi K., Toida T., Nishimura S. et al：13-Week oral repeated administration toxicity study of bovine lactoferrin in rats. Food Chem Toxicol 2000；38；503 – 512.

143) 平成14年度厚生労働省既存添加物に関する遺伝毒性調査報告.

第2編

機能性タンパク質・ペプチドの作用機序

第6章　消化管内分泌系を介して作用する
　　　　機能性ペプチド
　　　　　　　　………原　　博・比良　徹

第7章　ペプチド輸送における
　　　　ペプチドトランスポーターの役割
　　　　　　　　………宮本　賢一・古谷　順也

第8章　食事由来ペプチドの生体内での網羅的解析
　　　　　　　　………………………佐藤　健司

第6章　消化管内分泌系を介して作用する機能性ペプチド

原　　博*
比良　徹*

1.　はじめに

　ペプチドは，2〜3個のアミノ酸よりなる低分子ペプチドから，インスリンなどペプチドホルモンに代表される分子量5,000を超えるものまで，様々な構造と大きさを持つ，ペプチド結合でつながったアミノ酸重合体をさす。本章では，消化管の中で作用を発揮する生理活性ペプチド（機能性ペプチド）を中心に紹介する。消化管の中とは管腔をさし，ここで機能を発揮するペプチドとしてはCasein phosphopeptides（CPP）がよく知られている[1]。これは，小腸管腔内のカルシウムをトラップして，不溶化を防いでその吸収率を上げる。同様に，大豆タンパク質由来の不溶性高分子画分（HMF）は，胆汁酸を結合してその吸収を抑えることで，血漿コレステロール濃度を下げる[2]。これらは，消化管管腔内の食事性ないし内因性の成分との相互作用で，その機能性を発揮する。一方，筆者らは，消化管管腔で消化管ホルモンの分泌を促進する，食品由来のペプチドを発見した。このペプチドは，CPP同様消化管腔内で作用するが，管腔内成分ではなく，生体と相互作用して機能を発揮する。

　これら，消化管管腔で働くペプチドには，大きな特徴がある。まず，吸収されて体内に入らないので安全性が高い。また，吸収される必要がないため当然吸収性が問題にならない点である。血液を介して機能するペプチドは，この吸収性が最も大きな，また難しい課題なのである。ペプチドの吸収は，ジ・トリ

---

*　北海道大学農学研究院応用生命科学部門食品栄養学研究室

128　第6章　消化管内分泌系を介して作用する機能性ペプチド

ペプチドの場合，Pept 1 という刷子縁膜上のペプチド輸送体により，ペプチドのまま吸収上皮細胞に取り込まれる。これらは通常，細胞内でアミノ酸に分解されるが，高い消化耐性のある場合のみ，ペプチドとして血液中に移行できる。さらに分子量の大きなペプチドの吸収は，粘膜上皮細胞間のタイトジャンクションを透過する経路を使うことになるが，基本的には消化管上皮のバリアであるタイトジャンクションを介したペプチドの透過率は極めて低い。したがって，この低いバイオアベイラビリティが，体内吸収型機能性ペプチドの大きな制約となっている。ただ，管腔内で機能を発揮するペプチドも消化管内には多くのプロテアーゼやペプチダーゼが存在するため，消化耐性がその有効性を左右する点では，体内吸収型機能性ペプチドと同様である。

　ここで，本章の構成を述べておく。緒論に続いて，第2節では消化管ホルモン，特に本章で扱うコレシストキニン（CCK）とグルカゴン様ペプチド-1（GLP-1）を詳しく解説する。第3節では CCK 分泌刺激ペプチドを，第4節では GLP-1 分泌刺激ペプチドおよび GLP-1 作用増強ペプチドを紹介する。

2.　消化管ホルモン〜消化管内分泌系と消化管におけるケミカルセンシング

　消化管の内分泌系（enteroendocrine sysytem, gut-endocrine system）は，食物の流入など腸管腔内の情報を感知して，各種消化管ホルモンを分泌することで，食欲や消化酵素の分泌，消化管の運動など様々な生体機能を調節している。

　古くは，胃から分泌されるガストリンや，上部小腸のセクレチンが知られているが，最近見いだされたものでは，胃から分泌される食欲亢進ホルモンであるグレリン[3, 4]や，同じく胃から食後分泌されるレプチンがある[5]。現在，見いだされている消化管ホルモンは20種類以上存在し，それぞれに専用の産生細胞が認められ，胃から大腸まで独特の分布を持っている。これら消化管ホルモン産生細胞は，消化管内分泌細胞とも呼ばれ，消化管上皮を構成する吸収上皮細胞やムチンを分泌する杯細胞の間に散在し，上皮細胞全体の数％を占める。

　多くの消化管ホルモンは，食事摂取直後に血中レベルが上昇する。これは，

2. 消化管ホルモン〜消化管内分泌系と消化管におけるケミカルセンシング　129

消化管が食品成分を感知したことを示す現象であり，このような現象は近年，腸管における「Nutrient-sensing」[6, 7] あるいは「ケミカルセンシング」[8] として認知されつつある。消化管内分泌細胞の数は吸収上皮に比べると圧倒的に少ないが，管腔側に吸収上皮よりも長い微絨毛を露出していることから，食品成分の化学構造を直接感知しやすいと考えられている。腸管組織中で消化管内分泌細胞の応答を観察する技術は，まだ確立されていないが，マウス，ヒト腸管由来の消化管内分泌細胞株を用いた実験により，各種栄養素，食品成分がこれらの細胞に直接認識されていることは数多く報告されている。

　消化管内分泌細胞において食品成分をセンシングする分子として，味覚受容体が機能することが近年明らかにされた[9, 10]。甘味，うまみ，苦味の受容体が消化管内分泌細胞に発現して消化管ホルモン分泌をコントロールしている。これらのリガンドは，グルコースやグルタミン酸，デナトニウム（苦味物質）など比較的小さな単分子である。複雑な構造を持つペプチドの場合は，その受容体や構造活性相関はほとんどわかっていない。

　本章で述べる食品ペプチドのターゲットは，消化管ホルモン，コレシストキニン（CCK）とグルカゴン様ペプチド-1（GLP-1）の分泌誘導である（図6-1）。CCK は，主に小腸上部の粘膜上皮に散在する I cell から分泌されるペプチドホルモンで，血中では最も大きな CCK-58から，順次分解され CCK-33,

Cholecystokinin-33(Human)
　　　Lys- Ala- Pro- Ser- Gly- Arg- Met- Ser- Ile- Val-
　　　Lys- Asn- Leu- Gln- Asn- Leu- Asp- Pro- Ser- His-
　　　Arg- Ile-Ser- Asp- Arg- Asp- Tyr(SO₃H)- Met- Gly- Trp-
　　　Met- Asp- Phe- NH₂

Cholecystokinin-8
　　　Asp- Tyr(SO₃H)- Met- Gly- Trp- Met- Asp- Phe- NH₂

Glucagon-like peptide-1 (Human, 7- 36 Amide)
　　　His- Ala- Glu- Gly- Thr- Phe- Thr- Ser- Asp- Val-
　　　Ser- Ser- Tyr- Leu- Glu- Gly- Gln- Ala- Ala- Lys-
　　　Glu- Phe- Ile- Ala- Trp- Leu- Val- Lys- Gly- Arg- NH₂

図6-1　コレシストキニンとグルカゴン様ペプチド-1 の構造

130　第6章　消化管内分泌系を介して作用する機能性ペプチド

CCK-22さらにCCK-8となる。いずれもCCKとしての活性を持つが，CCK-8の活性が最も強く，この部分が活性本体である。C末端はアミド化されており，C末端から7番目のチロシンが硫酸化されている。強力な膵消化酵素分泌刺激や胆囊収縮といった消化機能亢進作用とともに，胃排出抑制など消化管運動調節作用，さらに満腹感を惹起し1回の食事量（ミールサイズ）を決定する作用を有する[11]。この作用様式には，血中に放出され標的細胞に受容される様式のほかに，消化管粘膜に分布する求心性迷走神経終末（センサリーニューロン）に傍分泌で作用する様式があり，これにより消化管管腔内の情報を脳に伝達する。食欲についても，管腔内の摂取した食事情報が迷走神経を介して延髄孤束核に送られ，視床下部弓状核に入力されたレプチンやインスリンなどの体脂肪情報などと統合され，満腹感が惹起される。最近，これらの体脂肪情報はCCKの飽食作用を強めることで，その機能を発揮していることが明らかになった[12]。

　GLP-1は，小腸下部から大腸にかけて分布するL cellより分泌される。L cellは，やはり消化管運動[13]や食欲を調節する[14]消化管ホルモン，ペプチドYY（PYY）も分泌するが，GLP-1と同時に分泌されるのか，あるいは同じ刺激で分泌されるのかは明らかでない。GLP-1は，プログルカゴンとして翻訳された後，L cell内でその一部が切り出されGLP-1（7-36）amideとして生成する。プログルカゴン遺伝子からは消化管上皮細胞増殖促進作用のあるGLP-2[15]や，作用の不明なGlicentinなどが同時に作られる。GLP-1は，GIP（Glucose-dependent insulinotropic polypeptide）とともに，血糖上昇に伴うインスリン分泌を増強するインクレチン[16]作用を担うホルモンであるが，より重要な作用として，インスリン分泌を担う膵ランゲルハンス島β細胞の保護作用をあわせもつ。また，GLP-1は，食欲抑制，胃排出抑制作用も有する多機能なホルモンである。

　このように，CCKとGLP-1は肥満や2型糖尿病の抑制において非常に重要な因子であり，これらの分泌を増強する食品成分は，メタボリックシンドロームにもつながる疾病の予防や治療に有効と考えられる。（図6-2）

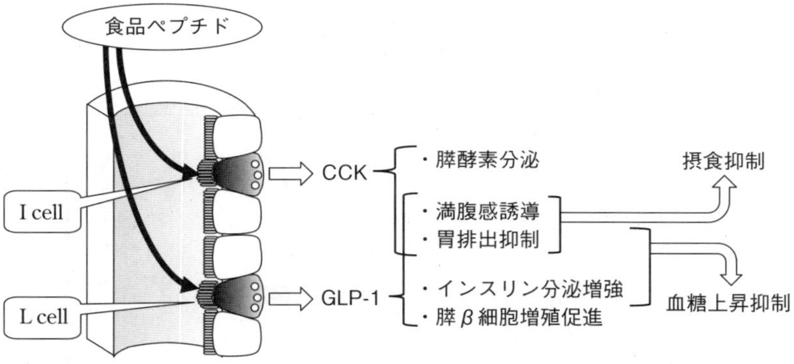

図 6－2　食品ペプチドによる CCK，GLP- 1 分泌を介した生理作用

3.　CCK 分泌を促進する食品ペプチド

（1）　CCK 分泌を直接刺激するカゼイン由来ペプチドの発見

　はじめに，CCK 分泌を刺激する食品ペプチド発見の経緯を紹介する。膵消化酵素分泌は，食後一気に高まる。この分泌亢進は，食事中の脂肪やタンパク質が消化管の中で感知されることによって誘導される CCK 分泌を介している。タンパク質による CCK 分泌亢進機構には，膵臓や小腸から分泌される内因性の CCK-releasing peptide が関与し，現在までに 3 種類が同定されている[17-19]。これら内因性ペプチドは，膵プロテアーゼであるトリプシンによって，極めて分解されやすく，わずかなトリプシン活性でも消失する。よって，食事由来のタンパク質が，小腸管腔内のトリプシン活性を一時的にマスクし，これにより「生き残った」CCK-releasing peptides が CCK を放出させ，膵外分泌を亢進する。しかし，分泌されるトリプシン活性は強く，筆者らの *in vivo* 試験においては，摂取されたタンパク質では活性を完全にマスクすることはできなかった[20]。

　そこで，タンパク質による膵外分泌亢進機構をさらに検証するため，トリプ

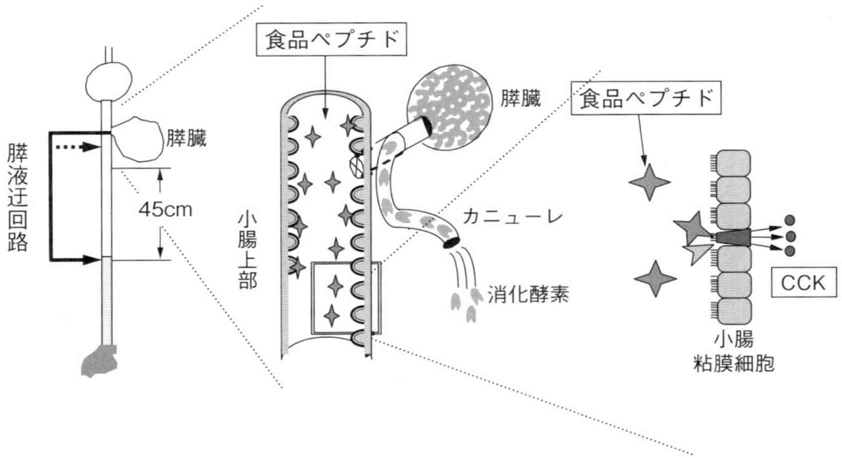

132　第6章　消化管内分泌系を介して作用する機能性ペプチド

図6－3　小腸に作用して膵外分泌を刺激するペプチドを探る
タンパク質消化酵素を迂回させたラット

シンを含んだ胆膵液を，本来の流出場所である十二指腸から，カニューレにより回腸に迂回させたラットを作成した。CCK分泌細胞の存在する小腸上部から，先の機構の必須コンポーネントであるトリプシンを除去したラットである（図6－3）。このラットでは，小腸由来のCCK-releasing peptidesはすべて生き残るため，消化酵素の基礎分泌が亢進している。ところが，このラットに食餌（25％カゼイン食）を摂取させると，さらに大きく膵外分泌は亢進し，その増加は正常ラットを上回った[21]（図6－4）。この結果は，摂取されたタンパク質ないしそれに由来するペプチド（ペプシン分解物）が，CCK-releasing peptideを介さず直接CCK産生細胞を刺激する経路が存在することを強く示唆した。

　CCK産生細胞を刺激するタンパク質中の構造を調べるため食餌中のカゼインに多数存在するリジン残基をグアニジル化してホモアルギニンに変換すると，その膵外分泌刺激作用が格段に強くなることを見いだした（図6－5）[22, 23]。また，アルギニン残基を多数含む塩基性タンパク質であるプロタミンを脱グアニジル化（アルギニンをオルニチンに変換）すると，膵外分泌活性が低下することも明らかとなった[24]。これらの結果から，CCK分泌を直接刺激するには，

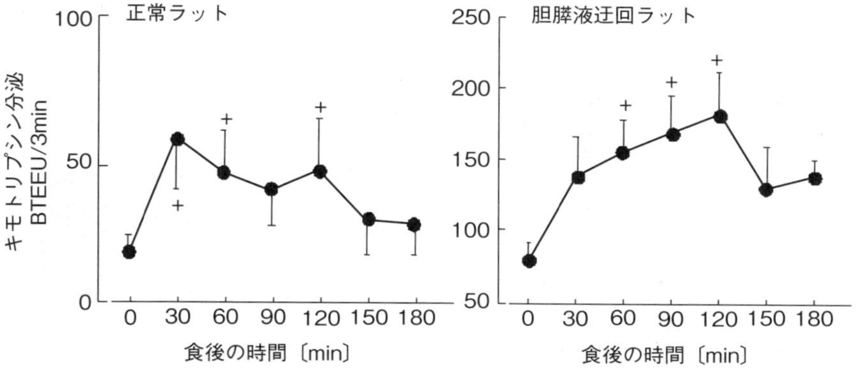

3. CCK分泌を促進する食品ペプチド　133

図6-4　胆膵液迂回ラットでも，25%カゼイン食摂取で膵外分泌は大きく増加
　　　　食事タンパク質は直接的に膵外分泌刺激する[21]

　　　　＋：食直後0時間に対する有意差あり（$p < 0.05$）。

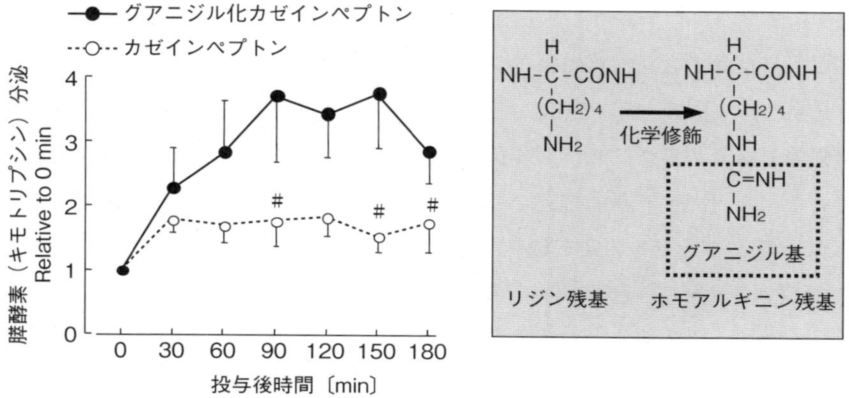

図6-5　グアニジル化したカゼインペプシン分解物（ペプトン）は，胆膵液迂回
　　　　ラットの膵外分泌を強力に刺激する[22]

　　　　＃：群間の有意差あり（$p < 0.05$）。

ペプチド構造上の近接して複数存在する，アルギニン由来のグアニジル基が関
与することが明らかになった。

（2）　大豆に内在する食欲抑制ペプチド：β51-63ペプチド

　筆者らは，CCK産生細胞を含むラット小腸単離粘膜細胞を用いた実験にお

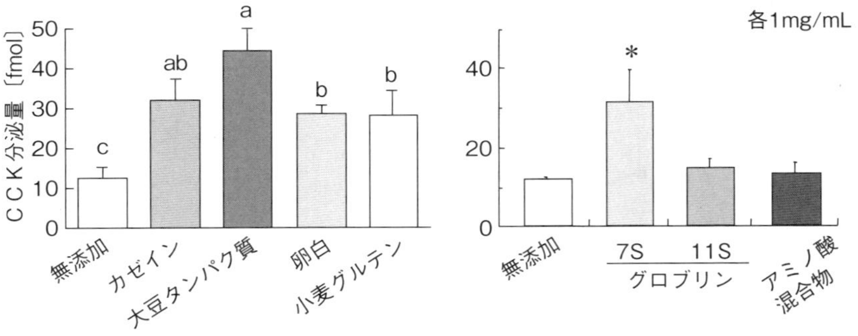

134　第6章　消化管内分泌系を介して作用する機能性ペプチド

図6－6　食品タンパク質由来ペプチドによる小腸粘膜分離細胞からのCCK分泌[25]
　　　　左図：異なるアルファベット間で有意差あり（$p < 0.05$）。
　　　　右図　＊：無添加に対する有意差あり（$p < 0.05$）。

いて，種々の食品タンパク質由来ペプチドが，CCK分泌を直接刺激することを確認し，なかでも，大豆由来ペプチドが強いCCK分泌刺激作用を有することを発見した（図6－6：左図）[25]。さらに，大豆タンパク質の主要なタンパク質画分である7Sグロブリン（β-コングリシニン）にCCK分泌活性が局在していたため（図6－6：右図），このβ-コングリシニンに内在すると思われるCCK分泌ペプチドの同定を試みた。

　β-コングリシニンは，総アミノ酸残基数1,680あまりとなる3種のサブユニット，a，a'，βの組み合わせで構成されている。一般に，タンパク質中の活性ペプチドを同定する場合，酵素による加水分解物を順次分画して，活性ペプチドを探り当てるが，β-コングリシニンの場合，残基数が多いため，活性構造を推定して該当するペプチドを合成し，その活性を測定することで同定を試みた。先に述べたように，ペプチド上の複数のアルギニン（Arg）残基がCCK分泌活性に関与することが推定されていたため，Arg残基の間に，Glyをスペーサーとしたペプチドを合成した。ラット刷子縁膜タンパク質とペプチドの結合を測定できる分子間相互作用解析装置（BIACORE　3000）を用い，これらのアルギニン含有ペプチドの膜タンパク質への結合活性をスクリーニングした。その結果，Arg残基の間に1～3個のアミノ酸残基（スペーサー）が入った構造が有

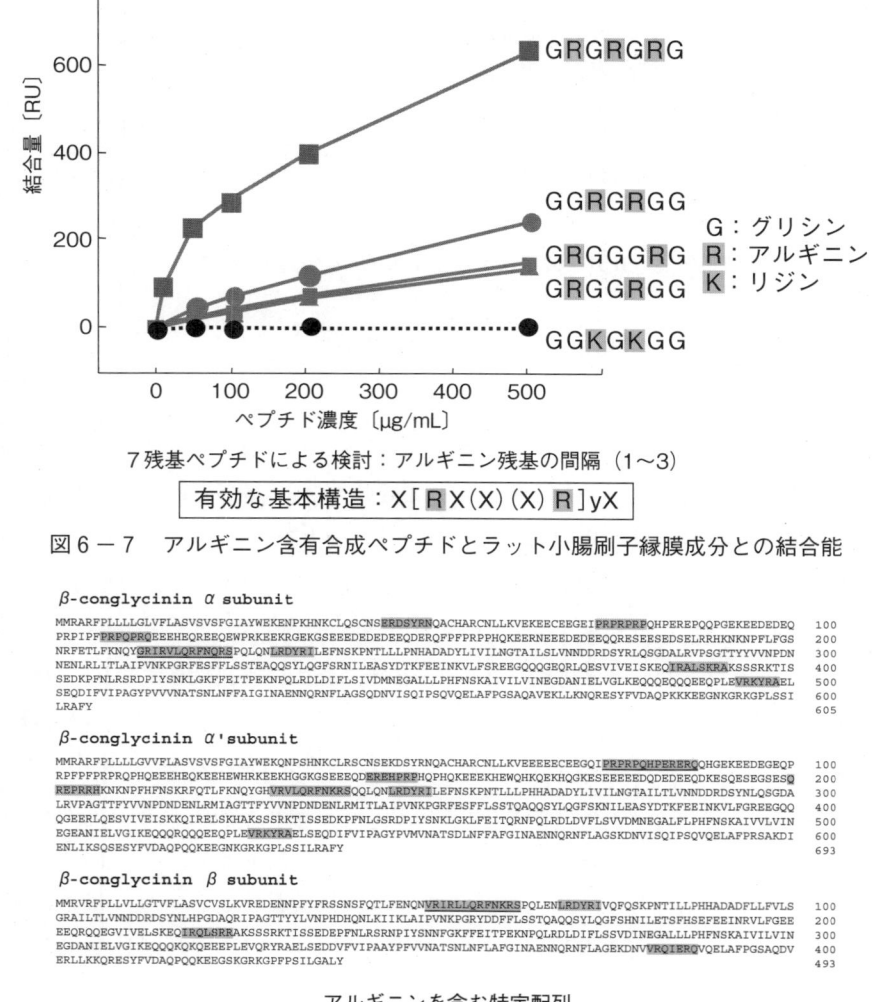

３．CCK 分泌を促進する食品ペプチド　135

効であることが明らかになった（図 6 − 7）。この情報をもとに，先の β-コングリシニンサブユニットのアミノ酸配列から，該当するペプチドを抽出して化学合成し解析をすすめた（図 6 − 8）。その結果，β サブユニットの 51 − 63 番目

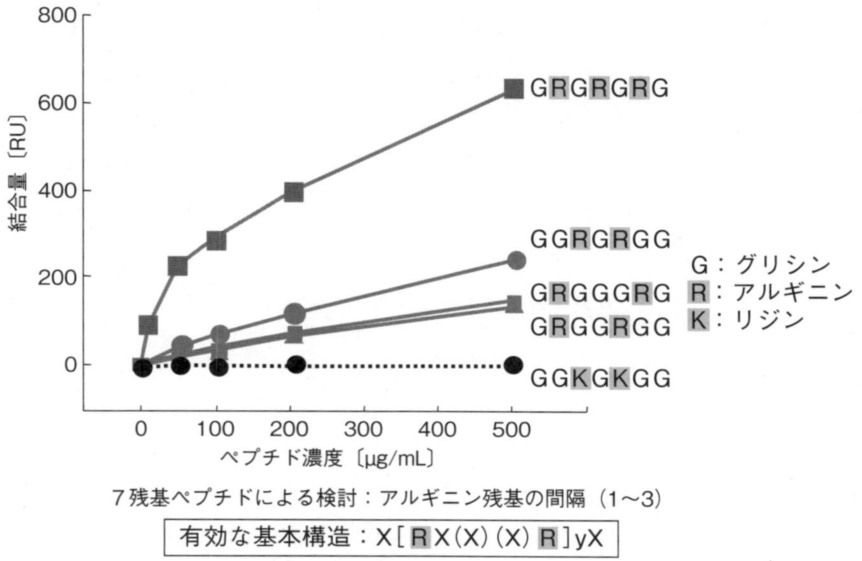

７残基ペプチドによる検討：アルギニン残基の間隔（1〜3）

有効な基本構造：X [R X(X)(X) R] yX

図 6 − 7　アルギニン含有合成ペプチドとラット小腸刷子縁膜成分との結合能

β-conglycinin α subunit

```
MMRARFPLLLLGLVFLASVSVSFGIAYWEKENPKHNKCLQSCNSERDSYRNQACHARCNLLKVEKEECEEGEIPRPRPRPQHPEREPQQPGEKEEDEDEQ  100
PRPIPFPRPQPRQEEEHEQREEQEWPRKEEKRGEKGSEEEDEDEDEEQDERQFPFFPRPPHQKEERNEEEDEDEEQQRESEESEDSELRRHKNKNPFLFGS  200
NRFETLFKNQYGRIRVLQRPNQRSPQLQNLRDYRILEFNSKPNTLLLPNHADADYLIVILNGTAILSLVNNDDRDSYRLQSGDALRVPSGTTYYVVNPDN  300
NENLRLITLAIPVNKPGRFESFFLSSTEAQQSYLQGFSRNILEASYDTKFEEINKVLFSREEGQQQGERLQESVIVEISKEQIRALSKRAKSSSRKTIS  400
SEDKPFNLRSRDPIYSNKLGKFFEITPEKNPQLRDLDIFLSIVDMNEGALLLPHFNSKAIVILVINEGDANIELVGLKEQQQEQQQEEQPLEVRKYRAEL  500
SEQDIFVIPAGYPVVVNATSNLNFAIGINAENNQRNFLAGSQDNVISQIPSQVQELAFPGSAQAVEKLLKNQRESYFVDAQPKKKEEGNKGRKGPLSSI  600
LRAFY  605
```

β-conglycinin α' subunit

```
MMRARFPLLLLGVLVFLASVSVSFGIAYWEKQNPSHNKCLRSCNSEKDSYRNQACHARCNLLKVEEEEECEEGQIPRPRPQHPERERQQHGEKEEDEGEQP  100
RPFPFPRPRPQPHQEEEHEQKEEHEWHRKEEKHGGKGSEEEQDEREHPRPHQPHQKEEEKHEWQHKQEKHQGKESEEEEEQDDEEEQDKESQESEGSESQ  200
REPRRHKNKNPFHFNSKRFQTLFKNQYGHVRVLQRFNKRSQQLQNLRDYRILEFNSKPNTLLLPHHADADYLIVILNGTAILTLVNNDDRDSYNLQSGDA  300
LRVPAGTTFYVVNPDNDENLRMIAGTTFYVVNPDNDENLRMITLAIPVNKPGRFESFFLSSTQAQQSYLQGFSKNILEASYDTKFEEINKVLFGREEGQQ  400
QGEERLQESVIVEISKKQIRELSKHAKSSSRKTISSEDKPFNLGSRDPIYSNKLGKLFEITQRNPQLRDLDVFLSVVDMNEGALFLPHFNSKAIVVLVIN  500
EGEANIELVGIKEQQQRQQQEEQPLEVRKYRAELSEQDIFVIPAGYPVMVNATSDLNFFAFGINAENNQRNFLAGSKDNVISQIPSQVQELAFPRSAKDI  600
ENLIKSQSESYFVDAQPQQKEEGNKGRKGPLSSILRAFY  693
```

β-conglycinin β subunit

```
MMRVRFPLLVLLGTVFLASVCVSLKVREDENNPFYFRSSNSFQTLFENQNVRIRLLQRFNKRSPQLENLRDYRIVQFQSKPNTILLPHHADADFLLFVLS  100
GRAILTLVNNDDRDSYNLHPGDAQRIPAGTTYYLVNPHDHQNLKIIKLAIPVNKPGRYDDFFLSSTQAQQSYLQGFSHNILETSFHSEFEEINRVLFGEE  200
EEQRQQEGVIVELSKEQIRQLSRRAKSSSRKTISSEDEPFNLRSRNPIYSNNFGKFFEITPEKNPQLRLDIFLSSVDINEGALLLPHFNSKAIVILVIN  300
EGDANIELVGIKEQQQQKQKGEEPLEVQRYRAELSEDDVFVIPAAYPFVVNATSNLNFLAFGINAENNQRNFLAGEKDNVVRQIERQVQELAFPGSAQDV  400
ERLLKKQRESYFVDAQPQQKEEGSKGRKGPFPSILGALY  493
```

アルギニンを含む特定配列

図 6 − 8　大豆 β-コングリシニンの３種のサブユニット全アミノ酸配列

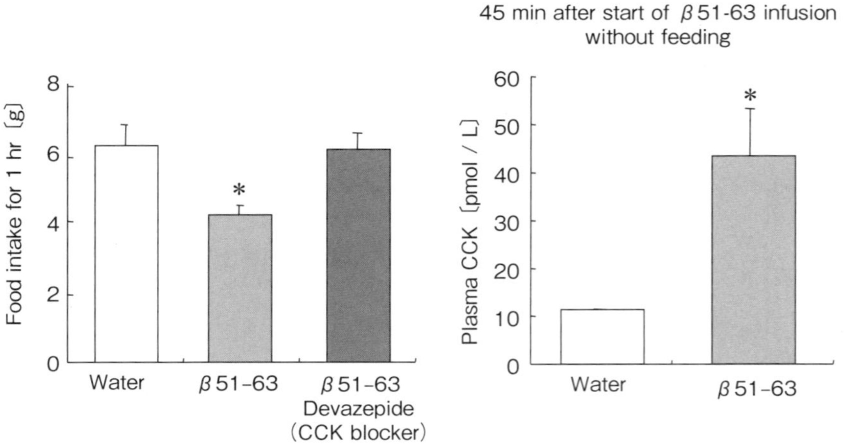

136　　第6章　消化管内分泌系を介して作用する機能性ペプチド

図6−9　β51−63によるラットのCCK依存的食欲抑制[26]
＊：無添加に対する有意差あり（$p < 0.05$）。
β-コングリシニン β51-63：7.5 nmol/2.5 mL，5分間投与
Devazepide: 500 mg / kg：10分前に静脈投与

のペプチド（β51−63）に強力な小腸刷子縁膜タンパク質結合活性があること
を発見した。このβ51−63ペプチドには4残基のArgが含まれるが，両端の
Arg残基を1個ずつ除くと，結合活性は低下し，両方除くとさらに低下したが，
依然ある程度の結合活性は残存した。結合する刷子縁膜のタンパク質はβ51−
63の認識にかかわるが，ある程度広い基質認識特性があると思われる。

　β51−63ペプチドを一夜絶食したラットの十二指腸に直接投与すると，再給
餌後1時間の摂食量が30％程度減少した。このとき，門脈血中のCCK濃度は
約4倍に増加し，さらにCCK受容体アンタゴニスト（Devazepide）を事前に
投与しておくと，この食欲抑制作用が解除された（図6−9）。このことから，
β51−63ペプチドは腸管からのCCK分泌を介して摂食量を減少させることが
明らかになった[26]。β51−63ペプチドのラット摂食量抑制に有効な量は7.5
nmolと非常に少ない。興味深いことに，用量を増やしても，これ以上の摂食抑
制作用を起こさない。このことは，将来，食品として用いる場合の安全性にお
いて重要である。

3. CCK 分泌を促進する食品ペプチド　137

Caseinomacropeptide（CMP）
Met-Ala-Ile-Pro-Pro-Lys-Lys-Asn-Gln-Asp-Lys-Thr-Glu-Ile-Pro-Thr-

Ile-Asn-Thr-Ile-Ala-Ser-Gly-Glu-Pro-<u>Thr</u>-Ser-<u>Thr</u>-Pro-<u>Thr</u>-Glu-

Ala-Val-Glu-Ser-<u>Thr</u>-Val-Ala-Thr-Leu-Glu-Asp-Ser-Pro-Glu-Val-Ile-

Glu-Ser-Pro-Pro-Glu-Ile-Asn-Thr-Val-Gln-Val-Thr-Ser-Thr-Ala-Val

β51-63 peptide
Val-Arg-Ile-Arg-Leu-Leu-Gln-Arg-Phe-Asn-Lys-Arg-Ser

図6－10　CCK 分泌活性を有する κ-カゼイン由来の Caseinomacropeptide（下線部
　　　　は glycosylation 部位）と大豆 β-コングリシニン由来の β51－63ペプチド

　ヒトや動物に，カゼイン，ホエータンパク，またはそれらの加水分解物を摂
取させた実験においても，満腹感や食欲抑制が誘導されることが報告されてい
る[27, 28]。しかしながら，食品タンパク質やその加水分解物において，その活性
本体，あるいは活性構造が明らかにされた例は少ない。β51－63ペプチド以外
に構造が同定されている食品由来の CCK 放出ペプチドとしては，カゼイン（κ-
カゼイン）に含まれる CMP（Caseinomacropeptide，図6－10）[29] がある。
CMP は，糖鎖修飾（glycosylation）を受けていること（図6－10中の下線を付
した Thr 残基）が特徴である。β51－63ペプチドと CMP の間に共通の構造は
見られないことから，これらのペプチドは異なる機構により CCK 分泌を刺激
するものと考えられる。CMP については今のところ動物やヒトでの食欲抑制
作用は明らかにされていない。

（3）　フジマメ加水分解ペプチド～より強力な CCK 分泌ペプチド

　マウス十二指腸由来の CCK 産生細胞株 STC-1 を用いたさらなる実験によ
り，ブタ肉加水分解物[30] や Country bean（学名 *Dolichos lablab*，和名フジマメ）
加水分解物に β-コングリシニンペプチドより強い CCK 分泌活性があることを
見いだした[31]。Country bean からの抽出タンパク成分を分画し，各画分の加
水分解物の CCK 分泌活性を調べたところ，分子量約50kDa のタンパク質に由
来する加水分解物に強い活性があった。このタンパク質のN末端，内部配列の

138　　第6章　消化管内分泌系を介して作用する機能性ペプチド

解析により，インゲンマメの主要タンパク Phaseolin に類似した新規のタンパク質であることを見いだし，「Dolicholin」と命名した。Dolicholin は大豆 β-コングリシニンとも相同性が高いが，β51-63ペプチドと類似した配列は有しておらず，このペプチドも，またβ51-63とは異なる構造が活性に寄与していると考えられた。これらの結果は，食品ペプチドの認識にかかわる機構は，複数存在することを示している。

（4）　CCK 産生細胞における食品ペプチドの認識機構

　CCK 分泌を誘導するペプチドは，CCK 産生細胞において何らかの受容機構により認識されていると考えられる。消化管内分泌細胞の単離技術が確立されていない現時点では，消化管内分泌細胞株が有用であり，細胞レベルでの消化管ホルモン分泌機構の解析が行われている。現在，消化管内分泌細胞のモデルとして確立されているのは，マウス十二指腸由来の CCK 産生細胞株 STC-1，マウス大腸由来の GLP-1 産生細胞株 GLUTag，ヒト大腸由来の GLP-1 産生細胞株 NCI-H716の3種のみである。

　STC-1 細胞を用いた実験により，食品ペプチド（カゼイン加水分解物，卵白アルブミン加水分解物，肉加水分解物など）が，CCK 分泌を誘導することが明らかにされた[32, 33]。これらの知見により，先述の in vivo 試験で示された，消化管内分泌細胞によるペプチドの直接認識が証明されたことになる。未消化のウシ血清アルブミンや，アミノ酸混合物は CCK 分泌を誘導しないことから，CCK 産生細胞が認識するのは「ペプチド」のみと考えられた。一方で，カゼインナトリウムがこの細胞においてカルシウムシグナルを惹起すること[34]や，CCK 分泌を誘導することから，食品タンパク質も含めて，何らかの構造認識が重要であると考えられた。

　2007年に Choi らは，オーファン GPCR（G タンパク共役型受容体）であった GPR93が，ペプトン（肉加水分解物）に応答すること[35]や，この受容体が STC-1 細胞に発現すること，この受容体を過剰発現させた STC-1 細胞はペプトン刺激による CCK 分泌が増加することなどから，腸管の GPR93が食品由来ペプ

チドの受容体である可能性を示した[36]。今後，*in vivo* での CCK 産生細胞における GPR93の発現や機能解析が必要となろう。

一方，ペプチド認識には，ペプチドトランスポーター（PepT1）の関与も示唆されている。ラット腸管にペプトンを投与すると迷走神経の活性化が見られたが，この活性化は管腔内の PepT1阻害剤処理により消失した[37]。また，STC-1細胞に PepT1を強制発現させることで，オリゴペプチドに応答した脱分極と，CCK 分泌が誘導されることが示された[38]。PepT1は，ジペプチドやトリペプチドをリガンド（基質）とするので，これら低分子ペプチドの認識に寄与するのかもしれない。

Calcium-sensing receptor（CaSR）は，副甲状腺ホルモン分泌にかかわる細胞外カルシウムの受容体として発見されたが，アミノ酸のセンサーとして機能することも知られている。筆者らの STC-1細胞を用いた試験においては，CaSR がフェニルアラニンの受容体として機能することを明らかにした[39]。このほかにも，CaSR は塩基性ポリペプチドやグルタチオンなどのトリペプチドとも結合することから，ペプチドに対する受容体としても働く可能性が示唆されてきた。つまり，食品タンパク加水分解物中に含まれる，CaSR のリガンドとなるペプチドが CaSR を介して CCK 分泌を誘導する可能性も考えられる。上述の β51-63ペプチドも，CaSR 強制発現細胞や，CaSR 阻害剤を用いた実験により，CaSR を介して機能することを明らかにした[40]。食品由来ペプチドの受容体として CaSR が *in vivo* においてどのような機能を有するかについては，今後の検討が必要である（図6-11）。

4. GLP-1分泌を促進する食品ペプチドとその作用機構

GLP-1は，先に述べたように，抗糖尿病ホルモンとしての作用を持つことから，臨床応用への期待の高い消化管ホルモンである。そこで，食材による GLP-1分泌機構を解明することは，食品成分（食品ペプチド）により内因性 GLP-1を上昇させることによる新たな糖尿病対策としての展開が期待できる。

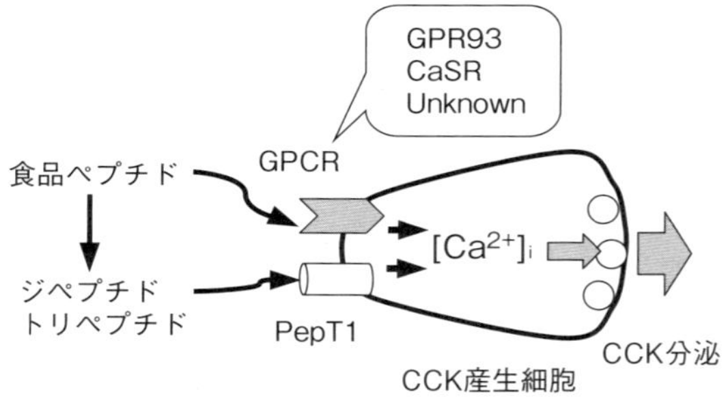

140　第6章　消化管内分泌系を介して作用する機能性ペプチド

図6-11　CCK産生細胞における食品ペプチドセンサー候補

（1）　GLP-1分泌を刺激する食品ペプチド

　GLP-1の分泌は，主に糖や脂肪酸によって刺激されるといわれているが，食品由来のタンパク質（カゼインやホエー）やペプチドによっても促進されることが報告されている[41,42]。

　筆者らはまず，マウス結腸由来のGLP-1産生消化管内分泌細胞株GLUTagを用い，種々の食品タンパク質加水分解物（食品ペプチド）のGLP-1分泌活性を検討した。

　ウシ血清アルブミン（BSA）処理では，GLP-1分泌は誘導されなかったが，卵白アルブミン加水分解物，肉加水分解物，フジマメ加水分解物では，GLP-1分泌を誘導する傾向がみられた。一方，トウモロコシに含まれるタンパク質Zeinのパパイン加水分解物（ZeinH）は，強力なGLP-1分泌促進作用を発揮した（図6-12）。

　このような食品ペプチドのどのような構造や特徴が，GLP-1分泌誘導に寄与するかについては現在のところわかっていない。前述のCCK産生細胞と同様の認識機構が働いている可能性もあるが，CCK産生細胞株STC-1においてCCK分泌を強く刺激したフジマメペプチド[43]は，GLUTag細胞でのGLP-1分泌においては高い活性を示さなかったことは，消化管内分泌細胞は産生する消化管ホルモンの違いや腸管での局在部位などによって認識するペプチド構造あるいは感受性が異なることを示唆している。

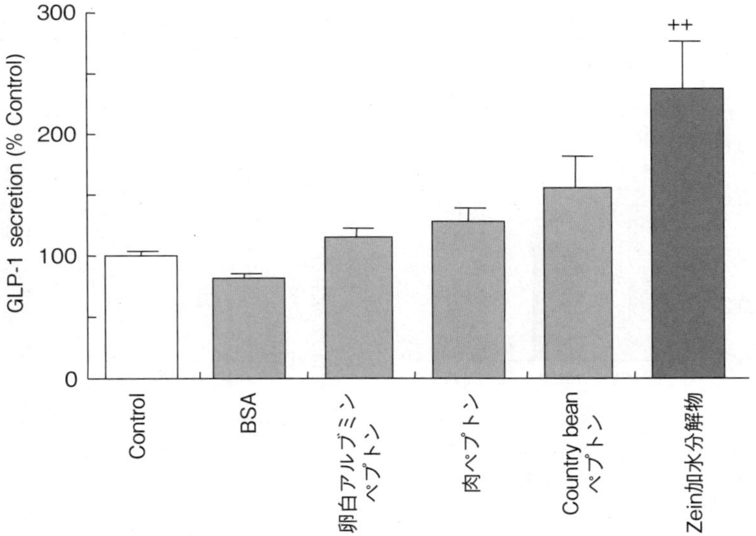

4. GLP-1 分泌を促進する食品ペプチドとその作用機構　　141

図 6 −12　GLUTag 細胞における各種食品ペプチドによる GLP-1 分泌[44]
各サンプルを 5 mg/mL で60分間暴露後，上清の GLP-1 を測定。
コントロールに対する相対値（％）で表示。
＋＋：コントロールに対する有意差あり（$p < 0.01$）。

（2）　腸管での食品ペプチドによる GLP-1 分泌機構

次に，ZeinH がラット消化管において GLP-1 分泌をどのように誘導するか
を以下の実験により検討した[44]。麻酔下ラットの十二指腸，空腸，回腸にそれ
ぞれ結紮ループを作製し，このループ内に ZeinH を投与後，門脈に留置したカ
テーテルより経時的に血液を採取し，血漿中の GLP-1 濃度を測定した。いず
れの部位に投与した場合でも有意に血中 GLP-1 レベルが上昇したが，十二指
腸，空腸に比べ，回腸投与による GLP-1 分泌上昇が最も高かった（図 6 −13：
左図）。これにより，GLUTag 細胞において GLP-1 分泌を刺激した食品ペプチ
ド ZeinH は，ラット腸管においても GLP-1 分泌を刺激することが示され，ま
た，その応答には消化管部位差があることが明らかとなった。

GLP-1 は，消化管内分泌細胞において GLP-2 とともにプログルカゴン遺伝

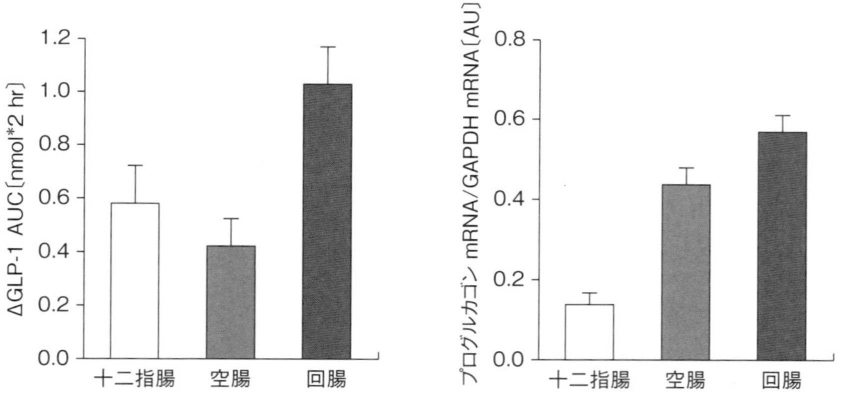

142 　第6章　消化管内分泌系を介して作用する機能性ペプチド

図6−13　ラット腸管結紮ループへの ZeinH 投与による門脈中への GLP-1
分泌上昇（左）と，腸管粘膜のプログルカゴン遺伝子の発現（右）[44]

左図の縦軸は，ZeinH 投与後2時間における GLP-1 濃度変化の曲線下面積（ΔAUC）。右図
の縦軸は，GAPDH の発現量に対する相対値。

子より産生されることから，プログルカゴン mRNA の発現量は，GLP-1/
GLP-2 産生細胞数の指標となる。そこで，GLP-1 分泌応答の違いと GLP-1 産
生細胞の分布の関係を調べるために，腸管部位別のプログルカゴン mRNA 発
現を RT−PCR により解析した。その結果，プログルカゴン mRNA の発現は，
十二指腸で最も低く，遠位消化管に向かうに従って高くなった（図6−13：右
図）。空腸と回腸では，GLP-1 産生細胞の分布が ZeinH 投与に対する GLP-1
分泌応答を反映した。しかし，十二指腸では，GLP-1 産生細胞は空腸よりも大
幅に少ないにもかかわらず，ZeinH 空腸投与と同程度の GLP-1 分泌応答を示
した。これらの結果より，ZeinH は空腸，回腸では GLP-1 産生細胞に直接作用
し，十二指腸では何らかの間接的経路を介して，空腸あるいは回腸の GLP-1 産
生細胞からの GLP-1 分泌を誘導することが示唆された。カプサイシン処理に
よる迷走神経求心路を破壊したラットを用いて，上記と同様の試験を行ったと
ころ，空腸，回腸に投与した ZeinH に対する GLP-1 分泌応答にカプサイシン
処理は影響はしなかった。ところが，カプサイシン処理は，十二指腸における
ZeinH の GLP-1 分泌誘導を完全に消失させた。これにより，GLP-1 産生細胞

がほとんど存在しない十二指腸において，ZeinH によって誘導される GLP-1分泌は，迷走神経求心路を介して間接的に刺激されることが示唆された。

　管腔内のペプチドが，十二指腸では迷走神経を介した間接的機構により，空腸，回腸部位では管腔側から GLP-1産生細胞に直接作用して GLP-1分泌を誘導することが明らかとなったが，このような二重の GLP-1分泌誘導機構は，脂質に対する GLP-1分泌応答においても示唆されている[45]。十二指腸のペプチドや脂質に対しての二重の機構で GLP-1分泌が誘導される意義については，今後さらに研究が必要である。糖質，脂質，タンパク質の混合物である「食事」の摂取に対応して，腸の入り口である十二指腸で，いち早く脂質やペプチドを感知し，GLP-1分泌とインスリン分泌を促すことで，「食事」に同時に含まれる糖質の吸収による急激な血糖上昇に備えるのかもしれない。

（3） GLP-1産生細胞における食品ペプチドの認識機構

　腸管 GLP-1産生細胞は，食品ペプチドを直接認識することを上述した。GLP-1産生細胞においては，グルコースはグルコーストランスポーター[46]や甘味受容体（T1R2/3）[47] が，脂肪酸については GPCR ファミリーの GPR40[48]，GPR120[49] などがセンサーとして機能する。アミノ酸に関しては，20種のうちグルタミンが最も強い GLP-1分泌活性を持ち，グルタミンの感知にはそのナトリウム依存性アミノ酸トランスポーターの関与が示唆されている[50]。一方，GLP-1産生細胞上のペプチドセンサーについてはまだ不明である。上述のCCK 産生細胞と同様に，GPR93，PepT 1 や CaSR の関与の可能性が考えられるが，今後の検討が必要である。

　ペプチドによる GLP-1分泌における細胞内情報伝達経路については，ヒト由来 NCI-H716細胞での肉加水分解物への応答の場合，ERK（extracellular signal-regulated kinase 1/2）と p38MAPK（mitogen-activated protein kinases）シグナルが関与するとの報告がある[51] が，細胞内カルシウムシグナルなど他のシグナル経路の関与については不明である。現在，筆者らはマウス由来のGLUTag 細胞での ZeinH による GLP-1分泌誘導における細胞内カルシウムシ

144　第6章　消化管内分泌系を介して作用する機能性ペプチド

グナルの関与を検討中であり，これを受容体の解明や詳細な細胞内情報伝達経路の解明につなげていきたい。

（4）　GLP-1分泌を刺激する食品ペプチドの機能性

　GLP-1の主な作用はインスリン分泌の増強であり，食事成分により腸管腔内からのGLP-1分泌を刺激することで，血糖上昇の抑制効果が期待される。事実，カゼインやホエー投与により食後の血糖上昇が抑制された際，血中GLP-1濃度が上昇していることが示されている[52, 53]。加えて，2型糖尿病患者にホエーを食前に摂取させることで，GLP-1/GIPの分泌が誘導され，効果的に食後血糖上昇を抑制できることも示されている[54]。

　ZeiHにも同様の効果がみられるかを，覚醒ラットを用いて検討した。外科手術により，回腸部位および頸静脈にカテーテルを留置したラットを作製し，回復後，無麻酔下で回腸に直接ZeinHを投与し，腹腔内グルコース負荷試験（IPGTT）を実施した。その結果，腹腔内グルコース負荷により上昇した血糖が，ZeinH投与群では抑制されることが示された。この際，ZeinH投与によるGLP-1濃度，インスリン濃度の上昇も観察され，ZeiHにこれらのホルモン分泌を伴う血糖上昇抑制作用があることが示された。腸管に直接投与したペプチドは小腸の上部と下部でともに，GLP-1分泌を刺激することを先に示した。消化耐性のあるペプチド（難消化性ペプチド）は，小腸のほぼ全体で作用し，より効率よくGLP-1分泌を促進できると考えられる。ZeinHは，難消化性のトウモロコシタンパク質Zein由来の加水分解物であり，これをさらにペプシン/パンクレアチンにより人工消化処理を行っても，*in vitro* でのGLP-1分泌活性は維持されていた。この結果は，ZeinHが高い消化耐性を有し，腸管内で長くGLP-1分泌活性を維持できることを示唆している。

5. おわりに～ルミナコイドとしてのペプチドの新たな機能性

　本章で紹介した，腸管腔側から消化管内分泌系をコントロールするペプチドには，ペプチドの活性構造，消化管内分泌細胞あるいは他の腸管上皮細胞における受容機構のみならず，腸管上皮細胞間，腸管組織内での情報伝達経路など，未知の部分が多く残されている。基礎研究としての重要性に加え，食欲をはじめとする生理機能のコントロールへの応用が期待できる。

　近年，食物繊維を含む難消化性成分の新たな用語として「luminacoids（ルミナコイド）」が提案されている。これは日本食物繊維学会により，「ヒトの小腸内で消化・吸収されにくく，消化管を介して健康の維持に役立つ生理作用を発現する食物成分」と定義されており[55]，従来の食物繊維や，難消化性オリゴ糖に加え，難消化性タンパク質，糖アルコール等も包括する概念である。これらの難消化性成分は，腸管での物理的作用（保水作用，かさ効果），腸内発酵への影響など，間接的な作用を介して機能性を発揮するものがほとんどであるが，本章で紹介した機能性ペプチド ZeinH などは，腸管内で消化抵抗性を持ち，かつ消化管内分泌細胞に直接作用し，消化管ホルモン分泌刺激を介して機能を発揮（血糖上昇抑制）することから，新たな「ルミナコイド」といえるだろう。今後，さらに消化性・吸収性を加味し，生体内でより安定なルミナコイドとして機能するペプチドに関する研究へと発展していくであろう。

文　献

1) Sato R., Noguchi T., Naito H.：Casein phosphopeptide（CPP）enhances calcium absorption from the ligated segment of rat small intestine. J Nutr Sci Vitaminol 1986；32；67－76.

2) Sugano M., Goto S., Yamada Y. et al：Cholesterol-lowering activity of various undigested fractions of soybean protein in rats. J Nutr 1990；120；977－985.

3) Kojima M., Hosoda H., Date Y. et al：Ghrelin is a growth-hormone-releasing acylated peptide from stomach. Nature 1999；402；656－660.

146   第6章　消化管内分泌系を介して作用する機能性ペプチド

4) Wren A.M., Small C.J., Ward H.L. et al : The novel hypothalamic peptide ghrelin stimulates food intake and growth hormone secretion. Endocrinology 2000 ; 141 ; 4325 − 4328.

5) Bado A., Levasseur S., Attoub S. et al : The stomach is a source of leptin. Nature 1998 ; 394 ; 790 − 793.

6) Raybould H.E. : Nutrient sensing in the gastrointestinal tract : possible role for nutrient transporters. J Physiol Biochem 2008 ; 64 ; 349 − 356.

7) Dockray G. J. : Luminal sensing in the gut : an overview. J Physiol Pharmacol 2003 ; 54 Suppl 4 ; 9 − 17.

8) Sternini C., Anselmi L., Rozengurt E. : Enteroendocrine cells : a site of 'taste' in gastrointestinal chemosensing. Curr Opin Endocrinol Diabetes Obes 2008 ; 15 ; 73 − 78.

9) Rozengurt E. : Taste receptors in the gastrointestinal tract. I. Bitter taste receptors and alpha-gustducin in the mammalian gut. Am J Physiol Gastrointest Liver Physiol 2006 ; 291 ; G 171 − 177.

10) Conigrave A.D., Brown E.M. : Taste receptors in the gastrointestinal tract. II. L-amino acid sensing by calcium-sensing receptors : implications for GI physiology. Am J Physiol Gastrointest Liver Physiol 2006 ; 291 ; G 753 − 761.

11) Moran T.H., Kinzig K.P. : Gastrointestinal satiety signals II. Cholecystokinin. Am J Physiol Gastrointest Liver Physiol 2004 ; 286 ; G183 − 188.

12) Hayes M.R., Miller C.K., Ulbrecht J.S. et al : A carbohydrate-restricted diet alters gut peptides and adiposity signals in men and women with metabolic syndrome. J Nutr 2007 ; 137 ; 1994 − 1950.

13) Pironi L., Stanghellini V., Miglioli M. et al : Fat-induced ileal brake in humans : a dose-dependent phenomenon correlated to the plasma levels of peptide YY. Gastroenterology 1993 ; 105 ; 733 − 739.

14) Batterham R.L., Cowley M.A., Small C.J. et al : Gut hormone PYY（3 − 36) physiologically inhibits food intake. Nature 2002 ; 418 ; 650 − 654.

15) Estall J.L., Drucker D.J. : Glucagon-like Peptide-2. Annu Rev Nutr 2006 ; 26 ; 391 − 411.

16) Baggio L. L., Drucker D. J. : Biology of incretins : GLP-1 and GIP. Gastroenterology 2007 ; 132 ; 2131 − 2157.

17) Iwai K., Fukuoka S., Fushiki T. et al : Purification and sequencing of a trypsin-sensitive cholecystokinin-releasing peptide from rat pancreatic juice. Its homology with pancreatic secretory trypsin inhibitor. J Biol Chem 1987 ; 262 ;

8956－8959.

18) Spannagel A.W., Green G.M., Guan D. et al : Purification and characterization of a luminal cholecystokinin-releasing factor from rat intestinal secretion. Proc Natl Acad Sci USA 1996 ; 93 ; 4415－4420.

19) Herzig KH., Schon I., Tatemoto K. et al : Diazepam binding inhibitor is a potent cholecystokinin-releasing peptide in the intestine. Proc Natl Acad Sci USA 1996 ; 93 ; 7927－7932.

20) Hara H., Kiriyama S. : In vivo evaluation of free chymotrypsin activity in the lumen using benzoyl-L-tyrosyl-p-aminobenzoic acid in portal cannulated rats. J Nutr Biochem 1991 ; 2 ; 437－442

21) Hara H., Narakino H., Kiriyama S. : Enhancement of pancreatic secretion by dietary protein in rats with chronic diversion of bile-pancreatic juice from the proximal small intestine. Pancreas 1994 ; 9 ; 275－279.

22) Hara H., Nishi T., Kasai T. : A protein less sensitive to trypsin, guanidinated casein, is a potent stimulator of exocrine pancreas in rats. Proc Soc Exp Biol Med 1995 ; 210 ; 278－284.

23) Nishi T., Hara H., Kasai T. : Guanidinated casein hydrolysate stimulates pancreatic secretagogue release by direct action to the intestine in rats. Proc Soc Exp Biol Med 1998 ; 218 ; 357－364.

24) Hira T., Hara H., Kasai T. : Guanidino group is involved in the stimulation of exocrine pancreatic secretion by protamine in normal and chronic bile-pancreatic juice-diverted rats. Pancreas 1999 ; 18 ; 165－171.

25) Nishi T., Hara H., Hira T. et al : Dietary protein peptic hydrolysates stimulate cholecystokinin release via direct sensing by rat intestinal mucosal cells. Exp Biol Med 2001 ; 226 ; 1031－1036.

26) Nishi T., Hara H., Tomita F. : Soybean beta-conglycinin peptone suppresses food intake and gastric emptying by increasing plasma cholecystokinin levels in rats. J Nutr 2003 ; 133 ; 352－357.

27) Veldhorst M.A., Nieuwenhuizen A.G., Hochstenbach-Waelen A. et al : Dose-dependent satiating effect of whey relative to casein or soy. Physiol Behav 2009 ; 96 ; 675－682.

28) Pupovac J., Anderson G.H. : Dietary peptides induce satiety via cholecystokinin-A and peripheral opioid receptors in rats. J Nutr 2002 ; 132 ; 2775－2780.

29) Beucher S., Levenez F., Yvon M. et al : Effects of gastric digestive products from casein on CCK release by intestinal cells in rat. J Nutr Biochem 1994 ; 5 ;

148　第6章　消化管内分泌系を介して作用する機能性ペプチド

578 – 584.

30) Sufian M. K., Hira T., Miyashita K. et al : Pork peptone stimulates cholecystokinin secretion from enteroendocrine cells and suppresses appetite in rats. Biosci Biotechnol Biochem 2006 ; 70 ; 1869 – 1874.

31) Sufian MK., Hira T., Asano K. et al : Peptides derived from dolicholin, a phaseolin-like protein in country beans (*Dolichos lablab*), potently stimulate cholecystokinin secretion from enteroendocrine STC-1 cells. J Agric Food Chem 2007 ; 55 ; 8980 – 8986.

32) Cordier-Bussat M., Bernard C., Haouche S. et al : Peptones stimulate cholecystokinin secretion and gene transcription in the intestinal cell line STC-1. Endocrinology 1997 ; 138 ; 1137 – 1144.

33) Nemoz-Gaillard E., Bernard C., Abello J. et al : Regulation of cholecystokinin secretion by peptones and peptidomimetic antibiotics in STC-1 cells. Endocrinology 1998 ; 139 ; 932 – 938.

34) Hira T., Hara H., Tomita F. et al : Casein binds to the cell membrane and induces intracellular calcium signals in the enteroendocrine cell : a brief communication. Exp Biol Med 2003 ; 228 ; 850 – 854.

35) Choi S., Lee M., Shiu A. L. et al : Identification of a protein hydrolysate responsive G protein-coupled receptor in enterocytes. Am J Physiol Gastrointest Liver Physiol 2007 ; 292 ; G 98 – 112.

36) Choi S., Lee M., Shiu A. L. et al : GPR93 activation by protein hydrolysate induces CCK transcription and secretion in STC-1 cells. Am J Physiol Gastrointest Liver Physiol 2007 ; 292 ; G 1366 – 1375.

37) Darcel N.P., Liou A.P., Tome D. et al : Activation of vagal afferents in the rat duodenum by protein digests requires PepT1. J Nutr 2005 ; 135 ; 1491 – 1495.

38) Matsumura K., Miki T., Jhomori T. et al : Possible role of PEPT1 in gastrointestinal hormone secretion. Biochem Biophys Res Commun 2005 ; 336 ; 1028 – 1032.

39) Hira T., Nakajima S., Eto Y. et al : Calcium-sensing receptor mediates phenylalanine-induced cholecystokinin secretion in enteroendocrine STC-1 cells. FEBS J 2008 ; 275 ; 4620 – 4626.

40) Nakajima S., Hira T., Eto Y. et al : Soybean beta 51 – 63 peptide stimulates cholecystokinin secretion via a calcium-sensing receptor in enteroendocrine STC-1 cells. Regul Pept 2010 ; 159 ; 148 – 155.

41) Dumoulin V., Moro F., Barcelo A. et al : Peptide YY, glucagon-like peptide-1,

and neurotensin responses to luminal factors in the isolated vascularly perfused rat ileum. Endocrinology 1998 ; 139 ; 3780 – 3786.

42) Hall W.L., Millward D.J., Long S.J. et al : Casein and whey exert different effects on plasma amino acid profiles, gastrointestinal hormone secretion and appetite. Br J Nutr 2003 ; 89 ; 239 – 248.

43) Sufian MK., Hira T., Asano K. et al : Peptides derived from dolicholin, a phaseolin-like protein in country beans (*Dolichos lablab*), potently stimulate cholecystokinin secretion from enteroendocrine STC-1 cells. J Agric Food Chem 2007 ; 55 ; 8980 – 8986.

44) Hira T., Mochida T., Miyashita K. et al : GLP-1 secretion is enhanced directly in the ileum, but indirectly in the duodenum by a newly identified potent stimulator, zein hydrolysate in rats. Am J Physiol Gastrointest Liver Physiol 2009 ; 297 ; G 663 – 671

45) Brubaker P.L., Anini Y. : Direct and indirect mechanisms regulating secretion of glucagon-like peptide-1 and glucagon-like peptide-2. Can J Physiol Pharmacol 2003 ; 81 ; 1005 – 1012.

46) Reimann F., Gribble F. M. : Glucose-sensing in glucagon-like peptide-1-secreting cells. Diabetes 2002 ; 51 ; 2757 – 2763.

47) Kokrashvili Z., Mosinger B., Margolskee R. F. : Taste signaling elements expressed in gut enteroendocrine cells regulate nutrient-responsive secretion of gut hormones. Am J Clin Nutr 2009 ; 90 ; 822 S – 825 S.

48) Edfalk S., Steneberg P., Edlund H. : Gpr40 is expressed in enteroendocrine cells and mediates free fatty acid stimulation of incretin secretion. Diabetes 2008 ; 57 ; 2280 – 2287.

49) Hirasawa A., Tsumaya K., Awaji T. et al : Free fatty acids regulate gut incretin glucagon-like peptide- 1 secretion through GPR120. Nat Med 2005 ; 11 ; 90 – 94.

50) Reimann F., Williams L., da Silva Xavier G. et al : Glutamine potently stimulates glucagon-like peptide- 1 secretion from GLUTag cells. Diabetologia 2004 ; 47 ; 1592 – 1601.

51) Reimer R.A. : Meat hydrolysate and essential amino acid-induced glucagon-like peptide-1 secretion, in the human NCI-H716 enteroendocrine cell line, is regulated by extracellular signal-regulated kinase 1/2 and p38 mitogen-activated protein kinases. J Endocrinol 2006 ; 191 ; 159 – 170.

52) Nilsson M., Stenberg M., Frid A.H. et al : Glycemia and insulinemia in healthy subjects after lactose-equivalent meals of milk and other food proteins : the role of

plasma amino acids and incretins. Am J Clin Nutr 2004 ; 80 ; 1246 - 1253.

53) Gunnarsson P.T., Winzell M.S., Deacon C.F. et al : Glucose-induced incretin hormone release and inactivation are differently modulated by oral fat and protein in mice. Endocrinology 2006 ; 147 ; 3173 - 3180.

54) Ma J., Stevens J.E., Cukier K. et al : Effects of a protein 'preload' on gastric emptying, glycemia, and gut hormones after a carbohydrate meal in diet-controlled type 2 diabetes. Diabetes Care 2009 ; 32 ; 1600 - 1602.

55) 桐山修八, 海老原清, 池上幸江ほか : 食物繊維の定義・用語・分類の探索と日本からの新たな提案. 日本食物繊維学会誌 2006 ; 10 ; 11 - 24.

第7章　ペプチド輸送におけるペプチド
トランスポーターの役割

宮本　賢一*
古谷　順也*

1.　はじめに

　機能性ペプチドの体内デリバリーには，まず，腸管で吸収され，標的臓器に到達させることが必要となる。腸管におけるペプチド輸送は，介在性の膜タンパク質（ペプチドトランスポーターなど）を介する輸送，ある特定のペプチドが有する膜透過性を利用した輸送，受容体などを介した輸送および，細胞間隙を介する輸送がある。本章では，特に，介在性の膜タンパク質を利用した輸送に注目し，小腸に発現するペプチドトランスポーターに焦点を絞り，その役割について概説する。

2.　ペプチドトランスポーターファミリー

　食事で摂取したタンパク質は，主に胃や小腸上部における消化酵素によって段階的に分解される。最終的にアミノ酸と，アミノ酸が2あるいは3つ結合したジペプチドとトリペプチドの形で小腸上皮細胞膜において吸収される（図7-1）。それらの吸収の中心的役割を担うのは小腸上皮細胞の管腔側に発現するアミノ酸およびペプチドトランスポーターである。小腸におけるアミノ酸の吸収はその性質により，対応する多くの異なるアミノ酸トランスポーターにより行われるが，ペプチドの吸収は構成するアミノ酸の組み合わせにかかわら

---

*　徳島大学大学院ヘルスバイオサイエンス研究部分子栄養分野

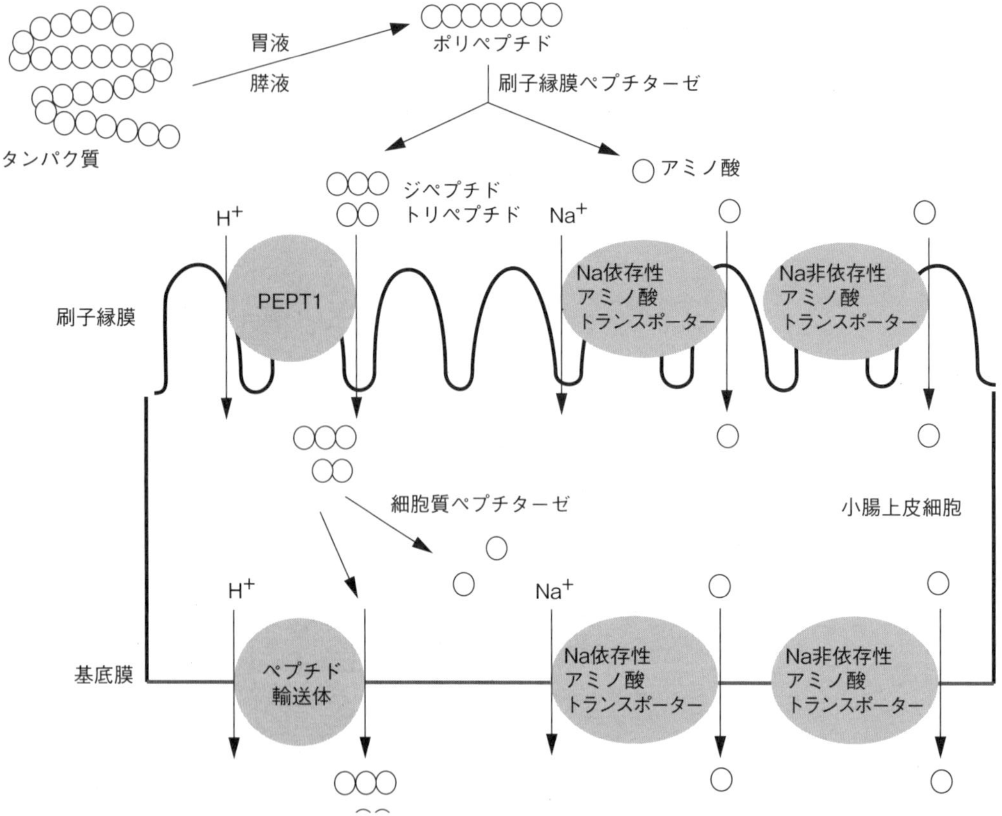

図7-1 小腸上皮細胞におけるタンパク質の吸収様構

タンパク質の最終分解産物であるジペプチド、トリペプチドは刷子縁膜側に発現するPEPT1によって、アミノ酸は大別してNa依存性、非依存性アミノ酸トランスポーターによって細胞内に輸送される。取り込まれたアミノ酸は基底膜側に発現するアミノ酸トランスポーターによって血管に輸送される。ペプチドの大部分は細胞内ペプチダーゼの作用によりアミノ酸に分解されるが、一部は分解を受けずに基底膜側に発現するペプチド輸送体を介して血管に輸送される。

2. ペプチドトランスポーターファミリー　153

表7-1　Slc15-Proton-coupled Oligopeptide Transporter family

遺伝子名	タンパク質名	発現臓器	基　　質	駆動力	基質親和性
Slc15a1	PEPT1	小腸，腎臓	ジペプチド，トリペプチド	H^+	低
Slc15a2	PEPT2	腎臓，肺，脳 乳腺，気管支上皮	ジペプチド，トリペプチド	H^+	高
Slc15a3	PHT2 (PTR3)	肺，脾臓，胸腺 心臓，副腎	ヒスチジン，ジペプチド，トリペプチド	H^+	
Slc15a4	PHT1 (PTR4)	脳，網膜，脾臓 心臓，骨格筋	ヒスチジン，ジペプチド，トリペプチド	H^+	

ず，単一のペプチドトランスポーター PEPT1（Peptide Transporter 1）により行われる。PEPT1 は栄養素としてのペプチドだけでなく，ペプチド様構造を持つ β-ラクタム系抗生物質をはじめとした様々な薬物を輸送することが明らかとなっている。そのため，タンパク質の消化産物や薬物吸収の中心的役割を担うペプチドトランスポーターの存在は，栄養学，薬理学，生理学など幅広い分野において重要である。

　哺乳類のペプチドトランスポータータンパク質は，POT（Proton-coupled Oligopeptide Transporter）スーパーファミリーに属し，H^+ を駆動力として細胞内にジペプチドとトリペプチドを輸送する。ファミリーメンバーの特徴は表7-1に要約した。

（1）　PEPT1

　ペプチドトランスポーターとして最初に発見された分子は小腸上皮細胞の管腔側に発現する PEPT1 である。1994年にウサギの小腸からクローニングされた[1]ことをきっかけに，その後，ヒト[2]，ラット[3]，マウス[4]など様々な種においてクローニングされている。種における相同性は比較的高く，ヒト，ウサギ，ラット，マウスでは約80%であるが，後述する他の POT ファミリーとの相同性は低い。PEPT1 の2次構造は図7-2に示すように12回の膜貫通領域を有することが推定されている。主に小腸（十二指腸〜回腸）全体に発現するが，

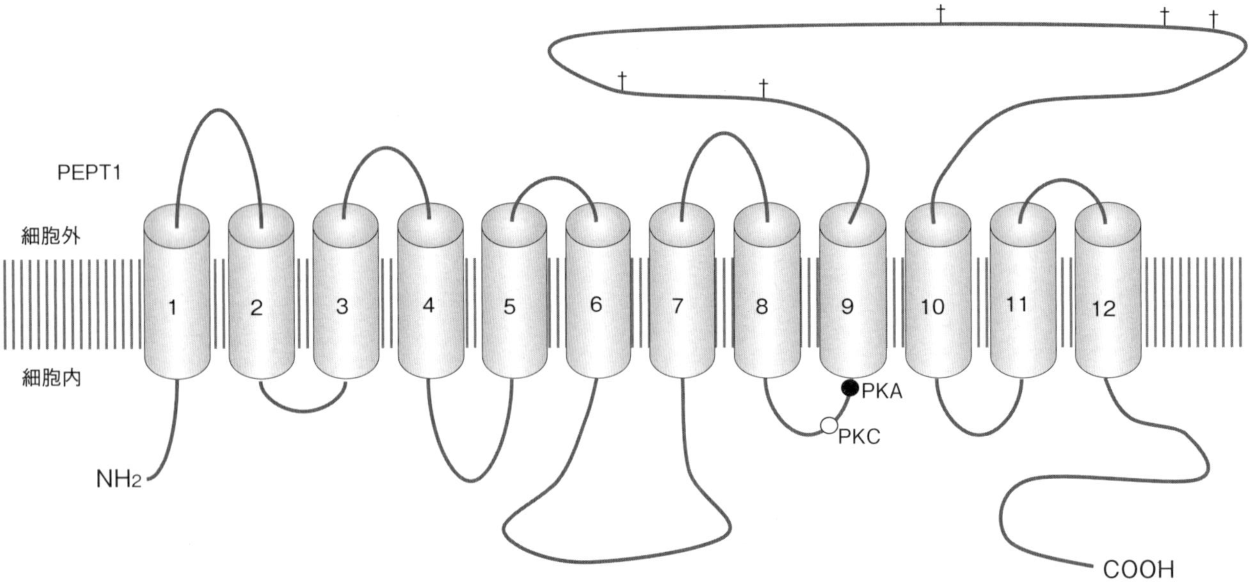

図7-2 ラットPEPT1のトポロジーモデル

PEPT1は12回の細胞膜貫通領域を持ち，N末端，C末端とも細胞内にある。9番目と10番目の膜貫通領域間の親水性細胞外ループに5つの糖鎖付加部位（+）が，8番目と9番目の細胞内ループには，PKC（○），PKA（●）依存性のリン酸化部位が存在する。

2. ペプチドトランスポーターファミリー　155

通常は結腸には発現しない。しかしながら，大腸炎などある特定の疾患時では結腸においても発現が観察される[5]。PEPT1 はアミノ酸が２つあるいは３つ結合したジペプチドとトリペプチドは輸送するが，４つ以上のアミノ酸が結合したペプチドはほとんど輸送しない。また，栄養素としてのペプチドだけでなく，ペプチド型構造を持つβ-ラクタム系抗生物質やエステル型の薬物も輸送することが知られている。トランスポーターとしての基質特性は低親和性，高容量である。

（２）　PEPT2

　1994年に小腸に発現する PEPT1 がクローニングされてまもなく，1995年に腎臓に発現するペプチドトランスポーター PEPT2 がクローニングされた[6]。PEPT2 は腎臓で最も多く発現し，次いで，脳，肺，脾臓など複数の臓器で発現するが，小腸ではほとんど発現が認められない。PEPT1 と同様に12回膜貫通領域を有するが，全アミノ酸配列の相同性は47％前後程度である。輸送基質はPEPT1 とよく似ており，ジペプチドとトリペプチドや薬物を輸送する。基質特性は PEPT1 とは異なり高親和性，低容量である。

（３）　PHT1，PHT2

　1997年にラットにおいて主に脳に発現するペプチドトランスポーターとしてPHT1（Peptide Histidine Transporter 1）がクローニングされた[7]。PHT1 は脳以外に目，脾臓，肺，骨格筋などに発現する。また，2001年には主にリンパ管に発現する PHT2 がクローニングされ，リンパ管のほかに肺，脾臓，副腎に発現が認められた[8]。両者の相同性は約50％と低く，また PEPT1 や PEPT2 との相同性は20％以下とさらに低い。PEPT1 および PEPT2 と大きく異なる性質として，ペプチドだけでなくアミノ酸であるヒスチジンを単独で輸送することが挙げられる。しかしながら，H^+を駆動力とする性質は同じであり，酸性環境でより輸送活性が高まる。2009年の現在までに PHT1 および PHT2 の特異的な基質認識性を含めた機能や調節機構に関する報告はほとんどなされてい

156 第7章 ペプチド輸送におけるペプチドトランスポーターの役割

ない。

3. ペプチドトランスポーターの基質認識性

PEPT1 および PEPT2 は主にジペプチド，トリペプチドを基質として認識し，PHT1 や PHT2 はそれらに加えヒスチジンを輸送する。しかしながら，アミノ酸やテトラ（4個）以上のペプチドに対する輸送能は低く，基質として認識しない（図7-3）。また，タンパク質の最終消化産物であるペプチドだけではなく，β-ラクタム系抗生物質やエステル型薬剤などの薬物をも輸送することが明らかとなっている。当初はペプチドの持つ遊離アミノ基とカルボキシル基，そしてペプチド結合の3点がペプチドトランスポーターに基質として認識される最低条件であることが考えられていた。しかしながら，β-ラクタム系抗

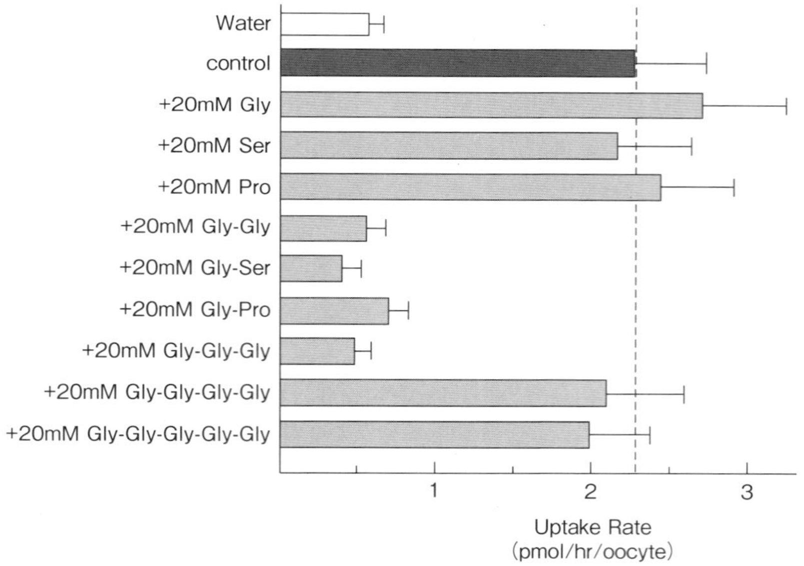

図7-3 PEPT1 ペプチド輸送能の検討

アフリカツメガエル卵母細胞（oocyte）に PEPT1 cRNA をインジェクションし PEPT1 タンパクを発現させた。[14C] Gly-Ser（50μM）の輸送能を基準（control）とし，それにアミノ酸，ペプチドを加えた。PEPT1 によって輸送されるのなら，[14C] Gly-Ser 輸送は低下する。

生物質はこれらの条件を満たしているものの，なかには 3 点の条件を満たしてない化合物（ペプチド結合のないバラシクロビル[9]，遊離アミノ基のないセフィキシム[10]，遊離カルボキシル基のないアラニン-4-メチルアニリドなど）も輸送されることが明らかとなってきた。近年ではインフルエンザ治療薬であるタミフル（化合物名：オセルタミビル）も PEPT1 は基質として認識することが報告されている[11]。

　これまでにペプチドトランスポーターの基質認識の特性を評価する研究は多くなされてきたが，現在のところその全容は明らかとなっていない。テトラペプチド以上の大きさを有するペプチドが基質と認識されない点を考慮すると，ある程度分子サイズが限られ，かつ構造上の条件を満たすことが最低でも必要なことが推察される。ペプチドトランスポーターが基質を認識する条件を解明することは，タンパク質吸収やドラッグデリバリーの機構解明などに非常に重要と考えられる。ペプチドトランスポーターの結晶構造解析などさらなる研究が必要である。

4. ペプチドトランスポーターの生理学的意義

（1） ペプチド体とアミノ酸の吸収機構の違い

　タンパク質の消化産物の吸収については19世紀半ばにすでにその報告があり，1960年以前まではタンパク質は完全に加水分解された後のアミノ酸で吸収されると考えられていた。しかしながら，1970年代以降に転機が訪れる。それはアミノ酸単独とジペプチドおよびトリペプチドを経口投与し，静脈中のアミノ酸濃度を測定した場合，ペプチドの方がより早い吸収を示したという報告が次々となされたことによる[12-15]。このことを契機に様々な研究が行われ，ペプチドは完全に分解されアミノ酸輸送担体で運ばれるが，それとは別にジペプチドもしくはトリペプチドで輸送される系が存在することが明らかとなった。臨床的知見においても，それを示唆する事例がある。例えば，中性アミノ酸輸送

担体の欠損患者（ハートナップ病）では，中性アミノ酸が吸収されないために必須アミノ酸の欠乏が考えられる。しかしながら，その症状は軽度であると同時に，中性アミノ酸単独投与ではなく，ペプチド体で投与するとその血中濃度が顕著に増加することが報告されている[16]。これらのことからペプチド輸送系はアミノ酸とは独立したタンパク質吸収機構であると同時に，ある種のアミノ酸輸送系が欠損した場合，ペプチド輸送系が部分的であるが，代償することができると想定される。

　タンパク質の最終消化産物としてアミノ酸だけでなくジペプチドまたはトリペプチドで吸収するという別の独立した系が存在することは，窒素の獲得において重要であると考えられる。アミノ酸は生物の最も基本的な栄養素であり，細胞の構成成分であると同時に，RNA から翻訳されるタンパク質合成にとって必須の材料である。ヒトにおいても必須アミノ酸など体内で合成できないアミノ酸も多く存在し，経口でのタンパク質摂取は生命維持にとって必須不可欠である。それに加え，アミノ酸の種類は豊富であり，一つ一つそれぞれが異なる役割を担っている。さらに，アミノ酸はその性質や構造により輸送担体が異なることが知られており，現在までに少なくとも10種類以上のアミノ酸トランスポーターが同定されている。

　それに対しペプチドトランスポーターはアミノ酸の組み合わせにかかわらず，ほとんどのジペプチドとトリペプチドを輸送するという性質を持つ。また，ペプチド吸収はいずれのアミノ酸単体に比べて吸収速度が速いことが数多く報告されている。そのためペプチド輸送は，個々のアミノ酸輸送に比べて，アミノ酸をバルクで取り込むという点で非常に効率が良いと考えられる。

　逆に，ペプチドトランスポーターは個々のアミノ酸の選択性が乏しいという欠点があり，必要なアミノ酸のみをより多く吸収することができない。その欠点は個々のアミノ酸を選択的に輸送する各種アミノ酸トランスポーターが補っていると考えられる。また，ペプチドトランスポーターの輸送はH^+に依存し，Na^+に依存する多くの栄養素輸送系（アミノ酸など）とは大きく異なる。このペプチドトランスポーターの特徴は，他のイオンによる競合，阻害がないとい

4. ペプチドトランスポーターの生理学的意義　159

う，利点ともなっている。以上の知見をまとめると，タンパク質の吸収は「非特異的で速やかに吸収されるペプチド輸送系」と「特異性が高いアミノ酸輸送系」という性質が大きく異なる輸送系により，互いに相補的な吸収機構を構築していると考えられる。

（2）　ペプチド輸送担体欠損マウスの特徴

　PEPT1 の *in vivo* での役割は，すでに線虫において一部示されている[17]。PEPT1 のオーソログ（共通祖先を持つ異種間の相同遺伝子）欠損は，線虫において著しい発達遅延が観察され，体タンパクのホメオスタシスにペプチド輸送系が重要な役割を担っていることが示唆される[17]。また，哺乳類においても同様な試みがなされ，PEPT1 遺伝子を欠損する PEPT1 ノックアウトマウスが作製された[18]。PEPT1 ノックアウトマウスは野生型マウスと比較すると，小腸におけるジペプチドの輸送能や血中へのペプチド移行速度が低下したものの，体重をはじめ成長，血中の各種アミノ酸濃度に差異は見られなかった。さらに，同じ POT family である PEPT2 や PHT1，PHT2 の代償的な発現増加も見られなかった。アミノ酸トランスポーターの代償的作用が考えられるが，現在のところアミノ酸トランスポーターの代償作用は実証されていない。

　このように普通食で飼育した PEPT1 ノックアウトマウスには致命的で顕著な表現系は見られないが，食事内容や病態との組み合わせ，あるいは他のアミノ酸トランスポーターとのダブルノックアウトマウスの作製により，新たな表現型が見いだされ，新たな PEPT1 の生理学的意義が明らかになる可能性がある。哺乳類における PEPT1 の役割は未だ全容が明らかとなっておらず今後の展開が期待される。

（3）　薬物輸送とペプチドトランスポーター

　前述したようにペプチドトランスポーターは薬物を輸送する能力を持つ。ただし，哺乳類の進化の過程において，あらかじめそのような機能を持った分子が発達したとは考えにくい。おそらく生体にとって必須であるペプチドを輸送

160   第7章　ペプチド輸送におけるペプチドトランスポーターの役割

するため，偶然広い基質認識性が獲得され，その条件を満たす化合物を同時に
認識して輸送していると考えるのが自然である。しかしながら，本来，生体に
とっては異物である薬物を吸収するトランスポーターの存在は，薬物動態学的
には非常に重要なターゲットとなりうる。通常の薬剤のデリバリーには薬剤に
脂溶性の性質を持たせ腸における高い単純拡散能を利用することが多いが，こ
のようなトランスポーターを利用することで，さらに吸収率を高め，より少量
で薬理効果の高い薬剤を開発することができる。既存の薬剤においてもペプチ
ドトランスポーターに優れた親和性を持つプロドラッグのデザインが可能にな
るなど，多くの有用性が考えられる。

　現在までにペプチドトランスポーターの基質認識性と薬物輸送の関係は数多
く報告されており，今後，さらにその重要性が認識されるであろう。

（4）　機能性ペプチドと腸管吸収

　機能性ペプチドの体内利用を考える際に，腸管上皮細胞での輸送，さらに細
胞内分解に関する情報は極めて重要である。上述したように，タンパク質分解
産物としてのペプチドを効率的に輸送する PEPT1 の基質認識能を考えると，
トリペプチド以上の大きさのペプチドの吸収は困難と考えられている（図7－
3）。また，小腸細胞内には多くのペプチダーゼが存在し，細胞内にペプチドが
輸送されても，直ちに分解され，最終的にはアミノ酸として血中に放出される
場合が多い。しかしながら，ラクトトリペプチド（Ile-Pro-Pro）のように，摂
取後，明らかに血中濃度が上昇している場合も報告されている[19, 20]。これまで
のところ，特定のトリペプチドは，PEPT1 などの管腔側のペプチドトランス
ポーターにより細胞内にとりこまれ完全な細胞内加水分解を受けずに，基底膜
のペプチド輸送担体（未同定）を介して，血中に移行するものと考えられてい
る。

　一方，4個のアミノ酸からなる，オピオイド様ペプチドは，小腸細胞を通過
できることが報告されている[21, 22]。その機序を詳細に検討した報告では，本ペ
プチドは PEPT1 を介する輸送ではなく，細胞膜透過性を利用していることが

明らかにされている[21]。また，免疫不全を引き起こすウイルス由来のペプチドには，16〜18個のアミノ酸から構成されるにもかかわらず細胞透過性が可能なものが報告されている[23]。これらのペプチドは，感染時におけるウイルスの細胞膜透過性を高めるのと同じ機構が働いていると思われる。ある種のペプチドは，上皮細胞表面に存在する受容体に結合することで，細胞膜小胞を形成後，基底膜から細胞外へ放出するトランスサイトーシス輸送経路で吸収されることが考えられている[22]。さらに，腸管での炎症時には上皮細胞の細胞間隙を通過して，高分子ペプチドまたはタンパク質が血中に移行する輸送系も報告されている[24]。

　以上，食品由来の機能性ペプチド輸送に関しては，いくつかのメカニズムが提唱されている。しかし，4個以上のアミノ酸からなる大きなペプチドの輸送の詳細な機序については，不明な部分も多く，今後の研究の進展が期待される。

5.　お わ り に

　タンパク質の最終分解産物の一つであるペプチドを輸送するペプチド輸送系は，その広い基質認識性により様々な物質を輸送する。本章ではペプチドトランスポーターの基質認識や，その役割について概説した。腸管ペプチド輸送系は，多くの化合物を輸送することから，体内へのアミノ酸や薬剤のデリバリーにおいて重要な分子である。今後，機能性ペプチドの生体利用の側面からも，新しい展開が期待される。

文　献

1）Fei Y.J., Kanai Y., Nussberger S. et al：Expression cloning of a mammalian proton-coupled oligopeptide transporter. Nature 1994；368；563－566.
2）Saito H., Motohashi H., Mukai M. et al：Cloning and characterization of a pH-sensing regulatory factor that modulates transport activity of the human H^+/peptide cotransporter, PEPT1. Biochem Biophys Res Commun 1997；237；577－582.

162　第7章　ペプチド輸送におけるペプチドトランスポーターの役割

3) Miyamoto K., Shiraga T., Morita K. et al : Sequence, tissue distribution and developmental changes in rat intestinal oligopeptide transporter. Biochim Biophys Acta 1996 ; 1305 ; 34 − 38.

4) Fei Y.J., Sugawara M., Liu J.C. et al : cDNA structure, genomic organization, and promoter analysis of the mouse intestinal peptide transporter PEPT1. Biochim Biophys Acta　2000 ; 1492 ; 145 − 154.

5) Nguyen H. T., Dalmasso G., Powell K. R. et al : Pathogenic bacteria induce colonic PepT1 expression : an implication in host defense response. Gastroenterology 2009 ; 137 ; 1435 − 1447.

6) Liu W., Liang R., Ramamoorthy S. et al : Molecular cloning of PEPT 2, a new member of the H^+/peptide cotransporter family, from human kidney. Biochim Biophys Acta 1995 ; 1235 ; 461 − 466.

7) Yamashita T., Shimada S., Guo W. et al : Cloning and functional expression of a brain peptide/histidine transporter. J Biol Chem 1997 ; 272 ; 10205 − 10211.

8) Sakata K., Yamashita T., Maeda M. et al : Cloning of a lymphatic peptide/histidine transporter. Biochem J 2001 ; 356 ; 53 − 60.

9) Han H., de Vrueh R. L., Rhie J. K. et al : 5'-Amino acid esters of antiviral nucleosides, acyclovir, and AZT are absorbed by the intestinal PEPT1 peptide transporter. Pharm Res 1998 ; 15 ; 1154 − 1159.

10) Wenzel U., Gebert I., Weintraut H. et al : Transport characteristics of differently charged cephalosporin antibiotics in oocytes expressing the cloned intestinal peptide transporter PepT1 and in human intestinal Caco-2 cells. J Pharmacol Exp Ther 1996 ; 277 ; 831 − 839.

11) Ogihara T., Kano T., Wagatsuma T. et al : Oseltamivir（tamiflu）is a substrate of peptide transporter 1. Drug Metab Dispos 2009 ; 37 ; 1676 − 1681.

12) Steinhardt H.J., Adibi S.A. : Kinetics and characteristics of absorption from an equimolar mixture of 12 glycyl-dipeptides in human jejunum. Gastroenterology 1986 ; 90 ; 577 − 582.

13) Hellier M.D., Holdsworth C.D., McColl I. et al. : Dipeptide absorption in man. Gut 1972 ; 13 ; 965 − 969.

14) Cook G.C. : Comparison of intestinal absorption rates of glycine and glycylglycine in man and the effect of glucose in the perfusing fluid. Clin Sci 1972 ; 43 ; 443 − 453.

15) Adibi S.A. : Intestinal transport of dipeptides in man : relative importance of hydrolysis and intact absorption. J Clin Invest 1971 ; 50 ; 2266 − 2275.

16) Navab F., Asatoor A.M. : Studies on intestinal absorption of amino acids and a

文　献　163

dipeptide in a case of Hartnup disease. Gut 1970 ; 11 ; 373−379.

17) Meissner B., Boll M., Daniel H. et al : Deletion of the intestinal peptide transporter affects insulin and TOR signaling in Caenorhabditis elegans. J Biol Chem 2004 ; 279 ; 36739−36745.

18) Hu Y., Smith D.E., Ma K. et al : Targeted disruption of peptide transporter Pept1 gene in mice significantly reduces dipeptide absorption in intestine. Mol Pharm 2008 ; 5 ; 1122−1130.

19) Foltz M., Meynen E.E., Bianco V. et al : Angiotensin converting enzyme inhibitory peptides from a lactotripeptide-enriched milk beverage are absorbed intact into the circulation. J Nutr 2007 ; 137 ; 953−958.

20) Boelsma E., Kloek J. : Lactotripeptides and antihypertensive effects : a critical review. Br J Nutr 2009 ; 101 ; 776−786.

21) Zhao K., Luo G., Zhao G.M. et al : Transcellular transport of a highly polar 3＋ net charge opioid tetrapeptide. J Pharmacol Exp Ther 2003 ; 304 ; 425−432.

22) Hartmann R., Meisel H. : Food-derived peptides with biological activity : from research to food applications. Curr Opin Biotechnol 2007 ; 18 ; 163−169.

23) Saar K., Lindgren M., Hansen M. et al : Cell-penetrating peptides : a comparative membrane toxicity study. Anal Biochem 2005 ; 345 ; 55−65.

24) Turner J.R. : Intestinal mucosal barrier function in health and disease. Nat Rev Immunol 2009 ; 9 ; 799−809.

第8章　食事由来ペプチドの生体内での網羅的解析

佐藤　健司[*]

1. 背　　景

第1編で紹介されているように，食品タンパク質の酵素分解物や発酵産物中に含まれるペプチドを摂取することが健康に種々の有益な効果をもたらすことが知られている。わが国では，これらの有益な機能の強調表示が特定保健用食品として認められている。これらのペプチドの作用機序は主に細胞培養系や酵素反応系を用いた *in vitro* の試験系に基づき推定されている場合が多い。これらの *in vitro* の評価系と HPLC による分画を用いた *in vitro* activity-guided fractionation（試験管内の試験による活性評価に基づいた分画法）により，これまでに多くの食品中のペプチドが活性ペプチドとして同定されてきた。これらの活性ペプチドは消化管内で活性を持つ場合もあるが，血中に移行してはじめて活性を持つことも考えられる。しかし，大部分のペプチドは消化吸収の過程でアミノ酸にまで分解されてしまう可能性が高く，また，小腸に発現しているペプチドトランスポーターはアミノ酸3残基以上のペプチドの場合，通過率が非常に低くなることが知られている[1]。そのため *in vitro* activity-guided fractionation によりペプチドが同定されたとしても，それが実際に吸収されて活性発現に必要な十分な量が標的組織に到達したことを必ずしも保証しない。この問題を解決するため，*in vitro* activity-guided fractionation により同定されたペプチドのヒト・動物の血液中への吸収が調べられている。具体的には，カラムスイッチング法と誘導化を組み合わせた手法によりアンジオテンシン変換

---

[*]　京都府立大学大学院生命環境科学研究科応用生命科学専攻

166   第 8 章   食事由来ペプチドの生体内での網羅的解析

酵素阻害ペプチドのヒト・動物の血液および組織中への取り込みが示されている[2]。この一連の研究は食事由来ペプチドの血中移行および組織への取り込みを最初に示した先駆的な研究である。

近年，マススペクトロメトリー（MS）の発達により，分子量が既知で標準物質が得られるペプチドの特異的かつ高感度の検出と定量が可能となった。MSを用い，他のアンジオテンシン変換酵素阻害ペプチド（IPP 等）のヒトへの吸収が調べられている[3]。さらに，抗がん作用を持つと考えられている大豆タンパク質由来の比較的分子量の大きいペプチド（Lunasin）の血中移行も MS および MS/MS 分析により確認されている[4]。このような分析手法の発達により微量のペプチドの検出が可能となっているが，標的組織または血中に目的のペプチドが検出されたことと，活性発現に十分な量のペプチドが存在することは別の問題である。これらの研究で明らかになった対象のペプチド量は，7 g 前後の食品タンパク質の分解物を摂取した場合でもヒト末梢血中では nM またはそれ以下であり，in vitro の実験系で活性を評価する際に用いた用量 μM〜mM との間に大きな隔たりがある。そのため in vitro activity-guided fractionation により同定された IPP 等のペプチドがアンジオテンシン変換酵素を阻害し高血圧の緩和作用を示すことには疑問が投げかけられている[3]。in vitro と in vivo で作用に必要な用量が異なることは十分考えられるが，その用量には非常に大きな差があり，その乖離を説明できない場合は，推定された作用機序または活性ペプチドのいずれかを再考する必要があると考える。

食品中では活性を持たない場合でも消化・吸収の過程で活性を持つペプチドに変換され生体に吸収される場合も考えられる。よって，in vivo で効果を示すペプチドを摂取した後，標的組織・標的細胞に取り込まれた食事由来ペプチドを同定しその含量を明らかにする必要がある。しかし，血液や組織の抽出物は非常に多くの成分を含み，直接 HPLC または LC-MS に注入しても極めて多くの成分のピークが生じ，その中から食事由来ペプチドを同定することは困難である。一方，食事由来ペプチドの構造を一旦決定できれば，LC-MS または LC-MS/MS によりその定量は比較的容易である。そこで，本章では，ペプチドを

摂取したヒト末梢血中の食事由来ペプチドの網羅的な同定法について最近の研究をとりまとめた。また，（*in vitro* activity-guided fractionation を行うことなく，）この網羅的解析法により同定したヒト血漿中の食事由来ペプチドを *in vitro* 系で活性を評価し作用機序を推定したアプローチについても紹介する。

2. コラーゲンペプチドを摂取したヒト末梢血中の ヒドロキシプロリン含有ペプチドの存在

前述のように，いくつかの先駆的な研究により食事由来ペプチドの存在が証明されたが，その血中濃度は nM レベルであり，このような濃度で推定されている作用機序による効果を持つかが疑問視されていた。しかし，最近コラーゲンペプチドを摂取したヒト末梢血中にヒドロキシプロリン（Hyp）含有ペプチドが数10〜100 μM 程度まで検出された[5,6]。Hyp はプロリン（Pro）が翻訳後修飾を受けたもので，エラスチンなど一部の例外を除き，ほぼコラーゲンに特異的に分布している。そのため，遊離およびペプチド型 Hyp はコラーゲン由来であると考えることができる。一例を図 8 - 1 に示す。魚由来のコラーゲンペプチドを体重 1 kg 当たり 0.385 g 摂取したヒトの末梢血では，摂取直後から 3

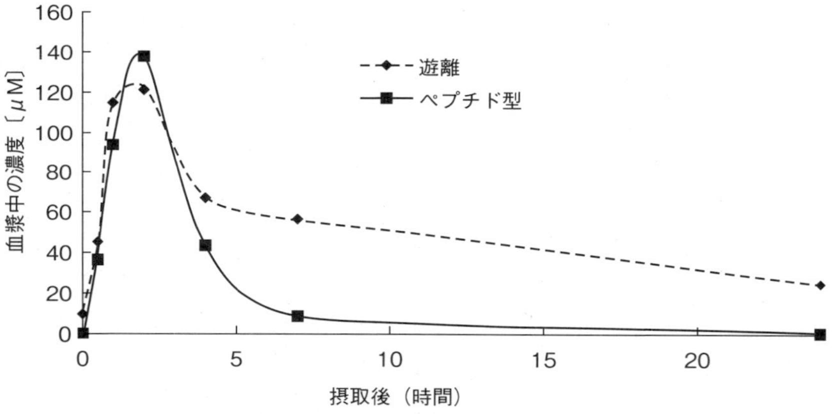

図 8 - 1 　魚由来コラーゲンペプチドを摂取したヒト末梢血中の遊離およびペプチド型ヒドロキシプロリン（Hyp）含量[6]
　　　　体重 1 kg 当たり 0.385 g を摂取。

168 第8章 食事由来ペプチドの生体内での網羅的解析

時間後までペプチド型 Hyp および遊離 Hyp ともに，コラーゲンペプチド摂取前と比べ高値を示した。ペプチド型の Hyp はがんの骨転移時以外にはほとんど血中に存在しないため[7]，これらの Hyp 含有ペプチドは食事由来のコラーゲンペプチドであると考えられる。この発見は，ペプチドは吸収過程および血中で速やかにアミノ酸にまで分解されるという従来の栄養学の常識を覆すものである。

3.　ヒト末梢血中の食事由来コラーゲンペプチドの構造

　前述のようにコラーゲンペプチドを摂取したヒト末梢血中にペプチド型の Hyp が存在することが明らかとなった。そこで，これらのペプチドの分離と構造決定を試みた。血漿に３倍量のエタノールを加え，除タンパク質処理を行った。この上清を逆相 HPLC に注入すると，非常に多くのピークが生じるため，この上清から直接，食事由来ペプチドを検出することは困難であった[5]。この問題を解決するため，逆相 HPLC による分画前にサイズ排除クロマトグラフィー（SEC）による分画を加え，その各画分を塩酸加水分解後，アミノ酸分析を行った。その結果，図8−2に示すように，Hyp はアミノ酸画分と分子量500以下の低分子ペプチド画分に分布していることがわかった。ちなみに，今回摂取実験に用いたコラーゲンペプチドの平均分子量は約5,000であり，分子量500以下にはほとんど Hyp ペプチドは存在しなかった。つまり，この事実は食品中の Hyp ペプチドとヒト末梢血中の Hyp ペプチドは明らかにその構造が異なることを示している。

　さらに，SEC の低分子ペプチド画分を逆相 HPLC で分画したところ，ピーク数はかなり減少した。生じたピークをすべて分取し，エドマン分解に基づく配列分析を行ったところ，表8−1に示すようなジペプチド・トリペプチドが同定できた[6]。いずれの画分でも主成分は Pro-Hyp であった。ここで同定されたペプチドの血中移行はすでに確認されている[8]。その含量は数 μM～60 μM 程度であり，従来報告されていた食事由来ペプチドの数千倍から数万倍以上の

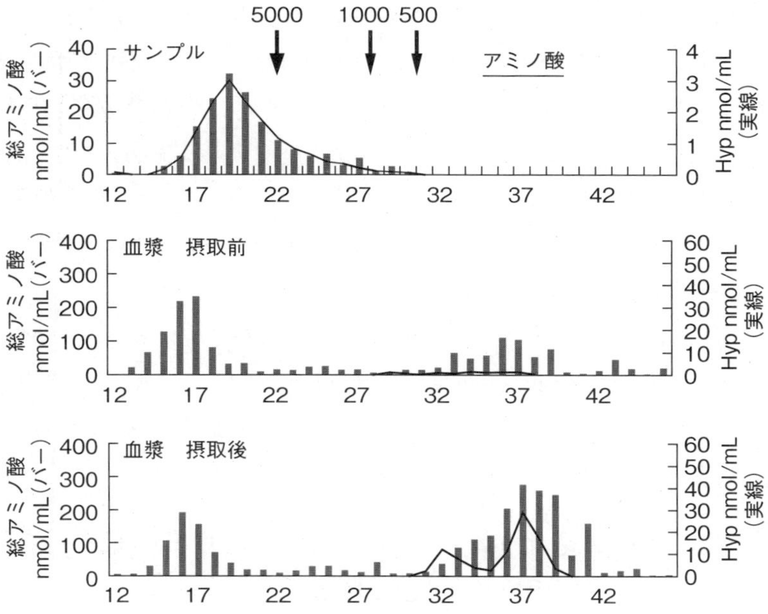

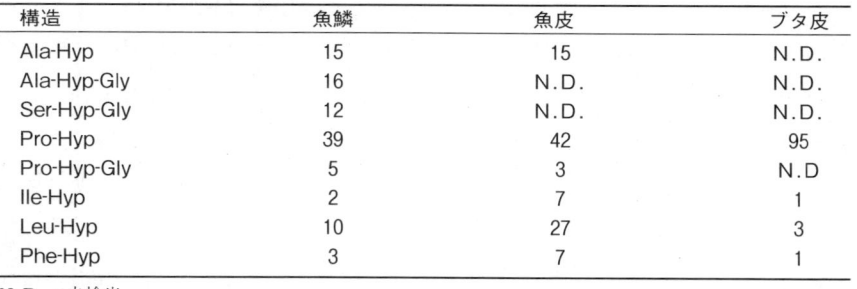

3. ヒト末梢血中の食事由来コラーゲンペプチドの構造　169

図8－2　コラーゲンペプチドおよびコラーゲンペプチド摂取前後のヒト末梢血の
　　　　75％エタノール可溶性画分のサイズ排除クロマトグラフィーによる分画[5]

1分ずつ分取し，加水分解後アミノ酸分解により総アミノ酸（バー）およびヒドロキシプロリン（Hyp：
実線）を測定。摂取後，分子量500以下にヒドロキシプロリンが存在。

表8－1　魚，ブタコラーゲンペプチド摂取によりヒト末梢血に認められたコラー
　　　　ゲンペプチドの構造（％）[6]

構造	魚鱗	魚皮	ブタ皮
Ala-Hyp	15	15	N.D.
Ala-Hyp-Gly	16	N.D.	N.D.
Ser-Hyp-Gly	12	N.D.	N.D.
Pro-Hyp	39	42	95
Pro-Hyp-Gly	5	3	N.D
Ile-Hyp	2	7	1
Leu-Hyp	10	27	3
Phe-Hyp	3	7	1

N.D.：未検出

170 第8章 食事由来ペプチドの生体内での網羅的解析

値である。その原因としては，投与量がペプチドとして10〜20 g 程度であり比較的多くなっていることやコラーゲンには Pro-Hyp-Gly 等の配列が何度も繰り返されており，一定量の摂取でも血中への移行量が多くなることが考えられる。その点を考慮しても，後述のようにコラーゲンペプチド以外のペプチドの摂取によっても網羅的な解析により μM レベルでの食事由来ジペプチドの存在が見いだされており，従来，考えられていたよりも多量の食事由来ペプチドがヒト血中に存在すると考えられる。

　一方，これまでにコラーゲンの酵素分解物中のペプチドからいくつかの活性ペプチドが *in vitro* activity-guided fractionation によっても同定されている[9, 10]。これらのペプチドはトリペプチド以上のものが多いが，それらはヒト血漿中では少なくとも μM レベルの存在は見いだせなかった。

4.　プレカラムラベル法を用いた食事由来ペプチドの同定法開発

　3節で述べたように，逆相 HPLC での分画の前に SEC を行うといくつかの食事由来コラーゲンペプチドが分離・同定できた。しかし，これらのペプチドはジペプチドやトリペプチドが中心で親水性のものも多く，逆相 HPLC では十分な分離が困難であった。さらに，214 nm 前後の紫外域の吸光度による検出を行っているため，SEC による前処理を行っても多くの非特異的なピークが出現し分離を困難にした。そこで，短鎖ペプチドの分離と検出の特異性と感度を高めるために，強い吸光団または蛍光団を持つ疎水性の物質でペプチドの誘導化を試みた。すでに 9-Fluorenylmethyloxycarbonyl（FMOC）[11] および naphthalene-2, 3-dialdehyde（NDA）[2] 等を用いたペプチドの高感度定量法が開発されている。しかし，網羅的解析法の場合は，最終的に構造解析が必要となるので，それが可能な誘導化試薬を選択する必要がある。そこで，ペプチド・タンパク質の配列分析に用いられるエドマン試薬である phenyl isothiocyanate（PITC）を誘導化に用いた[12]。PITC によるペプチド誘導物はジペプチドからオクタペプチドまで十分逆相 HPLC での分離が可能であった。Pro を C 末端

4. プレカラムラベル法を用いた食事由来ペプチドの同定法開発　171

に含むペプチドは弱酸性溶媒ではピークが広がる傾向が認められたが，溶出液にトリフルオロ酢酸を0.01%程度添加することで改善した。この手法を用い，従来は逆相 HPLC カラムに保持できず見逃されていた Hyp-Gly や Pro-Gly をそれぞれ食事由来コラーゲンペプチドとエラスチンの酵素分解物として分離・同定できた。

　このように PITC を用いた手法は短鎖ペプチドの分離と検出の特異性・感度を改善し，さらに，直接，エドマン分解に基づく自動配列分析が可能であり有用な手法である。しかしながら，短鎖の PITC 誘導体は自動シーケンサーを用いた場合，試薬洗浄操作時により溶出しやすく，特に，100 pmol 以下のサンプルの場合は2サイクル目以降の回収率が急激に減少することがわかっている。その改善法として PITC 誘導化物の MS 分析による配列解析法がある。ただし，PTC ペプチドは一般の MS 分析に用いられるギ酸等の酸性溶液ではプロトン化イオンがほとんど生じず，また，MS/MS では複雑なフラグメントイオンが観察されるため，PITC 化以外の誘導化法を用いなければならない。

　そこで，6-aminoquinolyl-*N*-hydroxysuccinimidyl carbamate（AccQ）を短鎖ペプチドの誘導化法として用いた。AccQ による誘導化法では，逆相 HPLC でも利用可能なギ酸–アセトニトリル溶液中でサンプルをイオン化できるだけでなく，ヘリウムガスとの衝突誘起解離により MS/MS による構造解析も可能である。筆者らは，ヒトの末梢血から SEC・逆相 HPLC により分取した画分をAccQ で誘導化後，逆相 HPLC で分離し MS/MS 解析を行い，ヒト末梢血に存在する食事由来のペプチドの網羅的解析が可能なシステムを構築した。その成果として，グロビンタンパク質分解産物を摂取したヒト末梢血中に Val-Ala 等のペプチドを同定している。そして，これまでに見いだしたヒト血中の食事由来ペプチドは数100 nM から数100 µM であり，従来報告されていた *in vitro* activity-guided fractionation によって同定されたペプチドの血中濃度に比べかなり多い。

172　第8章　食事由来ペプチドの生体内での網羅的解析

5.　ヒト血中に存在した食事由来ペプチドの機能

　コラーゲンペプチドの摂取により肌の状態がプラセボと比べ改善することが報告されている[13]。また，ラットにおいては紫外線によるダメージの回復促進が報告されている[14]。これらの結果はコラーゲンペプチドの摂取により皮膚の状態に何らかの影響が生じていることを示唆する。しかし，コラーゲンペプチドの摂取がどのようなメカニズムにより皮膚に影響を与えるか不明であった。筆者らは，上述のプレカラムラベル法を用いた血中ペプチド同定法で，約20gのコラーゲンペプチドを摂取したヒト末梢血にPro-Hyp等のペプチドが，最大値で100-200μM程度存在することを見いだした。そこで，著者らはコラーゲンペプチドによる皮膚の損傷の再生にはこのPro-Hypが重要な働きをしているのではないかと考えた。しかし，プラスチック培養器上で急速に増殖する状態の線維芽細胞にPro-Hypを加えてもほとんど差は認められなかった。

　従来から用いられている株化された線維芽細胞もプラスチック上で培養した場合はPro-Hyp添加の効果はなく，より生体での状態に近い皮膚片，コラーゲンゲル上での初代培養線維芽細胞に対して増殖促進効果が認められた。線維芽細胞は生体ではコラーゲン繊維に囲まれており，このような状態では増殖が停止している。そのため，プラスチック上での増殖は生体での反応を反映しないと考えている。当然のことであるが in vitro の実験でも in vivo の現象を再現できる系を確立することが重要である。しかし，図8-3に示すように増殖を停止させた皮膚の無血清培地に200μMのPro-Hypを添加すると，線維芽細胞の皮膚からの遊走

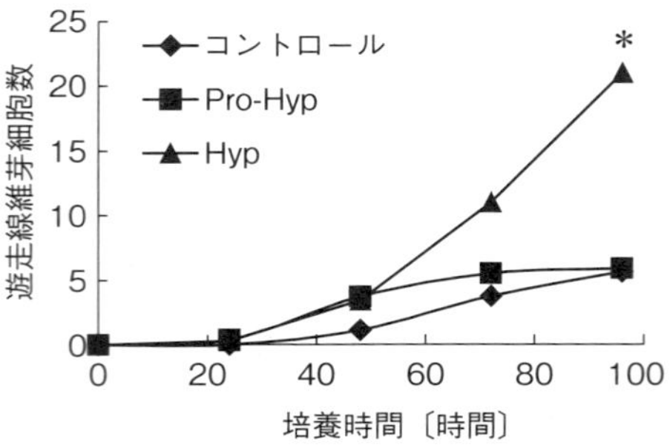

図8-3　非血清培地中でマウス皮膚片から遊走してきた線維芽細胞数[15]

Pro-Hypの添加により有意に遊走してきた細胞数が増加している（*）。

数を有意に増加させた[15]。さらに遊走してきた線維芽細胞をコラーゲンゲル上で培養したところ，Pro-Hyp の非存在下では子ウシ胎児血清を10％添加してもほとんど増殖しないが，Pro-Hyp の添加により用量依存的に線維芽細胞の増殖を促進した（図8－4）[15]。これらの知見は，食事由来の

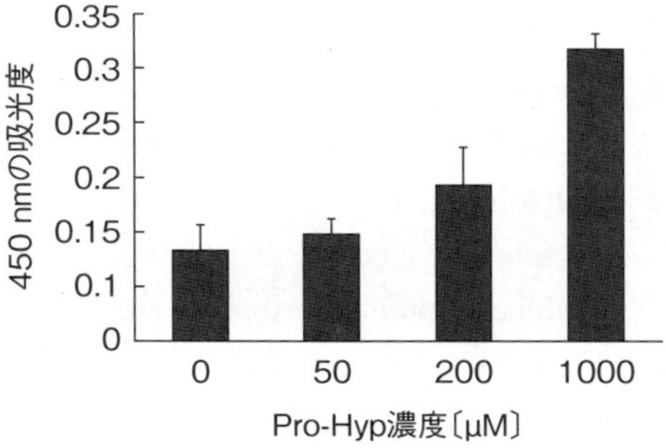

図8－4　コラーゲンゲル上での線維芽細胞の増殖に及ぼす Pro-Hyp の影響[15]

Pro-Hyp が線維芽細胞の増殖を促進することで皮膚のダメージの回復を促進し，皮膚の状態を改善する可能性が示唆される。他のヒト血中に認められた食事由来ペプチドについてもいくつかの生理機能を確認している。

6.　結　　　論

　従来の *in vitro* activity-guided fractionation 法に比べて高感度な網羅的な血中ペプチド解析法により，血中にはかなり多量の食事由来ペプチドが存在することが明らかとなった。これらのペプチドの同定を可能とするためクロマトグラフィーの組み合わせのほか，逆相 HPLC での分離と検出を容易とするプレカラム誘導化法が有効であることを示した。PITC で誘導化した場合はエドマン分解にもとづいた配列分析が可能であり，AccQ で誘導化した場合は MS/MS による配列分析が可能である。このようにして同定したヒト血中に存在する食事由来ペプチドを合成し，*in vitro* の実験により評価したところ細胞増殖能を示すペプチドが同定できた。このアプローチはペプチドの消化吸収と用量を考えた生理活性の評価が可能であり，食事由来の活性ペプチドの同定法として有用であると考えられる。

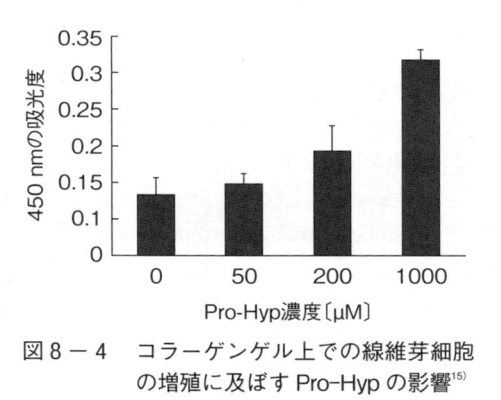

174 第8章 食事由来ペプチドの生体内での網羅的解析

文 献

1) Daniel H. : Molecular and integrative physiology of intestinal peptide transport. Annu Rev Physiol 2004 ; 66 ; 361 – 384.

2) Matsui T., Tamaya K., Seki E. et al : Absorption of Val-Tyr with in vitro angiotensin I-converting enzyme inhibitory activity into the circulating blood system of mild hypertensive subjects. Biol Pharm Bull 2002 ; 25 ; 1228 – 1230.

3) Foltz M., Meynen E. E., Bianco V. et al : Angiotensin converting enzyme inhibitory peptides from a lactotripeptide-enriched milk beverage are absorbed intact into the circulation J Nutr 2007 ; 137 ; 953 – 958.

4) Dia V.P., Torres S., De Lumen B.O. et al : Presence of lunasin in plasma of men after soy protein consumption. J Agric Food Chem 2009 ; 57 ; 1260 – 1266.

5) Iwai K., Hasegawa T., Taguchi Y. et al : Identification of food-derived collagen peptides in human blood after oral ingestion of gelatin hydrolysates. J Agric Food Chem 2005 ; 53 ; 6531 – 6536.

6) Ohara H., Matsumoto H., Ito K. et al : Comparison of quantity and structures of hydroxyproline-containing peptides in human blood after oral ingestion of gelatin hydrolysates from different sources. J Agric Food Chem 2007 ; 55 ; 1532 – 1535.

7) Inoue H., Iguch H., Kouno A. et al : Fluorometric determination of N-terminal prolyl dipeptides, proline, and hydroxyproline in human serum by pre-column high-performance liquid chromatography using 4- (5, 6-dimethoxy- 2-phthalimidinyl)-2-methoxyphenylsufonyl chloride. J Chromatogr 2001 ; 757B ; 369 – 373.

8) Ichikawa S., Morifuji M., Ohara H. et al : Hydroxyproline-containing dipeptides and tripeptides quantified at high concentration in human blood after oral administration of gelatin hydrolysate. Int J Food Sci Nutri 2010 ; 61 ; 52 – 60.

9) Postlethwaite A.E., Seyer J.M., Kang A.H. : Chemotactic attraction of human fibroblasts to type I, II, and III collagens and collagen-derived peptides. Proc Natl Acad Sci USA 1978 ; 75 ; 871 – 875.

10) Mizuno M., Kuboki Y. : Osteoblast-related gene expression of bone marrow cells during the osteoblastic differentiation induced by type I collagen. J Biochem 2001 ; 129 ; 133 – 138.

11) Roturier J. M., Le Bars D., Gripon J. C. : Separation and identification of hydrophilic peptides in dairy products using FMOC derivatization. J Chromatogr 1995 ; 696A ; 209 – 217.

文　献　175

12) Aito-Inoue M., Ohtsuki K., Nakamura Y. et al：Improvement in isolation and identification of food-derived peptides in human plasma based on precolumn derivatization of peptides with phenyl isothiocyanate. J Agric Food Chem 2006；54；5261-5266.

13) 小山洋一：コラーゲンの肌への作用・最新情報. 食品と開発 2009；44；10-12.

14) Tanaka M., Koyama Y., Nomura Y.：Effect of collagen peptide ingestion on UV-B-induced skin damage. Biosci Biotechnol Biochem 2009；73；930-932.

15) Shigemura Y., Iwai K., Morimatsu F. et al：Effect of prolyl-hydroxyproline (Pro-Hyp), a food-derived collagen peptide in human blood, on growth of fibroblasts from mouse skin. J Agric Food Chem 2009；57；444-449.

第3編

機能性タンパク質・ペプチドの発現・合成

第9章 健康機能性 GABA 強化米の開発
　　　～ OsGAD2の機能解析から遺伝子操作へ
　　　　　　　　　　　　　　　　……………………………赤間　一仁

第10章 最近のペプチド・タンパク質の
　　　　化学合成について
　　　　　　　　　　　　………大高　　章・重永　　章

第9章　健康機能性 GABA 強化米の開発
～ OsGAD2の機能解析から遺伝子操作へ

赤間　一仁*

1.　はじめに

　近年，食生活や生活習慣の急激な変化は，今までにない規模で疾病予備軍を生み出している。わが国において生活習慣病やメタボリックシンドロームと呼ばれるものの多くは，気がつかないうちに症状が進行し，脳卒中や心筋梗塞など重篤な病気を引き起こす危険をはらんでいる。厚生労働省「平成18年国民健康・栄養調査の概要」をみると，高血圧症（3,970万人），糖尿病（1,870万人），脂質異常症（1,410万人），肥満症（468万人）の数値から，国民のおよそ2人に1人がいずれかの症状に苦しんでいる実態が見える。これに加えて，スギ花粉症を始めとした様々なアレルギー疾患もまた年々増加している。国民生活の質（QOL）を維持し，医療費支出の増大に歯止めを掛けるためにも，抜本的な施策が求められている。

　「医食同源」の言葉通りに，日々の正しい食生活から健康維持に努めることは予防医学的な観点から極めて重要である。植物は成長分化や環境への適応のため様々な生理活性物質を作り出す。その中でヒトの健康維持と増進，病気の予防と治療に有効な物質は健康機能性成分と呼ばれる。1980年代以降に確立した植物形質転換技術を用いることで[1]，植物が持つ機能性成分を強化したり，新しい成分を付与することが可能になった。農業生産者に益をもたらす除草剤や病害虫に強い作物を第1世代の組換え作物と呼ぶのに対して，機能性成分を富化した作物は消費者利益にかなうことから，第2世代の遺伝子組換え作物と

---

*　島根大学生物資源科学部生物科学科

180　第 9 章　健康機能性 GABA 強化米の開発〜 OsGAD2 の機能解析から遺伝子操作へ

呼ばれている[2]。

　本章では最も重要な食用作物の一つであるイネにスポットを当てて，機能性タンパク質・ペプチドの発現とその利用を紹介する。まず始めに，イネを用いる上での基盤技術すなわち，形質転換イネを作出する方法，外来遺伝子を目的の組織（可食部である胚乳）に特異的に発現させる技術，機能性成分を米中に高濃度かつ安定的に集積させるための技術を代表的な事例を紹介しながら解説する。そして，現在，健康機能性成分として多くの効能が認められている「GABA」を取り上げ，筆者らが進めている GABA を強化した米の開発と，その米を用いた動物臨床試験を詳説する。最後に健康機能性米の将来を展望したい。なお，遺伝子組換え作物研究の現状とそれを取り巻く様々な問題に関しては優れた成書が数多く出ておりいくつかを参考図書として章末に加えた。

2.　健康機能性成分を強化した米の開発

（1）　機能性成分を米に蓄積させるための 3 つの基盤技術

1）形質転換系の確立

　アグロバクテリウム（*Agrobacterium tumefaciens*）は土壌細菌の一種であり，植物細胞に付着すると，自身が持つプラスミド上の DNA 領域（T-DNA：Transferred-DNA）を切り出し，植物ゲノムに転移させる能力を持つ。アグロバクテリウムはタバコ，シロイヌナズナなどの双子葉植物には容易に感染するために，形質転換体を作出する上で広く用いられている。一方，イネ，ムギなどの単子葉植物ではアグロバクテリウムを介した形質転換は従来，困難であった。よって，イネの形質転換はプロトプラストに直接 DNA を導入する手法が主流であった[1]。1994年に Hiei らは実験材料や感染条件に検討を加えた結果，種子の胚盤由来のカルス細胞を高濃度の誘導物質アセトシリンゴンを含む共存培養培地でアグロバクテリウムを感染させることが効果的であることを発見し，イネにおいて高い再現性を持つ形質転換法を開発することに初めて成功し

た[3]。以後，いくつかの改良が施され，胚盤の前培養時間を検討することで感染から個体再生までの時間短縮が可能になった[4]。イネ形質転換法は主に日本晴やキタアケなどの実験用品種を用いたものが主流であったが，最近，良食味米品種のコシヒカリを用いて，バクテリアの薬剤耐性遺伝子ではなくイネ遺伝子を選抜マーカーとしたより実用性の高い形質転換法が開発された[5]。

2）プロモーター

外来遺伝子を植物細胞内で発現させるとき，その発現量と組織特異性は用いる遺伝子のプロモーター配列（遺伝子の発現量を調節する DNA 領域）に依存する。イネの胚乳に機能性成分を蓄積させる場合，種子貯蔵タンパク質をコードする遺伝子のプロモーターが一般に用いられている。イネ種子ではグルテリン，プロラミン，グロブリンが主要な貯蔵タンパク質である。その中でグルテリンの占める割合は60％と最も高い。グルテリンをコードする遺伝子は遺伝子族を形成しているが，その中でも，*GluB-1* 遺伝子の発現量は高くその調節機構が詳細に解明されており，そのプロモーターは高発現性と種子特異性から広く利用されている[6]。種子貯蔵タンパク質プロモーターの網羅的な調査から，グルテリン GluB-4，26 kDa グロブリン，10 kDa と16 kDa プロラミンをコードする遺伝子プロモーターも，また，高い発現と胚乳特異性を持つことが判明している[7]。

3）タンパク質の安定的な集積

米の胚乳組織で合成されたタンパク質は高度に集積してタンパク質顆粒（PB：protein body）を形成する。PB は種子内で安定して保持され，米が炊飯後に食されることで消化酵素によって分解される。胚乳内にはその起源や形態の異なる 2 種類の PB（PBI，PBII）が存在する。プロラミンは小胞体（ER：endoplasmic reticulum）に由来する PBI に，グルテリンやグロブリンは，タンパク質貯蔵型液胞である PBII に集積する。これらタンパク質の PB への集積プロセスの研究成果をもとにして，機能性タンパク質のN末端側に貯蔵タンパク質のN末端部分やC末端側に ER 係留シグナル（ER retention signal：KDEL）を付加することで PB における蓄積量が高まることがわかった。また，50アミ

ノ酸残基以下の生理活性ペプチドは直接発現させると蓄積の前に分解されてしまう。よって，機能性ペプチドを集積させるために，複数のペプチドを並列して，グルテリンなどの貯蔵タンパク質と融合して発現させることが有効であることが示されている[8]。その際に，ペプチドの間に消化酵素の認識アミノ酸残基（トリプシンの場合，塩基性のアミノ酸残基のRとK）をスペーサーとして挿入することで，摂食後に目的のサイズのペプチドとして腸管から吸収されることが期待される。また，Onishi ら（2004）は，ヘキサマーの血圧降下ペプチドを2残基（QR）のスペーサーを挟んだ繰り返し配列として貯蔵タンパク質に組み込み，ペプシンによる in vitro 消化実験を行った結果，その派生効率がより高まることを報告している[9]。

（2） 健康機能性米の開発

表9－1は米中の機能性成分を強化（あるいは新たに付与）した遺伝子組換えイネを示す。植物細胞内に蓄積させる成分から大きく3つのカテゴリーに分類できる。1つは代謝系の鍵酵素をコードする遺伝子の発現の改変である。近

表9－1　健康機能性を高めた第2世代の遺伝子組換えイネ

期待される効果	蓄積した機能性成分	導入した遺伝子	文献[*]
	代謝産物		
必須アミノ酸の付与	トリプトファン	改変アントラニル酸合成酵素	10
免疫力の向上	ビタミンA	フィトエン合成酵素 フィトエン不飽和酵素 リコペンβ-シクラーゼ	11, 12
加齢に伴う老化予防	コエンザイムQ10	デカプレニル二リン酸合成酵素	13
生活習慣病の予防	GABA	改変グルタミン酸脱炭酸酵素	14
	機能性タンパク質		
貧血症の予防	フェリチン	ダイズフェリチン	15
感染予防	ラクトフェリン	ヒト由来ラクトフェリン	16
	生理活性ペプチド		
血糖値の降下	グルカゴン様ペプチド1（GLP-1）	ヒトGLP-1のイネグロブリンとの融合	17
スギ花粉症の緩和	ヒトT細胞エピトープ（Crp）	7つのCrpを連結したハイブリッド	18
血圧正常化	改変オボキニン	複数の改変オボキニンのグルテリンとの融合	19

＊章末文献番号

年ゲノム解析の進展により各種代謝経路を構成する遺伝子が容易に同定できるようになり，その経路や代謝成分の増強・改変は遺伝子操作により可能になった。また，遺伝子導入は複数の遺伝子を同時に行うことができるために，代謝経路をセットで組み込むことも可能である。これらにより，特定の代謝産物（アミノ酸，ビタミン，脂肪酸など）の増大が図られる。発展途上国でのビタミンAの欠乏が原因で起こる子供の失明や感染症に対処するために開発されたゴールデンライス（ビタミンAの前駆体であるβ-カロテン含量を胚乳内に飛躍的に高めたもの）はその代表例[11, 12]である。2つ目として，機能性タンパク質をコードする遺伝子を植物細胞内に過剰発現させるものである。ミネラルの中で鉄は重要でありその不足は貧血，免疫力の低下など様々な疾病の原因になる。分子内に大量の鉄を蓄積できるフェリチンタンパク質をコードする遺伝子を過剰発現させた米が開発されており，非形質転換種子と比べて鉄含量が2〜3倍高まることが示されている[15]。3つ目として，植物が本来合成しない抗原タンパク質の一部（抗原エピトープ）やホルモンなどの生理活性ペプチドをコードする遺伝子を過剰に発現させることでワクチンや薬としての効果をもたらすものである。感染症，高血圧や花粉症の予防効果が期待されており，スギ花粉症を緩和する米も開発されている。モデルマウスを使った臨床実験により，この米はマウスのアレルギー反応（IgE抗体量，ヒスタミン量，くしゃみの回数）を低下させることが示された[18]。

3. GABA を高濃度に含む健康機能性米の開発

（1） GABA の発見と生理作用

1）GABA の発見[20, 21]

γ-アミノ酪酸（GABA：<u>G</u>amma-<u>A</u>mino<u>B</u>utyric <u>A</u>cid）は非タンパク質態のアミノ酸の一種であり，1950年に哺乳動物の脳から初めて抽出された。その後の研究により，GABA は中枢神経における重要な抑制性神経伝達物質の一つで

あることがわかった。また，パーキンソン病やてんかん患者では脳髄液中のGABA含有量が低下していたことから治療薬としての期待が高まった。実際に，GABAは脳への血流の改善や酸素供給を活発にする働きがあることが明らかにされ，脳代謝を亢進させる治療薬として，脳卒中，頭部外傷・脳動脈後遺症に起因する頭痛，耳鳴り，意欲減退などの症状の改善に用いられてきた。

2）GABAを豊富に含む作物・食品

　現在ではGABAは動物だけでなく，細菌や植物も合成する普遍的なアミノ酸の一種であることがわかっている。表9－2は植物由来の食材に含まれるGABA量を示している[22]。野菜ではトマト，ジャガイモ，ナスが，果実ではミカンなどの柑橘類やブドウが高濃度のGABAを含む。また，温水に短時間浸漬させた玄米[23]，茶葉を嫌気的な処理を行った緑茶[24]などの加工食品や乳酸菌発酵[25]による高濃度GABA素材の開発が盛んに行われている。GABAは米の中でも胚芽に蓄積されやすいことから，巨大胚芽系統のイネ品種[26]や糖質米新品種[27]も開発されている。

3）食品に含まれるGABAの生理機能

　GABAを富化した食材を用いた調査から，GABAは記憶・学習機能の改善や認知症の予防や改善にも効果をあることがわかった[28]。この他に，ストレス緩和や精神安定作用[29]，更年期障害[28]，血圧調整作用・血中脂肪の低減・内臓機能の改善・がん抑制作用[30]，慢性アルコール性肝炎の改善[31]などその効果は極めて多岐にわたっている。特に，血圧調整作用を筆頭に生活習慣病のほとんど

表9－2　食品に含まれるGABA含量（mg/100 g）[22]

野菜類				果実類			
トマト	62.6	エダマメ	6.4	ブドウ	23.2	ハッサク	5.5
ジャガイモ	35.0	ニンジン	6.2	温州ミカン	17.5	キウイ	3.3
ナス	20.0	ダイコン	5.5	ユズ	12.4	ポンカン	2.3
カボチャ	9.7	レタス	1.9	甘夏ミカン	12.1	モモ	1.7
キャベツ	8.2	タマネギ	1.4	ネーブル	11.5	富裕柿	1.5
カブ	8.2	ホウレンソウ	1.3	イヨカン	10.0	イチジク	1.0
キュウリ	7.2	ハクサイ	1.0	ビワ	8.0	ナシ	0.1

3. GABA を高濃度に含む健康機能性米の開発　　185

の症状の改善に寄与することから，特定の症状の改善にかかわる機能性成分の枠を超えてより幅広い健康機能性を示す成分といえる。これに加えて，GABAタブレットを用いたヒトへの長期投与試験により GABA そのものの安全性も確認されている[32]。

（2）　GABA 代謝系と植物におけるストレス応答

1）GABA 代謝系

　上述のように，すべての生物は GABA 合成系を持つ（図 9 - 1）。GABA は，補酵素ピリドキサール 5'-リン酸存在下でグルタミン酸脱炭酸酵素（GAD：glutamate decarboxylase）によるグルタミン酸の脱炭酸反応により合成される。細胞内に蓄積した GABA は，GABA アミノ基転移酵素（GABA-T：GABA transaminase）によりコハク酸セミアルデヒド（SSA：succinic semialdehyde）に，SSA はコハク酸セミアルデヒド脱水素酵素（SSADH：SSA dehydrogenase）によりコハク酸に変換される。バクテリアや哺乳動物では α-ケトグルタル酸依存の GABA-TK（α-ketoglutarate-dependent GABA-T）

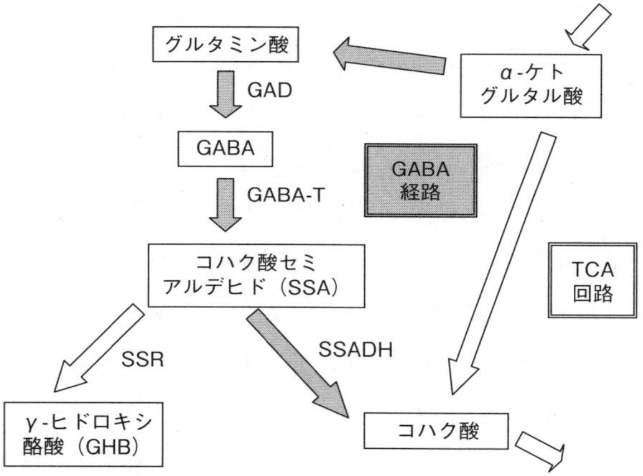

図 9 - 1　GABA 代謝系

GAD：グルタミン酸脱炭酸酵素，GABA-T：GABA アミノ基転移酵素，SSADH：コハク酸セミアルデヒド脱水素酵素，SSR：コハク酸セミアルデヒド還元酵素

のみが見つかっているのに対して，植物では GABA-TK 活性のほかに，ピルビン酸依存の GABA-TP（pyruvate-dependent GABA-T）活性を持つものもあり，むしろ後者の方が活性は高い[33]。遺伝子レベルでは GABA-TP をコードするものがシロイヌナズナとトマトから単離されている[34, 35]。興味深いことに，これら GABA-TP はグリオキシル酸（glyoxylate）もアミノ基受容体として利用することが明らかにされた。TCA 回路（tricarboxylic acid cycle）のバイパス経路である上述の GABA 代謝系は GABA 経路（GABA shunt）と呼ばれる。コハク酸が TCA 回路に供給されることで，回路の代謝回転とグルコース代謝が促進され，これが脳の血流と酸素供給量の増大に寄与していると考えられている[36]。また，SSA は SSA 還元酵素（SSR：succinic semialdehyde reducatase）により γ-ヒドロキシ酪酸（GHB：γ-hydroxybutyric acid）に変換される経路もある。緑茶や大豆スプラウトを酸素欠乏下に置くと GABA のみならず，GHB 含量も上昇することが知られている[37]。

2）ストレス応答[38]

　植物では低温，無酸素，冠水，機械的刺激など様々な環境ストレスが引き金となり，細胞内の GABA 含量が一過的に増大することが以前から知られていた。興味深いことに，同様のストレスは細胞内へのカルシウムイオン（Ca^{2+}）の流入を引き起こすことから，GABA の蓄積は Ca^{2+} を介した情報伝達系が関与しているのではないかと推測された。1993年に Baum らは Ca^{2+} 結合タンパク質であるカルモジュリン（CaM：calmodulin）をプローブ（検索子）として植物（ペチュニア）の cDNA 発現ライブラリーから Ca^{2+}/CaM 結合タンパク質をコードする遺伝子クローンを単離した。その構造を解明した結果，それは GABA 合成にかかわる GAD をコードする遺伝子であった。実際に，ペチュニア GAD の推定アミノ酸配列のC末端部分に約30アミノ酸残基のカルモジュリン結合部位（CaMBD：CaM binding domain）が存在していた。その後，シロイヌナズナ，タバコ，トマトなどの様々な双子葉植物から GAD をコードする cDNA が単離・解析された。そして，植物 GAD はC末端に CaMBD を例外なく保持することがわかった。植物 cDNA を元にして合成された植物 GAD は

3. GABA を高濃度に含む健康機能性米の開発　187

試験管内で Ca²⁺/CaM に依存して酵素活性が高まることが確かめられた。つまり，様々な環境ストレスに応答することで，Ca²⁺濃度が細胞質で高まり，Ca²⁺を受容した CaM が CaMBD を介して結合することで GAD の活性化がなされ，細胞内で GABA が蓄積するのである。先に述べたように，玄米をお湯に浸漬したり，茶葉に嫌気的な処理をすることで GABA を富化した食品が開発されている。そのもとをただせば，GAD 酵素のストレスによる活性化が大きく寄与していたものと考えられる。

　最近では，ジャガイモ塊茎に様々なストレス処理[39]を施すことや収穫したトマトを低酸素/高濃度二酸化炭素で処理[40]することによっても GABA が高まることがわかっている。

（3）　GABA を高濃度に含む米開発の背景とストラテジー

1）イネから GAD 遺伝子の単離

　筆者らはイネのゲノムプロジェクトが完了する以前に，イネの cDNA ライブラリーとゲノム DNA ライブラリーから2種類のイネ GAD 遺伝子（GAD1，GAD2と呼ぶ）を単離してその一次構造を解明した[41]（現在ではゲノムプロジェクトの完了によりイネは5つの GAD 遺伝子族からなることが判明）。イネGAD の推定アミノ酸配列は双子葉植物のものと高い相同性（70～80％）を示した。いずれのイネ GAD も C 末端に大腸菌やヒトの GAD にはない余分な配列を持っており，CaMBD と予想された。図9－2はペチュニア GAD とイネ

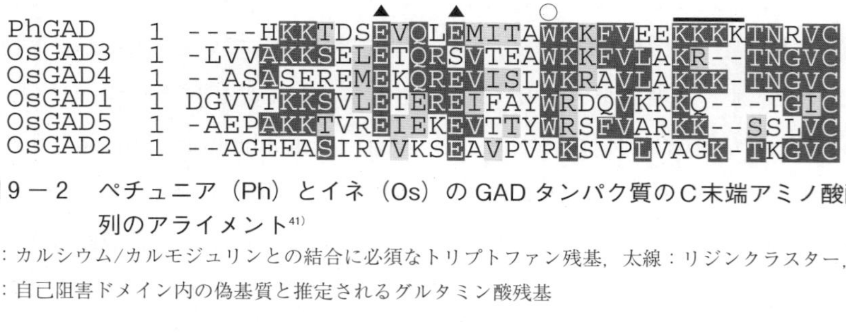

```
PhGAD   1 ----HKKTDSEVQLEMITAWKKFVEEKKKKTNRVC
OsGAD3  1 -LVVAKKSELETQRSVTEAWKKFVIAKR--TNGVC
OsGAD4  1 --ASASEREMEKQREVISLWKRAVLAKKK-TNGVC
OsGAD1  1 DGVVTKKSVLETEREIFAYWRDQVKKKQ---TGIC
OsGAD5  1 -AEPAKKTVREIEKEVTTYWRSFVARKK--SSLVC
OsGAD2  1 --AGEEASIRVVKSEAVPVRKSVPLVAGK-TKGVC
```

図9－2　ペチュニア（Ph）とイネ（Os）の GAD タンパク質の C 末端アミノ酸配列のアライメント[41]

○：カルシウム/カルモジュリンとの結合に必須なトリプトファン残基，太線：リジンクラスター，
▲：自己阻害ドメイン内の偽基質と推定されるグルタミン酸残基

188　第9章　健康機能性 GABA 強化米の開発〜 OsGAD2 の機能解析から遺伝子操作へ

GAD のC末端部分のアミノ酸配列（約30アミノ酸残基）のアライメントを示している。相同性はさほど高くはないが，中央部のトリプトファン残基(W)や塩基性アミノ酸残基リジン(K)のクラスターなどの保存された領域が存在し，全体として塩基性アミノ酸に富む両親媒性の α ヘリックス構造が予測される。これらの構造的な特徴が Ca^{2+}/CaM との結合に重要な役割を果たすことはペチュニアですでに指摘されていた[42, 43]。ところが驚いたことに，GAD2では保存領域に置換がみられ，構造予測も他と大きく異なっていた。実際にこのC末端部分とウシ CaM との *in vitro* 結合実験を Ca^{2+} 存在下で行った結果，GAD1由来のものは結合が見られたのに対して，GAD2由来のものは結合しなかった[41]。よって，イネ GAD1が双子葉植物型の Ca^{2+}/CaM 依存型酵素であるのに対して，GAD2は新規な Ca^{2+}/CaM 非依存型酵素と考えられ，その活性調節は通常のものとは大きく異なると予想された。現在まで CaMBD を欠く植物 GAD はイネ（*Oryza sativa* L.）でしか見つかっていない。

2）イネ GAD2タンパク質の機能解析

　イネ GAD2から見つかった新規なC末端側ペプチド領域（CP：C-terminal peptide）の機能を調べるために，*GAD2* 遺伝子と CP をコードする部分を人工的に欠失させた *GAD2* 遺伝子（*GAD2ΔC* と呼ぶ）をそれぞれ大腸菌発現ベクターに組み込み，融合タンパク質 GAD2と GAD2ΔC を合成した。これら精製タンパク質の *in vitro* 酵素活性を生理的な条件下で調べた結果，野生型 GAD2は Ca^{2+}/CaM の有無にかかわらず酵素活性は低レベルであった。一方，GAD2ΔC は，GAD2と同じく Ca^{2+}/CaM に非依存であったが，驚いたことに，活性は約40倍近くも増大した[44]（図9−3）。このことは，GAD2のC末端部分は触媒ドメインに対して阻害効果を持つことを示している。CaM 依存性キナーゼやミオシン軽鎖キナーゼ（MLCK）のように CaMBD を持つタンパク質の中にはこの領域と自己阻害ドメイン（AID：autoinhibitory domain）がオーバーラップするものが知られている[45]。AID は偽基質ドメイン（pseudosubstrate domain）を含み，活性部位と結合することで真の基質が取り込まれることを妨げる。しかし，AID 近傍に Ca^{2+}/CaM が結合することでそ

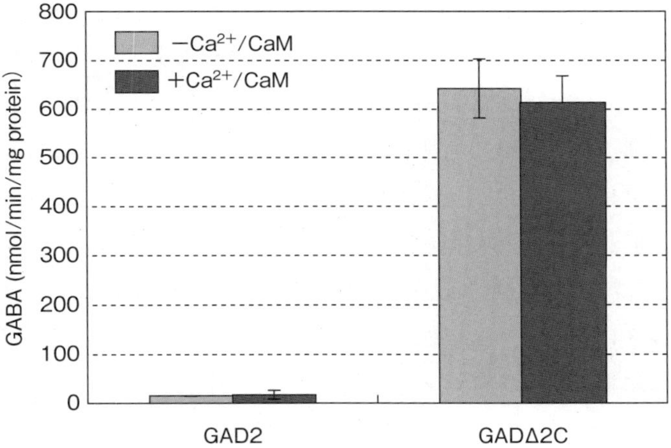

図 9 − 3　イネ GAD2 とその改変 GAD2ΔC の *in vitro* 酵素活性[44]

の構造変化が引き起こされ，活性部位が AID から解放され酵素活性は高まる。MLCK では AID の人工的な欠失が約15倍の活性上昇を引き起こすことが観察されている[46]。ペチュニア GAD では，CaMBD に対するモノクローナル抗体が Ca^{2+}/CaM と同様に酵素活性の増大を引き起こすことから[47]，正確な同定はなされていないが，この CaMBD と重なる領域に AID が存在するものと思われる。Yap ら（2003）は NMR 法を用いて，2分子のペチュニア GAD の CaMBD は1分子の CaM と互いに逆平行に配置して結合することを明らかにした。CaMBD 内の E（グルタミン酸残基）（図 9 − 2）が偽基質（pseudosubstrate）として働き，CaM との結合により構造変化が起き活性部位から離れるのではないかと考えられている[48]。イネ GAD2は CP の人工的な除去により酵素活性の上昇が引き起こされたことから，CaMBD を持たないにもかかわらず，それに対応する C 末端領域は強力な AID として働くものと考えられる。よって，その人工的な除去が極めて高い酵素活性の回復をもたらしたものと推測される。

3）改変したイネ *GAD2ΔC* 遺伝子の細胞内での過剰発現

　in vitro で GAD2 ΔC が高い酵素活性を示したことから，生体内での

190　第9章　健康機能性GABA強化米の開発〜OsGAD2の機能解析から遺伝子操作へ

GAD2ΔC 遺伝子の過剰発現を行い，その酵素活性と GABA 蓄積量を調べた。*GAD2ΔC* 遺伝子をイネ形質転換用のプラスミドベクターの T-DNA 領域の35 Sプロモーター（カリフラワーモザイクウイルス由来のもので，導入した遺伝子はイネのすべての組織で恒常的に発現）と転写終結配列の間に組み込んだ。アグロバクテリウムを介した形質転換法によりキメラ遺伝子をイネカルス細胞に導入し，形質転換カルス系統株を選抜した。選抜カルス細胞からアミノ酸を抽出し，自動アミノ酸分析装置を用いて GABA 含量を測定した。この結果，野生型のカルスに比べて，*GAD2ΔC* 過剰発現カルスの中には GABA が100倍以上も高濃度に蓄積するクローンが見つかった[44]（図9－4 A）。この増大が導入遺伝子の過剰発現によることはタンパク質解析によって検証した（図9－4 B）。また，これらのカルスから全タンパク質を抽出して *in vitro* GAD 活性を調べた結果，3.5 nmol GABA/min/mg/protein であり，非組換え型のものの値（0.65 nmol GABA/min/mg/protein）に比べて約5倍の増大が観察された。カルス細胞はシュート再生培地に移し，植物体を再生させた。根，茎，葉からアミノ酸を抽出して定量分析を行ったが，いずれの組織ともに高濃度 GABA が

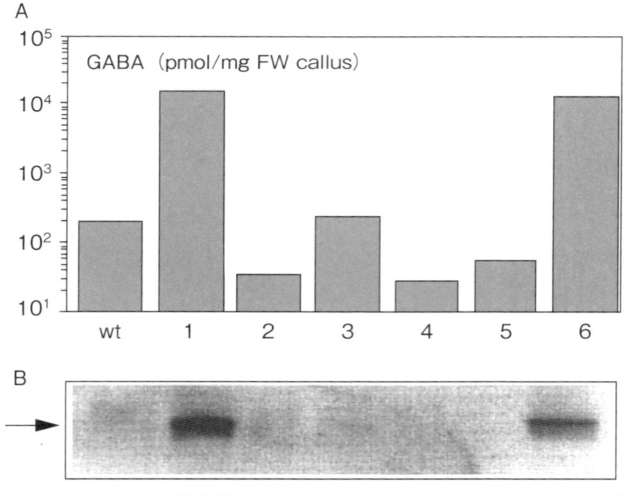

図9－4　イネ *GAD2ΔC* 過剰発現カルスの GABA 分析(A)とタンパク質分析(B)[44]
wt：非形質転換イネカルス，1〜6：組換えイネカルス

3. GABAを高濃度に含む健康機能性米の開発　191

検出された。しかし，植物は矮性形質を示しただけでなく，葉は黄化し，土に移植しても開花後に結実しなかった。明らかに，栄養器官における高濃度GABAの蓄積がイネの正常な成長に影響を及ぼしたものと考えられる。過剰なGABAが成長分化に影響することはCaMBDを欠失させたペチュニアGAD遺伝子を導入した形質転換タバコ[49]やシロイヌナズナのGABA-T突然変異株でも観察されている[50]。

4）イネGAD2ΔC遺伝子の胚乳での特異的発現

　上述の影響を回避し，コメ可食部（胚乳）のみにGABAを蓄積させるために，先述したイネ種子貯蔵タンパク質のグルテリン遺伝子（GluB-1）プロモーターをGAD2ΔCに連結した植物発現ベクターを構築した（図9-5A）。アグロバクテリウムを介したイネ形質転換法に従って品種日本晴を親株として組換え

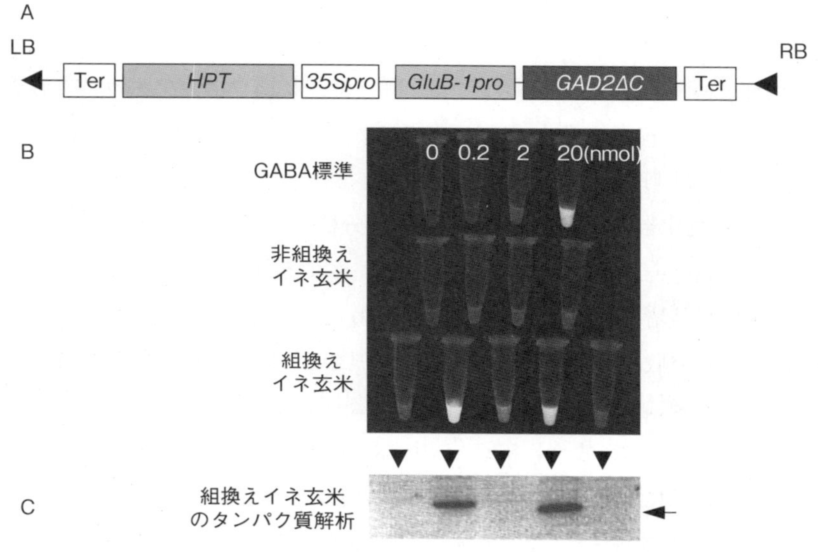

図9-5　アグロバクテリウムを介したイネの形質転換

(A)イネ形質転換に用いたTiプラスミドのT-DNA領域の構造。35S pro：カリフラワーモザイクウイルス35Sプロモーター，HPT：ハイグロマイシン耐性遺伝子，Ter：転写終結配列，GluB-1 pro：グルテリン遺伝子GluB-1プロモーター，GAD2ΔC：改変イネGAD2ΔC遺伝子，RBとLB：T-DNAの右と左の境界配列，(B)GABase（シグマ社製）を用いた玄米のGABA含量の蛍光測定，(C)組換えイネ玄米の抗GAD2抗体を用いたウェスタン解析。

イネ系統を確立した。穂が出てから1ヶ月後に種子をサンプリングして
GABA含量を測定した。多検体の玄米を1粒ずつでGABAの測定を行うため
にGraham & Aprison（1966）によって開発された間接蛍光法[51]を改変して用
いた。その原理は以下のとおりである。GABAは，$NADP^+$存在下でα-ケトグ
ルタル酸をアミノ基受容体としてGABA-TとSSADHによる2段階の連続し
た酵素反応によりコハク酸に変換される（*Pseudomonas*から部分精製された，
これらの反応を触媒するGABaseがシグマから販売されている）。この際，
$NADP^+$は還元されNADPHが産生される。NADPHを蛍光測定することによ
りGABA含量を間接的に求める[52]。図9-5Bのように，分析した非組換え
イネ玄米と組換えイネ玄米サンプルは蛍光強度に明確な差が認められた。組換
え米の強い蛍光は同じ玄米から抽出したタンパク質の発現レベルと一致してお
り（図9-5C），玄米中の高濃度GABAは，導入した*GAD2ΔC*遺伝子の過
剰発現によるものであることが確かめられた。作出した十数系統の組換えイネ
の世代を進めてGABAを含めたアミノ酸分析と収量や稔性などの農業形質の
調査から，2系統の組換えイネを選抜した。作出した組換えイネ系統米を，
GABA強化米と呼ぶ。

5）GABA強化米の中規模試験栽培と成分分析

　選抜した組換えイネ2系統の種籾をもとにして5月上旬に特定網室（遺伝子
組換え植物の栽培のための特殊な温室，約40㎡）で栽培を開始した。開花から
1ヶ月の時点で収穫し，80℃で2時間熱処理を施した。種籾は籾摺り後，玄米
は精米機で白米にし（図9-6A），導入遺伝子産物と遊離アミノ酸の蓄積量を
調べた。図9-6Bのように抗GAD2抗体を用いたタンパク質解析から，2系
統の組換え白米にGAD2ΔCの蓄積が観察された。表9-3は主要な遊離アミ
ノ酸の分析結果を示したものである。非組換え米では白米100g当たりで，
GABA量は0.5mgにすぎないが，組換え系統47-52と78-87ではそれぞれ14mg，
7mgと30倍，15倍の増大であった[14]。このGABA蓄積量はGAD2ΔCタンパ
ク質の発現量とほぼ一致していた（図9-6B）。商品化されている発芽米の
GABA含有量が10～20mg/100gであることを考えると，組換え系統47-52は，

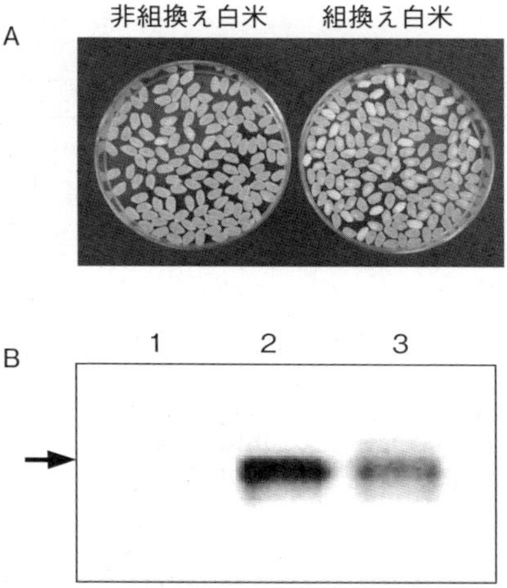

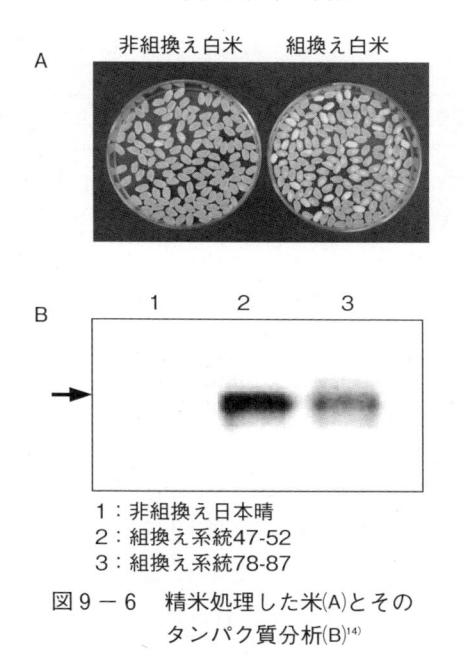

ほぼそれに匹敵する。また，興味深いことに GABA 強化米では，多くのタンパク質態のアミノ酸の含有量も増加していた。系統47-52では，グリシン，ロイシン，リジンが非形質転換体に比べて，約10倍近い増大であった。どのような機構により GABA 以外の遊離アミノ酸が増大したのか大変興味深い。2つの系統を比較すると，GABA 含量と遊離アミノ酸含量は正の相関がある。さらに，低温ストレスによる GABA の上昇は他の遊離アミノ酸の増大を伴うこと[53]や GAD 発現抑制の形質転換トマトでも同様な傾向が観察され

図 9 − 6 　精米処理した米(A)とそのタンパク質分析(B)[14]

ている[54]。これらの知見により，GABA 代謝系が何らかの形でタンパク質態のアミノ酸代謝全般の亢進をもたらしたものと考えられる。近年，アミノ酸はタンパク質合成の単なる部品にとどまらず，細胞内で様々な生理機能を持つことが次々に報告されている[55]。よって，開発した GABA 強化米は GABA 本来の生理機能のみならず，アミノ酸全般が富化された米として新規機能を発揮することも期待される。非組換えイネ日本晴と2種類の組換え系統由来白米の成分を定量分析して比較検討した結果，基礎成分（水分，タンパク質，脂質，灰分，炭水化物），ミネラル（Na，P，Fe，Ca，K，Mg，Zn），ビタミン類（ビタミン B$_1$，ビタミン B$_6$，ビタミン E）の各項目で有意差は見いだされなかった[14]。よって，GABA 強化米はアミノ酸のみが強化された米であるといえる。

194　　第 9 章　　健康機能性 GABA 強化米の開発〜 OsGAD2 の機能解析から遺伝子操作へ

表 9 - 3　　白米に含まれる遊離アミノ酸含量[14]

アミノ酸	非組換え日本晴	組換え系統47-52		組換え系統78-87	
	(mg/100 g 白米)				
Asp	8.63±3.64	7.16±1.89	(0.8)	6.31±2.44	(0.7)
Ser	0.25±0.10	1.08±0.21**	(4.4)	0.79±0.24*	(3.2)
Asn	3.67±0.13	7.51±1.11**	(2.0)	6.06±0.77**	(1.7)
Glu	6.62±0.21	7.07±1.03	(1.1)	7.70±1.02	(1.2)
Gln	1.49±0.05	1.89±0.29*	(1.3)	1.14±0.17*	(0.8)
Gly	0.49±0.17	4.71±1.66**	(9.5)	3.55±0.35**	(7.2)
Ala	1.66±0.56	10.58±2.76**	(6.4)	6.48±2.62*	(3.9)
Val	0.41±0.02	2.13±0.37**	(5.1)	1.52±0.21**	(3.7)
Cys	0.02±0.01	0.03±0.02	(2.1)	0.02±0.03	(1.3)
Met	0.01±0.01	0.14±0.11	(10.6)	0.13±0.11	(9.7)
Ile	0.15±0.01	0.86±0.12**	(5.7)	0.60±0.07**	(4.0)
Leu	0.14±0.01	1.19±0.18**	(8.7)	0.89±0.09**	(6.5)
Tyr	0.11±0.00	0.48±0.07**	(4.5)	0.36±0.04**	(3.4)
Phe	0.08±0.02	0.53±0.06**	(6.8)	0.36±0.02**	(4.6)
GABA	0.51±0.03	14.01±1.91**	(27.7)	6.66±0.62**	(13.2)
His	0.20±0.01	0.41±0.07**	(2.1)	0.30±0.04**	(1.5)
Lys	0.10±0.04	0.84±0.10**	(8.4)	0.60±0.03**	(5.9)
Arg	0.40±0.02	1.20±0.18**	(3.0)	0.98±0.15**	(2.5)
Pro	0.63±0.45	3.42±1.20**	(5.4)	2.25±0.71**	(3.6)

数値：平均値±標準偏差
（　　）内の数値：非組換え米の平均値を 1 としたときの値
*$p<0.05$, **$p<0.01$（対非組換え）

（4）　本態性高血圧自然発症ラット（SHR）を用いた
　　　GABA 強化米の臨床試験

1）GABA と高血圧

　生活習慣病の中で高血圧症の占める割合は大きく，高血圧症になると，心臓，腎臓などにおける重篤な疾患の誘発や脳卒中の発症リスクが高まる。厚生労働省「平成17年度国民医療費の概況」によると，高血圧性疾患の医療費は約 1 兆 9 千億円にものぼり，同年度の総医療費のおよそ 6 ％を占める。世界的にみても高血圧症は増加傾向にあり，その患者数は2025年に成人の30％に達すると予想されている[56]。GABA の血圧調整作用はよく知られているが，その血圧上昇の抑制作用のメカニズムは以下のように考えられている。GABA は延髄の運

動中枢神経に働くことで，腎臓でナトリウムの排出を促進し，同時に血圧上昇を促す抗利尿ホルモンの分泌を阻害することで水の再吸収が抑制される。これにより，血管が拡張し，血圧が低下する[57]。一方，GABA は脳血液関門を通過できないと一般に考えられていることから，腸管から吸収された GABA が末梢の交感神経系に作用して降圧作用を示すという報告もある[58]。最近，Hayakawa ら（2005）は，GABA が腎臓の交感神経終末に局在する GABAB 受容体に作用し，ノルアドレナリンの分泌を抑制することでレニン分泌が低下し，血圧上昇ホルモンであるアンジオテンシン II の産生が抑制されることによって，長期的な血圧降下作用が生じる可能性を指摘している[59]。

2）本態性高血圧自然発症ラット（SHR）への投与試験

a．実験材料と方法　本研究により開発された GABA 強化米が高血圧の抑制作用を示すのかを 2 種類の本態性高血圧自然発症ラット（SHR：spontaneously hypertensive rat）（図 9 − 7）を用いて検証した。SHR は週齢に従って血圧が上昇する病態を示し，高血圧・循環器疾患の研究に広く用いられているだけでなく，血圧の調整作用を持つ食品機

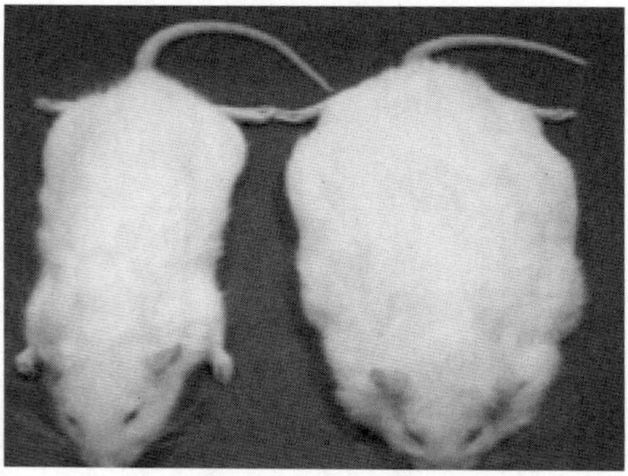

図 9 − 7　本態性高血圧自然発症ラット
左：SHR/NcrlCrlj，右：SHR/Ndmcr-cp

能性成分の臨床試験に汎用されている[60]。最初の実験では32匹のラット（SHR/NC：SHR/NcrlCrlj，8 週齢，オス）に 2 週間普通食を与えて馴化した後に，8 匹ずつ 4 群に分けた。それぞれの群のラットに対して，4 種類の米懸濁液（ラット体重 1 kg 当たりで以下の GABA を含むサンプル：0.016 mg含有非組換え米，0.1 mg含有 GABA 強化米，0.5 mg含有 GABA 強化米，0.5 mgの精製GABA）を 6 週間にわたり毎日午前に胃ゾンデを用いて直接経口投与した。1週間ごとにラットの体重を測定し，血圧は非観血式自動血圧測定装置を用いて測定した。同様の実験を，高血圧のほかに，肥満，糖尿病，高脂血症を併発し

196　第9章　健康機能性 GABA 強化米の開発〜 OsGAD2 の機能解析から遺伝子操作へ

たメタボリックシンドローム・ラット（SHR/cp：SHR/Ndmcr-cp）を用いても

行った。

b．実験の結果　　SHR/NC に対する非組換え米の投与群では，投与開始から

6 週まで血圧が徐々に上昇し，165 mmHg から185 mmHg に達した。図 9 − 8

A に示したように，0.1 mg GABA 米投与群では血圧上昇に対する抑制効果は見

られたものの，非組換え米投与群と有意差は認められなかった。0.5 mg GABA

米投与群では，投与開始から 4 週目以降に血圧上昇が有意に抑制された。これ

に対して，0.5 mg精製 GABA 投与群では血圧上昇の抑制傾向は見られたものの

有意差はなかった。GABA 強化米の血圧上昇の抑制作用は GABA 単体の成分

によるのではなく，顕著に富化された遊離アミノ酸との相乗的な作用による可

能性が考えられる。精製 GABA のみでは十分な降圧作用を示さないとの報告

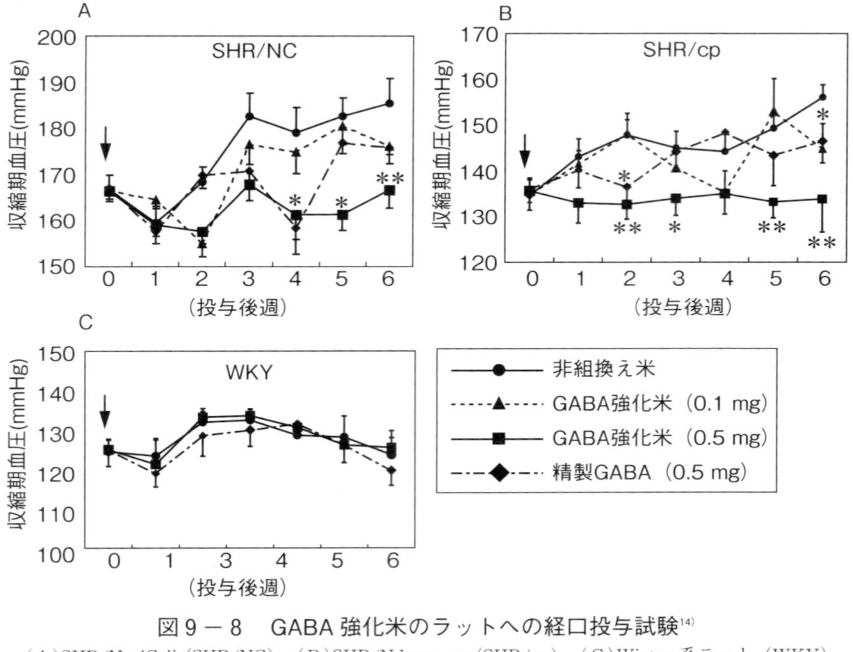

図 9 − 8　GABA 強化米のラットへの経口投与試験[14]
（A）SHR/NcrlCrlj（SHR/NC），（B）SHR/Ndmcr-cp（SHR/cp），（C）Wistar 系ラット（WKY）
矢印は経口投与開始時期を示す。＊ $p < 0.05$，＊＊ $p < 0.01$（対非組換え米）

3. GABA を高濃度に含む健康機能性米の開発　197

は他にもあり[61]，GABA を富化した降圧に効果のある緑茶は同時にアラニンやグリシンも高濃度に蓄積しており，それらとの相乗作用が示唆されている[62]。一方，SHR/NC で示された GABA 強化米の降圧作用は，メタボリックシンドローム・ラット（SHR/cp）でも同様に観察された。6 週間にわたって非組換え白米と0.5 mg GABA 強化米を経口投与した群を比較すると，前者では投与期間前後で20 mmHg の血圧上昇が観察されたが，後者では投与後 1 週目から明確な血圧上昇の抑制作用が観察されており，6 週間の投与期間で血圧の上昇はほぼ完全に抑えられており，血圧は一定の値（135 mmHg）に保たれていた（図 9 − 8 B）。

c．結論　本研究で開発された GABA 強化米は，2 種類の異なる高血圧ラットを用いた臨床試験から約20 mmHg の血圧上昇の抑制効果を持つことがわかった。この効果をヒトに当てはめた場合，体重60 kgの成人が1.3合（200 g）の白米を食べることで30 mg（0.5 mg/kg体重）の GABA が摂取できるので，これを毎日継続的に食べることで約20 mmHg の血圧上昇の抑制効果が期待される。

3）GABA 強化米の安全性

　最後に，GABA 強化米の投与が正常ラットにどのような影響を与えるのかを検討した。正常血圧の Wistar 系ラット（WKY）を用いて SHR と同様の投与試験を行った。図 9 − 8 C に示すように，非組換え米，0.5 mg GABA 米，0.5 mg精製 GABA のいずれを投与したものでも，6 週間の投与期間で血圧の変動は120〜130 mmHg の間に収まり，3 群間で有為差は見られなかった。体重量の推移もまた 3 群間で違いは見られなかった。実験終了後に採血し，血液生化学検査を実施したが，主要な血液成分に差異は観察されなかった。また，各群の臓器重量も差は認められなかった。これらの臨床試験結果から判断して，GABA 強化米は高血圧者に対する降圧作用は持つが，正常血圧者に対して血圧降下作用は発揮しないものといえる。血圧以外の検査項目でも，有意な差が見られなかったことから，食品としての安全上の問題はないと考えられる。

4. おわりに（GABA 強化米と健康機能性米の展望）

　日本を含めたアジア諸国は，米が主食であり世界的にみても 2 人に 1 人は日常的に米を食べている。国内においてその消費量が落ちているとはいえ，年間 1 人当たりで約60 kgも食している。よって，米中に GABA のような機能性成分を富化させることができれば，一定量を持続的に摂取することが可能である。米は本来，保存性が高く，蓄積した成分は室温で数年間以上，変性や減少することなく保持される。また，特殊な栽培条件を必要とせずに大量生産が可能であるため安価に供給できる。GABA 強化米系統イネのように一度安定した系統が確立できれば，通常の優良品種と同様に作付けできる。

　わが国の食料自給率はカロリーベースで約40％であり，先進諸国の中でも際だって低い。米はその中でも高い自給率を維持しているが，農産物の自由化の拡大，農業従事者の高齢化，中山間地域の過疎化進行による耕作放棄地の拡大などが相まって，将来の日本の稲作農業は多くの不安定要因を抱えている。21世紀に入り日本は本格的に少子高齢社会に突入しており，国家財政に占める医療費の割合が年を追って増大する傾向にある。そのような中で，米飯を中心とした日本食を基本とし健康維持に努めることは最も効果的な予防医療であり，医療費の財政負担を軽減するだけでなく，国民の QOL を向上させる上でも大きな意味を持つ。

　現在，日本ではイネゲノムプロジェクトの成果と遺伝子組換え技術を基盤にして健康機能性米の開発が進行している（2008年から始まった「新農業展開ゲノムプロジェクト」中の研究領域「物質生産・機能性作物の開発」では健康の維持増進に役立つ様々な米の研究開発が行われている。詳しくはウェブサイト（http://cropgenome.project.affrc.go.jp/）を参照していただきたい。しかし，日本において遺伝子組換え作物を取り巻く環境は厳しく，その開発への理解を世論に対して強く求めて行かなければならない。そのためにも「食としての安全性」と「生態環境への安全性」を国民に見える形でしっかりと確立していく

4. おわりに 199

必要がある。できるだけ近い将来にこれらの多くの機能性米が消費者に受け入れられ，国民の健康の増進に貢献すると同時に，付加価値の高いブランド米として，日本の稲作農業および地方の活性化に資することを期待してやまない。

文 献

1）長田敏行：植物プロトプラストの細胞工学，講談社サイエンティフィク，1993，p 68－105.

2）保田浩，高岩文雄：第2世代の健康機能性組換えイネ．生物の科学 遺伝 2006；3；46－49.

3）Hiei Y., Ohta S., Komari T. et al：Efficient transformation of rice (*Oryza sativa* L.) mediated by *Agrobacterium* and sequence analysis of the boundaries of the T-DNA. Plant J 1994；6；271－282.

4）Toki S., Hara N., Ono K. et al：Early infection of scutellum tissue with *Agrobacterium* allows high-speed transformation of rice. Plant J 2006；47；969－976.

5）Wakasa Y., Ozawa K., Takaiwa F. et al：*Agrobacterium*-mediated transformation of a low glutelin mutant of 'Koshihikari' rice variety using the mutated-acetolactate synthase gene derived from rice genome as a selectable marker. Plant Cell Rep 2007；26；1567－1573.

6）Washida H., Wu C. Y., Suzuki A. et al：Identification of *cis*-reglulatory elements required for endosperm expression of the rice storage protein glutelin gene *GluB-1*. Plant Mol Biol 1999；40；1－12.

7）Qu L. Q., Takaiwa F.：Evaluation of tissue specificity and expression strength of rice seed component gene promoters in transgenic rice. Plant Biotechnol J 2004；2；113－125.

8）Takaiwa F.：Transgenic rice seed as a nutriceutical delivery system. CAB Reviews：Perspectives in Agriculture，Veterinary Science，Nutrition and Natural Resources 2007；2；1－9.

9）Onishi K., Matoba N., Yamada Y. et al：Optimal designing of β-conglycinin to genetically incorporate RPLKPW, a potent anti-hypertensive peptide. Peptides 2004；25；37－43.

10）Tozawa Y., Hasegawa H., Terakawa T. et al：Characterization of rice anthranilate synthase α-subunit genes *OASA1* and *OASA2*. Tryptophan accumulation in transgenic rice expressing a feedback-insensitive mutant of OASA1. Plant Physiol 2001；126；1493－1506.

11) Ye X. D., Al-Babili S., Kloti A. et al：Engineering the provitamin A（β-carotene）biosynthetic pathway into（carotenoid-free）rice endosperm. Science 2000；287；303－305.

12) Paine J. A., Shipton C. A., Chaggar S. et al：Improving the nutritional value of golden rice through increased pro-vitamin A content. Nature Biotechnol 2005；23；482－487.

13) Takahashi S., Ogiyama Y., Kusano H. et al：Metabolic engineering of coenzyme Q by modification of isoprenoid side chain in plant. FEBS Lett 2006；580；955－959.

14) Akama K., Kanetou J., Shimosaki S. et al：Seed-specific expression of truncated OsGAD2 produces GABA-enriched rice grains that influence a decrease in blood pressure in spontaneously hypertensive rats. Transgenic Res 2009；18；877－887.

15) Goto F., Yoshihara T., Shigemoto N. et al：Iron fortification of rice seed by the soybean ferritin gene. Nature Biotechnol 1999；17；282－286.

16) Nandi S., Suzuki A., Huang J. et al：Expression of human lactoferrin in transgenic rice grains for the application in infant formula. Plant Sci 2002；163；713－722.

17) Sugita K., Endo-Kasahara S., Tada Y. et al：Genetically modified rice seeds accumulating GLP-1 analogue stimulate insulin secretion from a mouse pancreatic beta-cell line. FEBS Lett 2005；579；1085－1088.

18) Takagi H., Saito S., Yang L. et al：Oral immunotherapy against a pollen allergy using a seed-based peptide vaccine. Plant Biotechnol J 2005；3；521－533.

19) Yang L., Tada Y., Yamamoto M.P. et al：A transgenic rice seed accumulating an anti-hypertensive peptide reduces the blood pressure of spontaneously hypertensive rats. FEBS Lett 2006；580；3315－3320.

20) 茅原紘, 杉浦友美：近年の GABA 生理機能研究－脳機能改善作用, 高血圧作用を中心に－食品と開発 2001；36；4－6.

21) 横越英彦：ストレスと GABA. 静岡新聞社, 2007, p73－89.

22) 松本恭郎, 大野一仁, 平岡芳信：γ-アミノ酪酸を蓄積させた機能性食品素材の利用研究（第 1 報）. 愛媛工技研究報告 1997；35；97－100.

23) Saikusa T., Horino T., Mori Y.：Accumulation of γ-aminobutyric acid（Gaba）in the rice germ during water soaking. Biosci Biotech Biochem 1994；58；2291－2292.

24) 津志田藤二郎, 村井敏信, 大森正司ほか：γ-アミノ酪酸を蓄積させた茶の製造とその特徴. 日本農芸化学会誌 1987；7；817－822.

25) 愛宕世高, 戸田登志也, 奥平武則：乳酸菌・酵母発酵法によるスーパーギャバの開発. 食品と開発 2001；36；12－14.

26) 根本博, 飯田修一, 前田英郎ほか：巨大胚新水稲品種「はいみのり」の育成. 中国農研報 2001；22；25－40.

27) 三浦清之, 上原泰樹, 小林陽：水稲新品種「あゆのひかり」の育成. 中央農研研究報告 2007；9；1－16.

28) 岡田忠司, 杉下明子, 村上太郎ほか：γ-アミノ酪酸蓄積脱脂米胚芽の経口投与における更年期障害及び初老期精神障害に対する効果. 食科工 2000；47；596－603.

29) Abdou A. M., Higashiguch S., Horie K. et al：Relaxation and immunity enhancement effects of γ-aminobutyric acid（GABA）administration in humans. Biofactors 2006；26；201－208.

30) 岡田忠司：GABA 富化コメ胚芽の生理機能. 食品と開発 2001；36；7－11.

31) Oh S. -H., Soh J. -R., Cha Y. -S.：Germinated brown rice extract shows a nutraceutical effect in the recovery of chronic alcohol-related symptoms. J Med Food 2003；6；115－121.

32) 福渡靖, 佐藤信紘, 河盛隆造ほか：γ-アミノ酪酸（GABA）含有タブレットによる血圧降下作用と安全性の研究. 東方医学 2001；17；1－7.

33) Shelp B. J., Bown A. W., McLean M. D.：Metabolism and functions of gamma-aminobutyric acid. Trends Plant Sci 1999；4；446－452.

34) Clark S. M., Di Leo R., Dhanoa P. K. et al：Biochemical characterization, mitochondrial localization, expression, and potential functions for an *Arabidopsis* γ-aminobutyrate transaminase that utilizes both pyruvate and glyoxylate. J Exp Bot 2009；60；1743－1757.

35) Clark S. M., Di Leo R., Van Cauwenberghe O. R. et al：Subcellular localization and expression of multiple tomato γ-aminobutyrate transaminases that utilize both pyruvate and glyoxylate. J Exp Bot 2009；60；3255－3267.

36) Mori A.：Influence of γ-aminobutyric acid and substances possessing similar chemical structure on hexokinase of the brain and heart muscle. J Biochem 1958；45；985－990.

37) Allan W. L., Peiris C., Bown A. W. et al：Gamma-hydroxybutyrate accumulates in green tea and soybean sprouts in response to oxygen deficiency. Can J Plant Sci 2003；83；951－953.

38) Bouche N., Fromm H.：GABA in plants：just a metabolite? Trends in Plant Sci

2004；9：110-115.

39）野口智紀，中村和哉，古賀秀徳：各種処理によるジャガイモ塊茎のγ-アミノ酪酸（GABA）の増加方法．食科工 2007；54；447-451.

40）Makino Y., Soga N., Oshita S. et al：Stimulation of γ -aminobutyric acid production in vine-ripe tomato (*Lycopersicon esculentum* Mill.) fruits under modified atmospheres. J Agric Food Chem 2008；56；7189-7193.

41）Akama K., Akihiro T., Kitagawa M. et al：Rice (*Oryza sativa*) contains a novel isoform of glutamate decarboxylase that lacks an authentic calmodulin-binding domain at the C-terminus. Biochim Biophys Acta 2001；1522；143-150.

42）Baum G., Chen Y., Arazi T. et al：A plant glutamate decarboxylase containing a calmodulin binding domain. J Biol Chem 1993；268；19610-19617.

43）Arazi T., Baum G., Snedden B.W. et al：Molecular and biochemical analysis of calmodulin interaction with the calmodulin-binding domain of plant glutamate decarboxylase. Plant Physiol 1995；108；551-561.

44）Akama K., Takaiwa, F.：C-terminal extension of rice glutamate decarboxylase (*OsGAD2*) functions as an autoinhibitory domain and overexpression of a truncated mutant results in the accumulation of extremely high levels of GABA in plant cells. J Exp Bot 2007；58；2699-2707.

45）Hoeflish K. P., Ikura M.：Calmodulin in action：Diversirty in target recognition and activation mechanisms. Cell 2002；108；739-742.

46）Tokumitsu H., Hatano N., Inuzuka H. et al：Regulatory mechanism of *Dictyostelium* myosin light chain. J Biol Chem 2004；279；42-50.

47）Snedden W. A., Koutsia N., Baum G. et al：Activation of a recombinant petunia glutamate decarboxylase by calcium/calmodulin or by a monoclonal antibody which recognizes the calmodulin binding domain. J Biol Chem 1996；271；4148-4153.

48）Yap K. L., Yuan T., Mal T. K. et al：Structural basis for simultaneously binding of two carboxy-terminal peptides of plant glutamate decarboxylase to calmodlulin. J Mol Biol 2003；328；193-204.

49）Baum G., Lev-Yadun S., Fridmann Y. et al：Calmodulin binding to glutamate decarboxylase is required for regulation of glutamate and GABA metabolism and normal development in plants. EMBO J 1996；15；2988-2996.

50）Palanivelu R., Brass L., Edlund A. F. et al：Pollen tube growth and guidance is regulated by *POP2*, an *Arabidopsis* gene that controls GABA levels. Cell 2003；114：47-59.

51) Graham L．T．，Aprison M．H．：Fluorometric determination of aspartate，glutamate，and γ-aminobutyrate in nerve tissue using enzymic methods. Anal Biochem 1966；15；487－497.

52) 赤間一仁：RTS100小麦胚芽 CECF キットを用いた3種類のイネカルモジュリンの機能解析．Biochemica 2005；3；14－15.

53) Mazzucotelli E．，Tartari A．，Cattivelli L. et al：Metabolism of γ-aminobutyric acid during cold acclimation and freezing and its relationship to frost tolerance in barley and wheat. J Exp Bot 2006；57；3755－3766.

54) Kisaka H．，Kida T．，Miwa T．：Antisense suppression of glutamate decarboxylase in tomato (*Lycopersion esculentum* L.) results in accumulation of glutamate in transgenic tomato fruits. Plant Biotechnol 2006；23；267－274.

55) 矢ケ崎一三：アミノ酸機能研究の新展開．アミノ酸の機能特性　－ライフサイエンスにおける新しい波－　（矢ケ崎一三，門脇基二，舛重英彦ほか編），建帛社，2007，p 1 －10.

56) Kearney P．M．，Whelton M．，Reynolds K．et al：Global burden of hypertension：analysis of worldwide data. Lancet 2005；365；217－223.

57) 奥西秀樹訳：第29章　バソプレシンおよびその他の「腎臓の水保持能力」に影響する薬物．グットマン・ギルマン薬理書（上）（第11版），（高折修二，福田秀臣，赤池昭紀ほか監訳），廣川書店，2007，p 961－984.

58) Giuliani S．，Maggi C．A．，Meli A．：Differences in cardiovascular responses to peripherally administrated GABA as influenced by basal conditions and type of anaesthesia. Br J Pharmacol 1986；88；659－670.

59) Hayakawa K．，Kimura M．，Yamori Y．：Role of the renal nerves in γ-aminobutyric acid-induced antihypertensive effect in spontaneously hypertensive rats. Eur J Pharmacol 2005；524；120－125.

60) Okamoto K．，Aoki K．：Development of a strain of spontaneously hypertensive rats. Jpn Circ J 1963；27；282－293.

61) 梅川逸人，辰野拓哉，王婭ほか：海苔発酵エキスの投与が高血圧自然発症ラットの血圧に及ぼす影響．食科工 2008；55；502－505.

62) Abe，Y．，Umemura S．，Sugimoto K．et al：Effect of green tea rich in γ-aminobutyric acid on blood pressure of Dahl salt-sensitive rats. Am J Hypertens 1995；8；74－79.

［参考図書］

1 ）佐野浩監修：遺伝子組換え植物の光と影 II，学会出版センター，2003.
2 ）日本農学会編：シリーズ21世紀の農学　遺伝子組換え作物の研究，養賢堂，2006.
3 ）種生物学会編：農業と雑草の生態学，文一総合出版，2007.
4 ）日本学術振興会・植物バイオ第160委員会監修：救え！世界の食糧危機，化学同人，2009.

第10章　最近のペプチド・タンパク質の化学合成について

大高　　章[*]
重永　　章[*]

1.　は じ め に

　この章では，最近の進歩を中心にタンパク質や機能性ペプチドの化学合成，特に従来，困難とされてきたタンパク質の化学合成について記述したい。その前に遺伝子工学的にタンパク質合成が可能な現在，「タンパク質を化学合成する意義はあるのか？」と疑問を呈される向きも多いのではなかろうか。革新的な方法論の開発により，遺伝子工学的にも非天然アミノ酸のタンパク質への導入は可能になりつつある[1-5]。しかし，発現量の問題，導入可能な非天然アミノ酸の数など，解決すべき課題は多く，遺伝子工学的手法があれば事足りるという状況ではない。一方，化学合成では，非天然アミノ酸を自由自在に組み込むことが可能であり，さらに実験室レベルにおいても目的物の量的確保はさほど困難ではない。機能性ペプチドについても近年のケミカルバイオロジー分野の進展に伴い，種々の興味深い機能を有するペプチドの開発が盛んに行われている。前述の問いかけ「意義はあるのか？」に対し，「タンパク質の化学合成は大変意義深いものであり，生命科学を支える基盤の一つである」というのが筆者らの回答である。それゆえ，ぜひ食品機能学の分野の研究者にもタンパク質・ペプチドの化学合成に興味を持っていただきたい。

---

[*]　徳島大学大学院ヘルスバイオサイエンス研究部機能分子合成薬学分野

2. タンパク質の化学合成

（1） タンパク質化学合成の問題点

　さて，ペプチドを化学合成する際，用いる方法論として，ペプチド結合形成反応を溶液中で行う液相合成法（液相法）と不溶性固相担体（樹脂）上で行う固相合成法（固相法）の２種類がある。液相法には，熟練した合成技術が必要とされ，長鎖ペプチド・タンパク質を液相合成できる研究グループは世界を見回してもごく少数である。それでは，固相法のみを利用し，タンパク質化学合成が可能かと問われれば，可能性はゼロではないものの，信頼性は大変低いと答えざるを得ないのが現状である。ここでは，ペプチド合成の詳細については成書に譲り[6-10]，固相法の原理および固相法の特質に起因するタンパク質合成時における問題点について概説したい（図10-1）。

　①　架橋構造を持つポリスチレンなどの有機溶媒に不溶性の樹脂（固相担体）に，一般にリンカーと呼ばれる部位を介してα-アミノ基が保護されたアミノ酸（以下，N-保護アミノ酸と記述）を，そのカルボン酸部分を利用して固定化する。②　N-保護アミノ酸の保護基を除去する。この際，もし側鎖官能基が保護されている場合には，側鎖保護基はアミノ基の保護基を除去する条件下では，安定であることが必須条件となる。③　遊離となったα-アミノ基をN-保護アミノ酸でアシル化する。④　②と③の操作を繰り返し，側鎖が保護されたペプチド鎖をC末端側からN末端側に向けて順次伸長し，保護ペプチド樹脂を調製する。⑤　保護ペプチド樹脂を最終脱保護反応と呼ばれる反応に付し，側鎖保護基の除去とペプチド鎖の樹脂からの切断を行う。⑥　最後に逆相高速液体クロマトグラフィー（RP-HPLC）などを利用して目的物の精製を行う。N^{α}-保護基(P)としてBoc基を利用し，トリフルオロ酢酸（TFA）のような酸処理でBoc基を除去しつつ，ペプチド鎖伸長を行う方法をBoc法（Boc型固相合成法）という。また，塩基（ピペリジン）により脱保護可能なFmocを利用して合成を

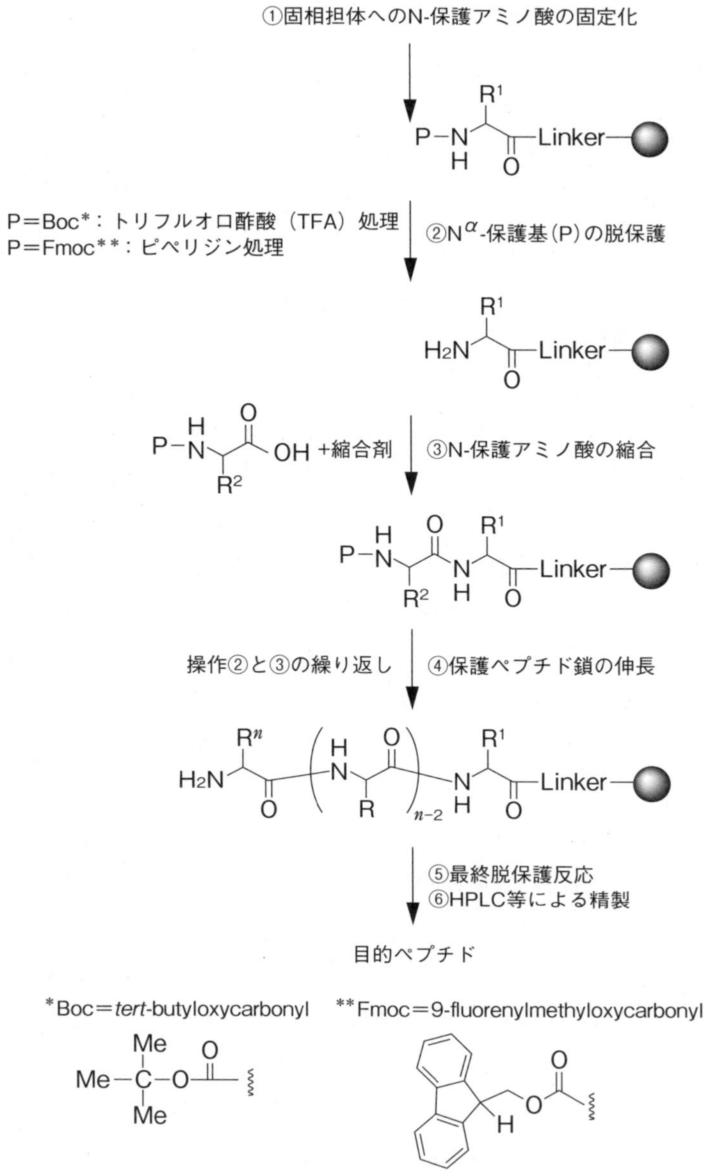
①固相担体へのN-保護アミノ酸の固定化
P−N
H
R¹
O
Linker
P＝Boc*：トリフルオロ酢酸（TFA）処理
P＝Fmoc**：ピペリジン処理
②Nα-保護基(P)の脱保護
H₂N
③N-保護アミノ酸の縮合
OH +縮合剤
R²
操作②と③の繰り返し
④保護ペプチド鎖の伸長
Rⁿ
R
n−2
⑤最終脱保護反応
⑥HPLC等による精製
目的ペプチド
*Boc＝tert-butyloxycarbonyl
**Fmoc＝9-fluorenylmethyloxycarbonyl
Me
C

図10−1　ペプチド固相合成法の原理

208 第10章 最近のペプチド・タンパク質の化学合成について

行う方法を Fmoc 法（Fmoc 型固相合成法）という[11]。固相法では，N^{α}-保護基の除去や縮合反応に利用した過剰な試薬は，固相担体を有機溶媒により洗浄，ろ過することで，容易に除去できる。すなわち，固相法の出現により，簡便かつ迅速に保護ペプチド鎖を構築できるようになり，今や10～20残基程度のペプチドであれば医学，生化学を専門とする研究者でも合成が可能である。

（2） タンパク質の化学合成

1）液相法と固相法の融合

　固相法はペプチド合成に非常に有用な方法論であるが，タンパク質合成では状況は一変する。固相法の各段階（縮合反応とN^{α}-保護基の除去反応）が常に100％進行するとは限らず，ペプチド鎖の伸長に伴い，樹脂上に不完全な保護ペプチド鎖が集積してくる。目的物を得るためには，最終脱保護反応後，精製操作が必要となる。さらに，アミノ酸を1残基ずつ縮合するステップワイズ型の合成では，粗生成物中に不完全保護ペプチドに由来する物理化学的性質の類似した多くのペプチドが含まれる。これが原因となり，タンパク質の化学合成では，精製操作が極めて困難となる場合が多い。そこで，次に示す液相法と固相法の融合した方法論がタンパク質合成において専ら用いられるようになってきた。

　配列にもよるが，ある程度の合成経験を積めば，40残基程度までのペプチドであれば固相法で十分に合成可能である。そこで，迅速性，簡便性に優れた固相法で20～40残基程度のペプチドフラグメントを合成し，HPLC による精製後，液相法でペプチドフラグメント同士を縮合するフラグメント縮合法が，現在，タンパク質化学合成において利用されている（図10－2）。

　フラグメント縮合法では，縮合生成物と未反応フラグメントの物理化学的性質が大きく異なり，ステップワイズ法に比し，目的物の精製は格段に容易になる。さて，フラグメント縮合法自体は，古くからある方法論であり，RNase A（124アミノ酸，液相法）[12]，Angiogenin（123アミノ酸，液相法）[13]，GFP（238アミノ酸，固相法＋液相法）[14] などの化学合成に利用されてきた。しかし，よ

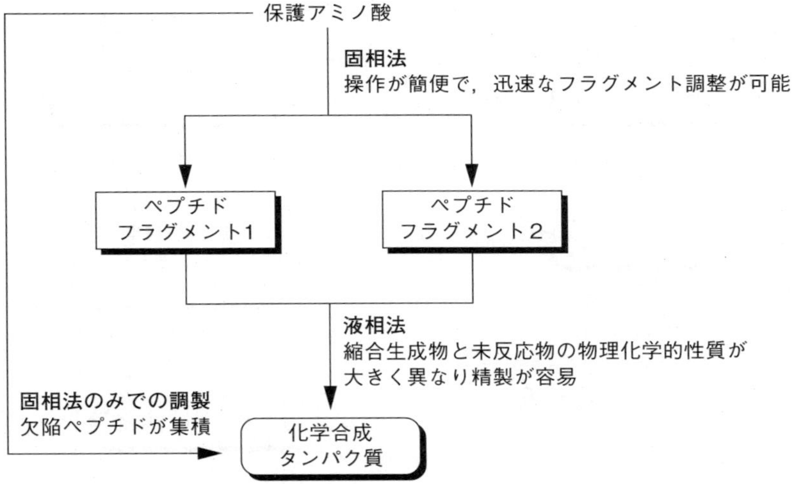

2. タンパク質の化学合成　209

保護アミノ酸

固相法
操作が簡便で，迅速なフラグメント調整が可能

ペプチド
フラグメント1

ペプチド
フラグメント2

液相法
縮合生成物と未反応物の物理化学的性質が
大きく異なり精製が容易

固相法のみでの調製
欠陥ペプチドが集積

化学合成
タンパク質

図10−2　フラグメント縮合法によるタンパク質の化学合成

り汎用性，確実性の高いタンパク質化学合成への道は，ペプチドフラグメント
としてペプチドチオエステルを利用するというブレークスルーによって開かれ
た。ペプチドチオエステルを利用したフラグメント縮合法として，チオエステ
ル法および Native Chemical Ligation（NCL）法がある。前者はチオエステルが
銀イオン（Ag⁺）によって選択的に活性化されるということ，後者はチオエス
テルが化学選択的にチオール化合物とエステル交換を起こすという，チオエス
テル特有の化学的性質に基づいて開発されてきた手法である。

2）チオエステル法[9, 15, 16)]

　相本らによって開発されたチオエステル法の概略を図10−3に示す。チオエ
ステル部分は，Ag⁺によって選択的に活性化され，HOOBt などの添加剤の存在
下，チオエステルは活性エステル体へと変換される。続いて，Lys 側鎖のアミ
ノ基および Cys 側鎖のチオール基のみを保護したアミン成分である C 末端側
フラグメントを縮合させる方法である。最後に，保護基の除去反応を経て，目
的物を得ることができる。従来のフラグメント縮合法では，多数の側鎖保護基
を必要とした。しかし，このチオエステル法は硫黄原子と銀原子の高い親和性

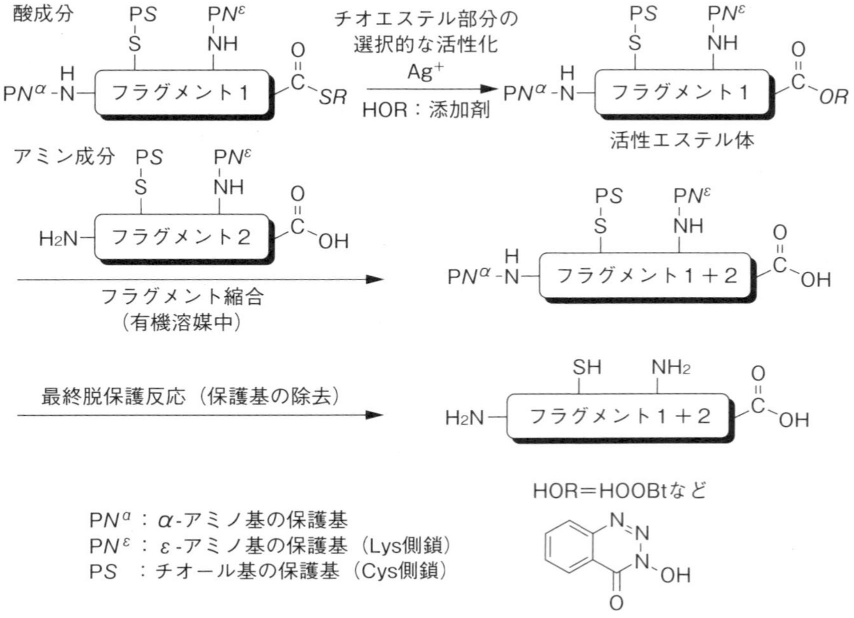

210 第 10 章 最近のペプチド・タンパク質の化学合成について

図10-3 チオエステル法の概略

を利用したチオエステルの選択的活性化を基盤とする方法論であり，酸成分，アミン成分を問わず，保護基の使用数が激減した。チオエステル法では側鎖官能基への保護基導入が必要なアミノ酸は Lys と Cys のみである。一般に，側鎖保護基を多く持つペプチドフラグメントは，水溶性溶媒，有機溶媒を問わず，溶解性に乏しく，ペプチドフラグメントの HPLC 精製は困難とされてきた。しかし，チオエステル法では，前述のように使用保護基が少ないので，中間体フラグメントの水溶性が向上し，HPLC 精製も容易となった。さらに，これらフラグメントは DMF などの極性溶媒にも高い溶解性を示し，液相反応でのフラグメント縮合にも十分利用可能であることがわかってきた。すなわち，固相法でペプチドフラグメントを合成，HPLC によりフラグメントを精製後，液相法で精製フラグメント同士をカップリングさせるという現在のタンパク質化学合成法の基本スタイルが，チオエステル法の出現によって，確立されたといって

2. タンパク質の化学合成　211

も過言ではない。

3）NCL（Native Chemical Ligation）法[9, 17-20]

Kent らによって開発された方法である。前述の相本らのチオエステル法では Lys，Cys 側鎖に保護基の導入およびそれらの除去反応が不可欠であった。しかし，NCL 法は，酸成分である C 末端側チオエステルとアミン成分 N 末端の Cys 残基間の化学選択的反応を利用する方法で，側鎖保護基の導入を必要としない。

図10-4に示すように，Cys のチオール基がチオエステルを選択的に攻撃，S-アシル体が生成する。このアシル基（N末端側フラグメント）は，直ちに S-N アシル転移の結果，アミノ基上へ移り，ペプチド結合が生成するというもので

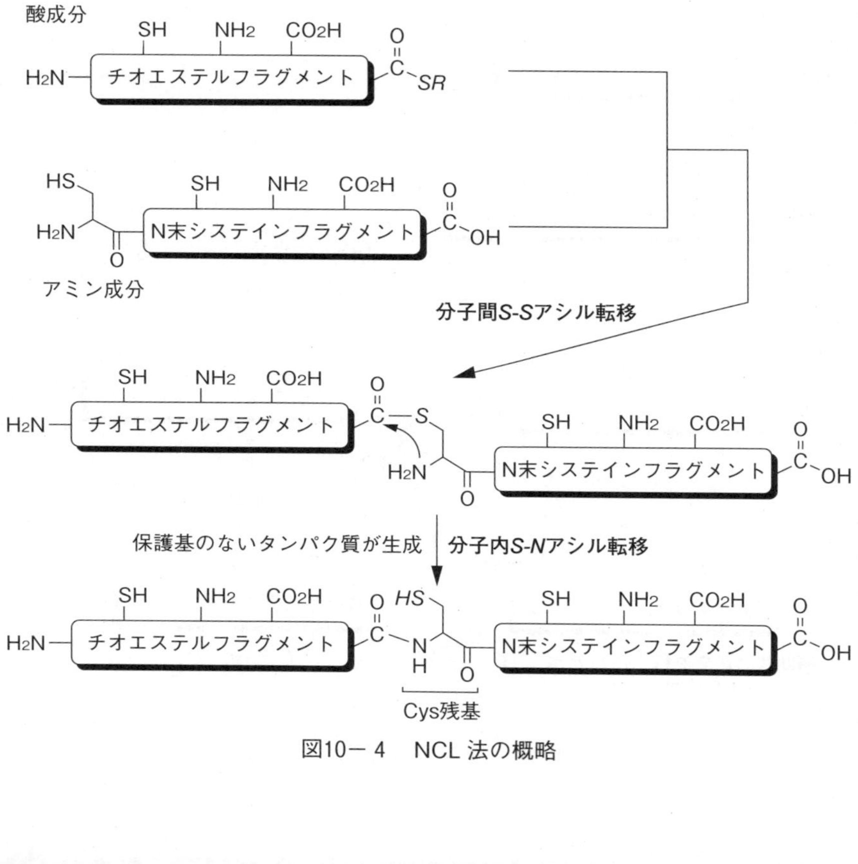

図10-4　NCL 法の概略

212　第 10 章　最近のペプチド・タンパク質の化学合成について

ある。この NCL 法は，フラグメント縮合部位には必ず Cys 残基が必要であるものの，保護基を持たないペプチドそのものを与える方法であり，タンパク質化学合成をより現実的なものとした画期的な手法である。

４）拡張型 NCL 法

　このチオエステルとシステイン残基間での化学選択的反応を基盤とする NCL 法を原型とし，現在では種々の改良が加えられ，次々と新しい方法論の開発が報告されている。次に NCL 法のおける最大の課題の一つ，縮合部位に Cys 残基を必要とする問題に対する改良法について紹介したい。

　NCL 法は，N 末端システイン残基の S-アシル化を出発点とする反応である。そのため縮合部位には必ず Cys 残基を必要とし，Cys 残基以外の部分ではフラ

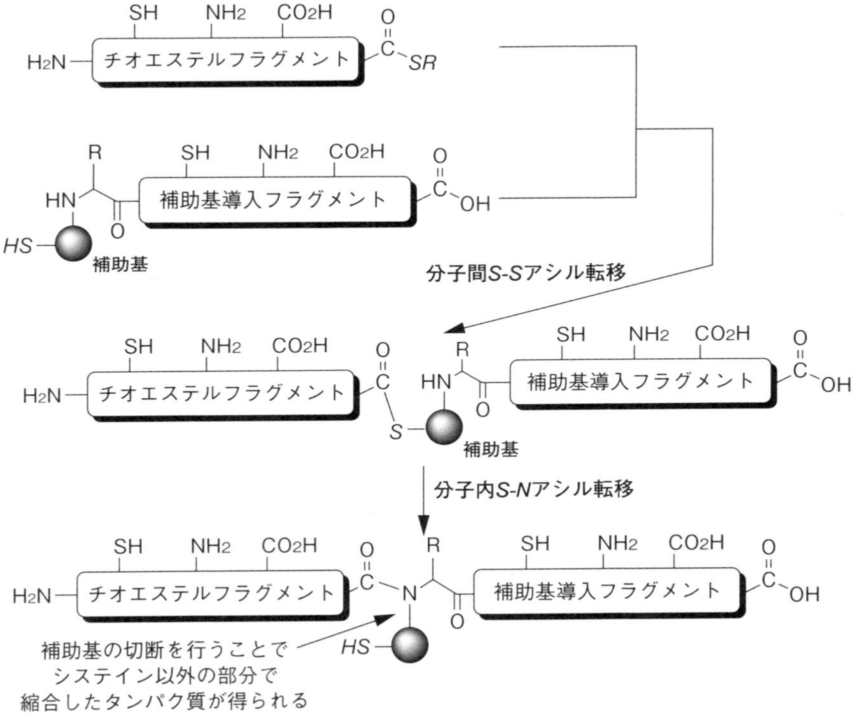

SH　NH₂　CO₂H

H₂N—チオエステルフラグメント—C(=O)SR

R
HN
HS—補助基
SH　NH₂　CO₂H
補助基導入フラグメント—C(=O)OH

分子間 S-S アシル転移

SH　NH₂　CO₂H
H₂N—チオエステルフラグメント—C(=O)
HN—R
S—補助基
SH　NH₂　CO₂H
補助基導入フラグメント—C(=O)OH

分子内 S-N アシル転移

SH　NH₂　CO₂H
H₂N—チオエステルフラグメント—C(=O)
N—R
HS—補助基
SH　NH₂　CO₂H
補助基導入フラグメント—C(=O)OH

補助基の切断を行うことで
システイン以外の部分で
縮合したタンパク質が得られる

図10－5　拡張型 NCL 法の概略

2. タンパク質の化学合成　　213

グメント縮合が行えないという問題があった。しかし，ここで関与する反応の本質は，SH 基のアシル化と 5 員環遷移状態を経た，隣接アミノ基へのアシル基転移反応である。すなわち，アミノ基から数え，4 番目の位置の硫黄原子がアシル化された中間体が生成すればフラグメント縮合は可能となる。この考えに基づき，チオエステルフラグメントを捕捉する補助基を利用した拡張型 NCL 法が開発されてきた。

図10－5 にその概略，表10－1 にこの目的に利用されている補助基および縮合部位の配列および補助基の除去条件を示した。

この方法の欠点として，補助基の導入されたアミノ基の反応性が低下し，効率的に反応が進行しないことが指摘されている。実際，表10－1 に示したよう

表10－1　拡張型 NCL 法で利用されている補助基

補助基の構造	縮合部位の配列	補助基の除去条件	文　献*
HS—⬤			
HS－（R=H or OMe の構造）	Gly-Gly Ala-Gly His-Gly Lys-Gly	HF（R＝H） TFA（R＝OMe）	21
HS－（O₂N, R=H or OMe の構造）	Gly-Gly Ala-Gly	光照射（310－365 nm）	22, 23
SH（MeO, OMe, R=H or OMe の構造）	Gly-Gly Ala-Gly Lys-Gly	HF（R＝H） TFA（R＝OMe）	24

＊章末文献番号

214　第 10 章　最近のペプチド・タンパク質の化学合成について

に補助基を導入して効率的に反応が進行するのは Gly に限定されるようである。

　そこで，前述の補助基のかわりに β-炭素上に SH 基を導入した非天然型アミノ酸を利用して NCL 型反応を行った後，不用になった SH 部分を脱硫反応で除去するという手法が報告されている[25]。その方法論の概略を図10−6に，使用されている β-メルカプトアミノ酸と脱硫後の構造および名称を表10−2に示した。なお，表10−2の最後に示した Lys 誘導体は γ-メルカプトアミノ酸であるので，NCL 反応時には6員環遷移状態を経て，α，ε いずれのアミノ基

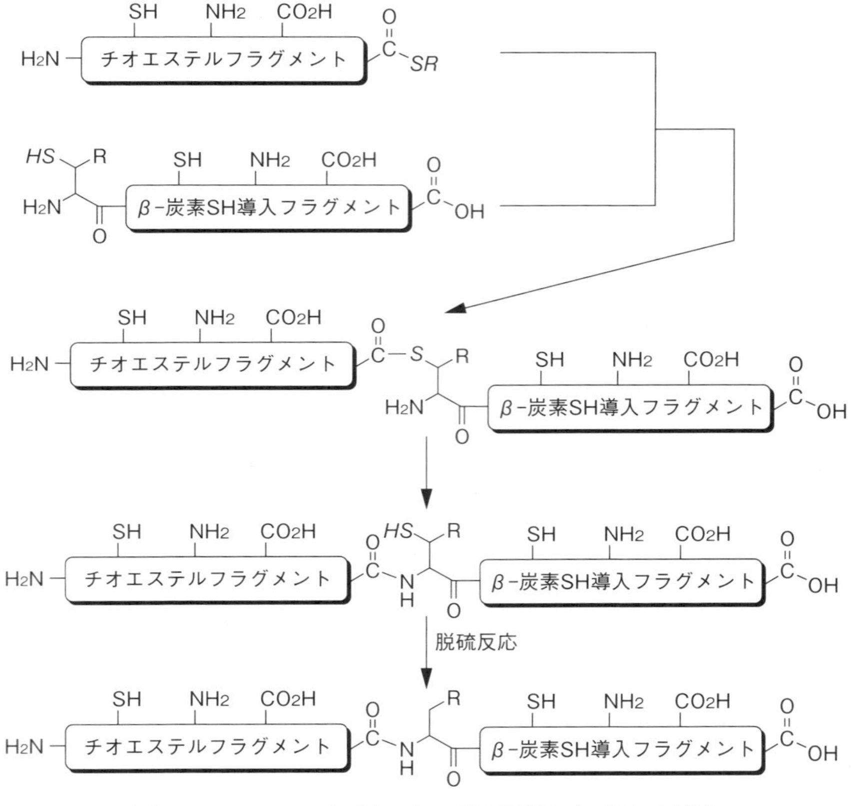

図10−6　β-メルカプトアミノ酸を利用した NCL の概略

2. タンパク質の化学合成 215

表10－2 NCLに利用されている β-メルカプトアミノ酸

β-メルカプトアミノ酸の構造	脱硫後のアミノ酸	文　献*
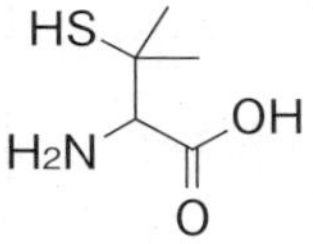	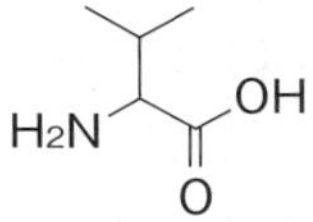 バリン	26, 27
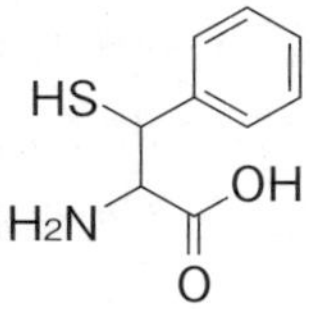	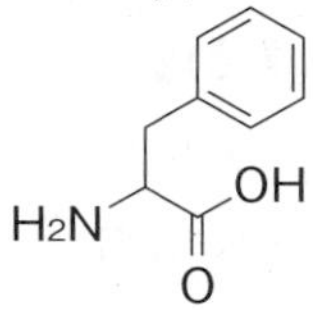 フェニルアラニン	28
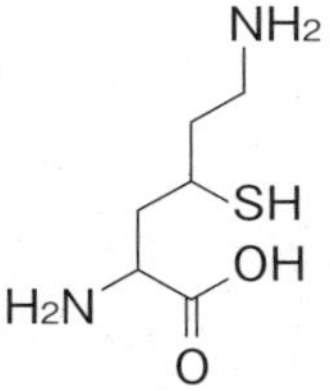 γ-メルカプトアミノ酸	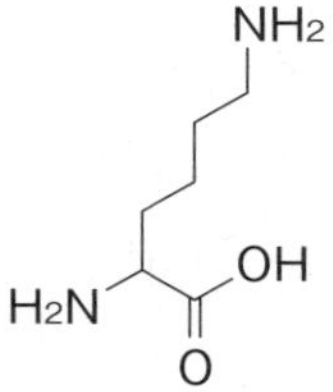 リジン	29

＊章末文献番号

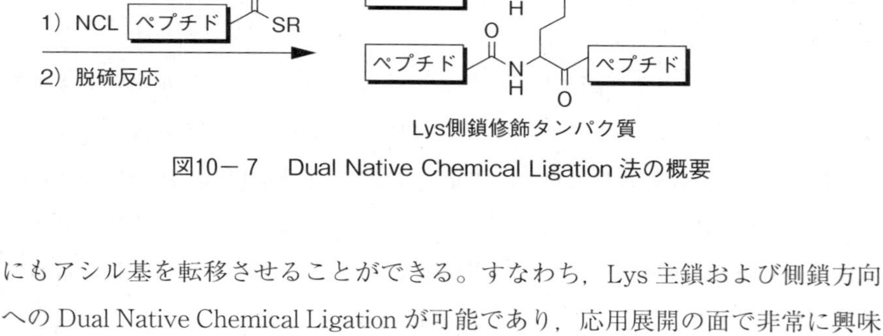

図10－7　Dual Native Chemical Ligation 法の概要

にもアシル基を転移させることができる。すなわち，Lys 主鎖および側鎖方向
への Dual Native Chemical Ligation が可能であり，応用展開の面で非常に興味
深いものである（図10－7）。

216　第 10 章　最近のペプチド・タンパク質の化学合成について

5）ペプチドチオエステルの合成

　チオエステル法，NCL 法のいずれにおいても，ペプチドチオエステルの調製
は必要不可欠である。NCL 法の普及に伴い，チオエステル合成についても様々
な検討がなされてきた。ここでは化学合成および遺伝子工学的手法を利用した
チオエステルの合成について紹介したい。

a．チオエステルの化学合成　　相本，Kent らによる方法論が紹介された当
初は，ペプチドチオエステルの合成には Boc 型固相合成法が利用されてきた。
Boc 法とは固相合成の概略（図10－1）でも示したように，N^α-保護基にトリ
フルオロ酢酸（TFA）で除去可能な Boc 基を利用しペプチド鎖の伸長を行う合
成法である。しかし，最近のペプチド固相合成機のほとんどは，N^α-保護基を
塩基で除去しつつ鎖の延長を行う Fmoc 法が採用されている。その理由は，操
作自身が Fmoc 法の方が Boc 法に比べ簡便であることに加え，市販の保護アミ
ノ酸，樹脂なども Fmoc 法に最適化されたものの方が入手しやすくかつ最終脱
保護反応も Fmoc 法の方が Boc 法に比し簡便であること等による。しかし，残
念ながら，ペプチドチオエステルが Fmoc 基除去時の塩基処理により容易に分
解を受けてしまうため，Boc 法で採用されてきたチオエステル上でペプチド鎖
伸長を行う合成法は，Fmoc 法には適用できない。そこで，Fmoc 法でもチオ
エステル合成を可能とする方法が盛んに開発されている。Fmoc 法によるチオ
エステル合成では，塩基処理を用いるペプチド鎖伸長時にはチオエステル構造
は存在せず，ペプチド鎖構築後あるいはその後の脱保護時にチオエステルが生
成するシステムを利用する必要がある（図10－8）。

　この戦略に基づいた方法として，オルトチオエステル[30]，スルホンアミド型
リンカー（図10－9）[31]，N-S アシル転移反応などを利用する手法がある。

　特に，N-S アシル転移反応は，自然界に存在する後述の Intein-Extein 系によ
るタンパク質プロセッシングシステムの中に見られる，S-アシルイソペプチド
の生成反応と類似のものであり，大変興味深い。この N-S アシル転移による合
成法で利用されている構造ユニットを表10－3に示した。

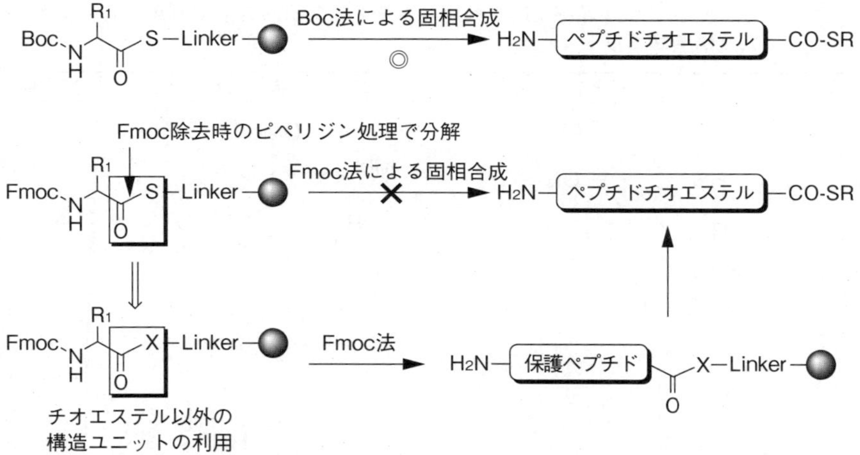

2. タンパク質の化学合成　　217

図10-8　Boc 法あるいは Fmoc 法によるチオエステルの合成戦略

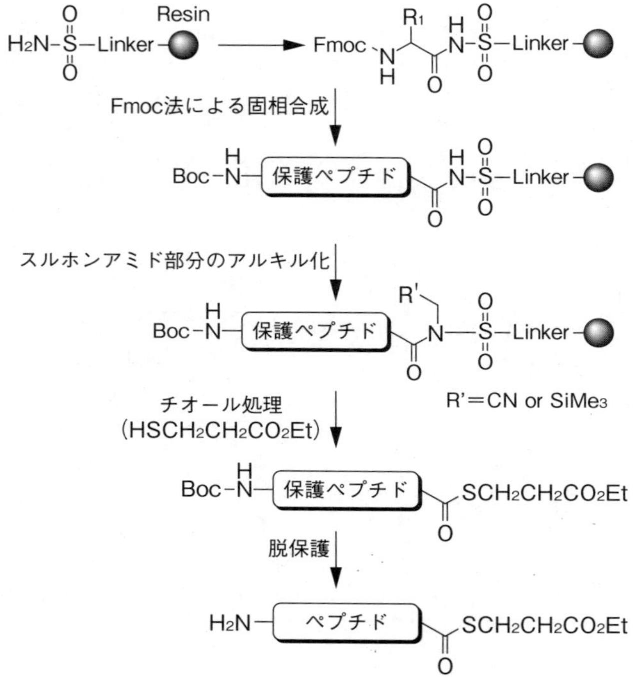

図10-9　スルホンアミド型 Safery Catch Linker を利用したチオエステルの
　　　　合成の概略

218 第10章 最近のペプチド・タンパク質の化学合成について

表10-3 *N-S* アシル転移反応を利用したチオエステル合成で利用されている構造ユニット

アミド型構造（転移前）	チオエステル構造（転移後）	文　献[*]
		32
		33
		34
		35
		36

＊章末文献番号

3. 高機能ペプチドの合成　　219

b．遺伝子工学的なチオエステル合成[37～39]　　Intein-Extein システムは，自然界に見られるタンパク質のスプライシングを制御するシステムである。図10－10に示すように，Intein 部分が前駆タンパク質から切り出され，N末端側 extein とC末端側 extein がつながる反応である。各段階の反応を詳細にみると，① Intein N末端 Cys の SH 基へのN-extein のアシル転移（*N-S*アシル転移），② C-extein N末端 Cys へのN-extein の転移（*S-S*アシル転移），③ Intein-C-extein 間のペプチド結合の切断とN-extein とC-extein 間でのペプチド結合形成（*S-N*アシル転移）という3段階の反応からなっている。この一番目の段階は，*N-S*アシル転移反応であり，これを利用し，発現タンパク質のチオエステルへの変換が行われている。すなわち，Intein 配列を有する融合タンパク質が自発的に*N-S*アシル転移を起こすことを利用したものである（図10－11）。この遺伝子工学的なチオエステル合成法の有用性は今後さらに拡大するものと考えられる。実際，有機合成化学によるペプチドフラグメントの合成と Intein システムを利用したチオエステル合成を組み合わせ，様々なタンパク質分子の調製が可能になりつつある。

3.　高機能ペプチドの合成

　ペプチド合成技術の発展に伴い，様々な機能を有する高機能ペプチドの合成が可能である。現在では，その高機能性を巧みに利用したケミカルバイオロジー研究が盛んに行われている。ここでは，高機能ペプチドとして，膜透過性ペプチド，Tag ペプチド，機能が変化するペプチドなどを例に，その設計概念，利用法などについて述べたい。

（1）　膜透過性ペプチド[40]

　親水性の高い化合物の細胞内への送達は，細胞膜に隔てられ一般に困難とされていた。しかし，最近，cell-penetrating Peptide（CPP）あるいは protein transduction domain（PTD）などと称されている種々の膜透過性タンパク質/

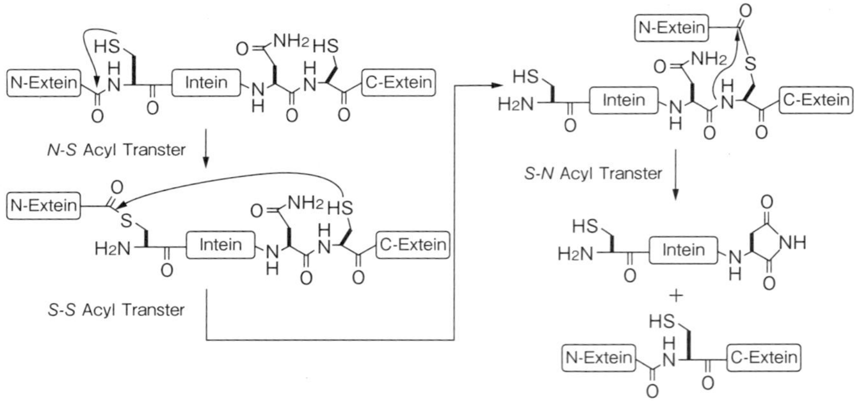

220 第10章 最近のペプチド・タンパク質の化学合成について

図10−10 Intein−Extein系によるタンパク質のスプライシング

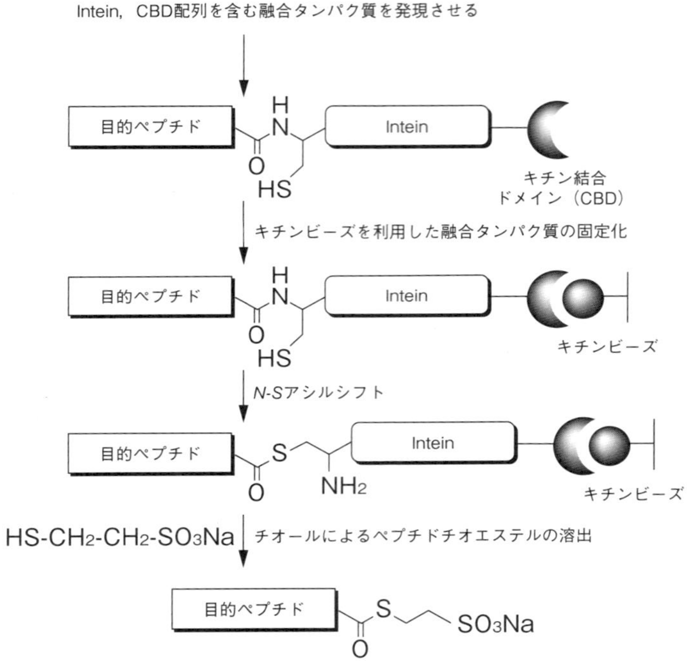

図10−11 Intein を利用した発現タンパク質からのチオエステル調製の概略

3. 高機能ペプチドの合成　221

表10－4　代表的な膜透過性ペプチド（CPP）

ペプチド	特徴	配列	由来
Tat	塩基性	GRKKRRQRRRPPQ	HIV-1 Tat タンパク質
オリゴアルギニン	塩基性	Rn （n = 7 ~12）	人工配列
ペネトラチン	両親媒性・塩基性	RQIKIWFQNRRMKWKK	アンテナペディアタンパク質
トランスポータン	疎水性・塩基性	GWTLNSAGYLLGKINLK-ALAALAKKIL	ガラニンとマストパランのキメラペプチド

ペプチドが見いだされ，細胞内へのペプチド，タンパク質をはじめとする様々の物質の運搬に利用されている。HIV-1 の Tat protein[41] やショウジョウバエの転写因子であるアンテナペディアタンパク質由来の塩基性ペプチド（ペネトラチン）[42] などが知られている。Tat peptide などは，Arg 残基を多く含む塩基性ペプチドであり，Arg 7 ~ 8 残基程度からなるペプチドも膜透過性ペプチドとしての役割を果たす[43]。ペネトラチンは両親媒性と塩基性を備えた膜透過性ペプチドとして分類されている。そのほかに，疎水性と塩基性を兼ね備えたトランスポータンなども膜透過性ペプチドとして利用できることが知られている[44]。表10－4 に種々の膜透過性ペプチドを示した。本来，細胞内への送達が困難であった様々な分子が，これらのペプチド配列を付加することで，細胞膜を透過できるようになるという知見は，ケミカルバイオロジー研究の進展に大いに役立つと期待されている。

（2）　Tag ペプチド[45]

バイオイメージング技術は，細胞生物学やケミカルバイオロジー分野の進展を支える基盤技術の一つである。GFP に代表される蛍光タンパク質の発見，応用展開によりバイオイメージングが急速に発展してきたことは疑う余地のないことである。さて，タンパク質を蛍光標識するためには，蛍光タンパク質と目的タンパク質の融合体を発現させる手法が主に使われてきた。しかし，GFP などによる目的タンパク質の蛍光標識は，目的タンパク質の機能を大きく変化さ

222　第10章　最近のペプチド・タンパク質の化学合成について

せる可能性があり，タンパク質を低分子の合成蛍光色素で標識する方法論が必
要とされていた。この目的に合致する手法として，短いペプチド配列（Tag ペ
プチド）に特異的に相互作用する蛍光色素の利用がある。Tsien らにより報告
されたテトラシステインタグ（Cys-Cys-Pro-Gly-Cys-Cys）/FlAsH システム
が最初の例である。このシステムでは，緑色蛍光色素である FlAsH の分子内
As 原子がテトラシステインタグの Cys 残基 SH と強力な配位結合を形成し，

表10－5　ペプチド Tag 配列とこれに結合する蛍光色素

ペプチド Tag 配列に結合する蛍光色素	ペプチド Tag 配列	文献*
FlAsH	-Cys-Cys-Pro-Gly-Cys-Cys-	46
ReAsH	-Cys-Cys-Pro-Gly-Cys-Cys-	47
Ni-NTA	His Tag 配列	48
Zn-BDT	-(Asp-Asp-Asp-Asp-Gly)n-	49

＊章末文献番号

3. 高機能ペプチドの合成　　223

その蛍光強度は結合に伴い増大する。テトラシステインタグのほかに His Tag 配列やテトラアスパラギン酸 Tag 配列の利用なども報告されている（表10－5）。

（3）　機能が変化するペプチド

　外部からの刺激や環境変化に伴いその機能を変化させるペプチドの開発も盛んに行われている。木曽らにより開発されたクリックペプチド[50] は，光刺激に伴いイソペプチドから通常のペプチドに変化する機能性ペプチドである。アルツハイマー病に伴い，神経細胞への沈着が知られているＡβ1-42ペプチドの機能変換に利用されている（図10－12）。

　外部刺激（光照射）などに伴いペプチド結合が切断されるペプチドも開発されている。正確にはペプチド結合の切断とはいえないが，ニトロフェニルβ-アラニンをその分子内に含むペプチドは，紫外線照射に伴い，β-アラニン残基中のC-N結合が開裂し，2つのペプチド断片へと分解される。このペプチドは外部刺激による酵母細胞周期調節に利用されている（図10－13）。また，著者らが開発したトリメチルロック型アミノ酸を利用したペプチドは，最初は核に集積し，次いで光照射に伴い細胞質へ移動する[51]（図10－14）。このような核—細胞質シャトルペプチドも外部刺激によるペプチド結合切断を利用した高機能ペ

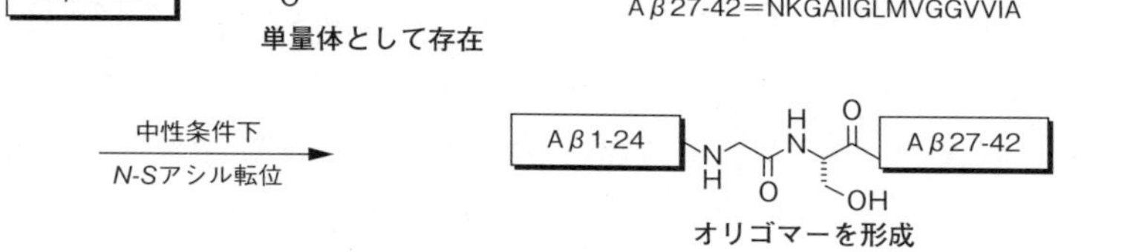

図10－12　クリックペプチド

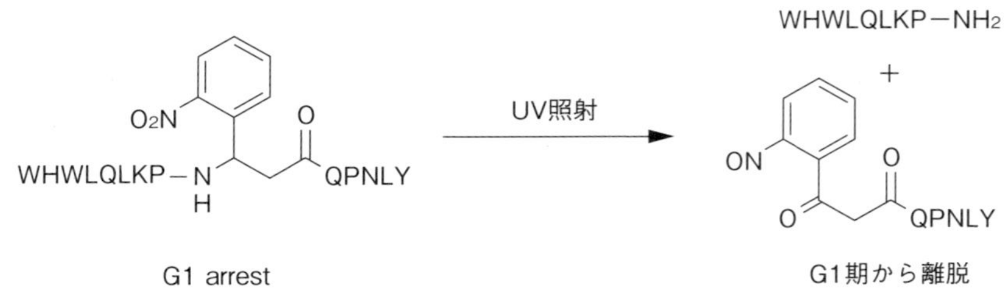

224　第 10 章　最近のペプチド・タンパク質の化学合成について

WHWLQLKP−NH₂ ... $WHWLQLKP-NH_2$

O₂N

UV照射

WHWLQLKP−N
　　　　　　H
QPNLY

ON

O

O

QPNLY

G1 arrest

G1期から離脱

図10−13　2-ニトロフェニル-β-アラニン含有酵母 α-factor 誘導体を利用した
　　　　　細胞周期調節

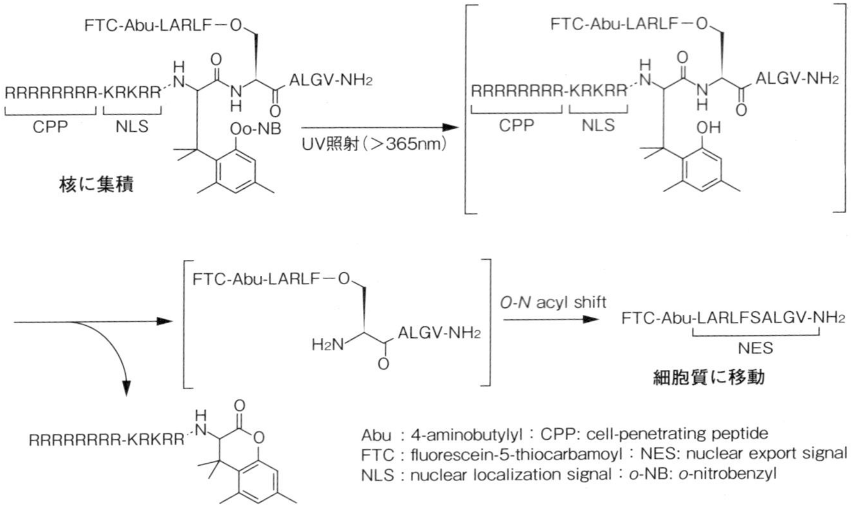

FTC-Abu-LARLF−O

RRRRRRRR-KRKRR

CPP　　NLS

ALGV-NH₂

Oo-NB

核に集積

UV照射（>365nm）

FTC-Abu-LARLF−O

RRRRRRRR-KRKRR

CPP　　NLS

ALGV-NH₂

OH

FTC-Abu-LARLF−O

H₂N

ALGV-NH₂

O-N acyl shift

FTC-Abu-LARLFSALGV-NH₂

NES

細胞質に移動

RRRRRRRR-KRKRR

N

Abu : 4-aminobutylyl : CPP: cell-penetrating peptide
FTC : fluorescein-5-thiocarbamoyl : NES: nuclear export signal
NLS : nuclear localization signal : o-NB: o-nitrobenzyl

図10−14　外部刺激応答型ペプチド結合切断アミノ酸を利用した核－細胞質
　　　　　シャトルペプチド

プチドの開発の一例である。

　また，pH 変化に応答し，その構造，機能を変化させるようなペプチドも知ら
れている。例として，人工的にデザインされた両親媒性ペプチド GALA など
がある[52]。GALA ペプチドは，その配列中に Glu-Ala-Leu-Ala 配列をいくつか
含み，Glu 残基が pH センサーとして機能し，中性領域ではランダム構造，pH
5 以下ぐらいでは α-helix 構造を取ることが知られている。α-helix 型の

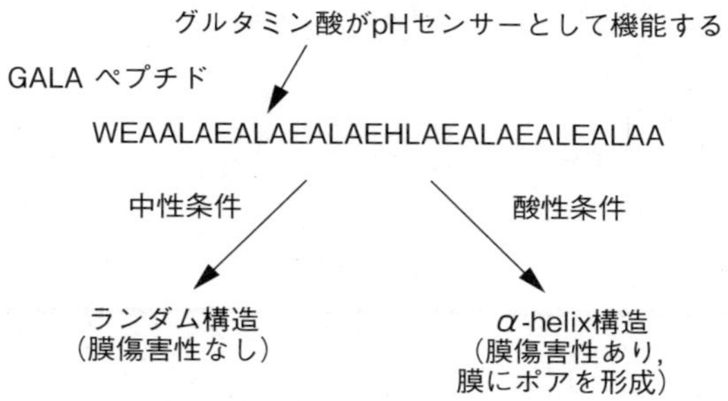

3. 高機能ペプチドの合成　225

グルタミン酸がpHセンサーとして機能する

GALA ペプチド

WEAALAEALAEALAEHLAEALAEALEALAA

中性条件　　　　　　　酸性条件

ランダム構造　　　　　　α-helix構造
（膜傷害性なし）　　　　（膜傷害性あり，
　　　　　　　　　　　膜にポアを形成）

図10−15　pH 変化に伴い構造を変える GALA ペプチド

GALA ペプチドは脂質膜との親和性が高く，脂質膜にポアを形成することも報
告されている。この GALA ペプチドは，細胞内への薬物や遺伝子の送達のた
めに利用されている（図10−15）。

（4）　リン酸化ペプチド

　タンパク質のリン酸化，脱リン酸化は細胞内シグナル伝達系において極めて
重要である。そのため，リン酸化ペプチドは機能性ペプチドとして，細胞生物
学分野，生化学分野における極めて重要な実験ツールとなっている。筆者らは，
細胞内シグナル伝達系研究に有用なペプチドとして，リン酸エステルの酸素原
子をジフルオロメチレン（CF$_2$）で置換した非水解性リン酸化アミノ酸を含む
ペプチドの合成研究を手がけてきた[53−55]。これらのペプチドは，ホスファター
ゼ存在下でも，そのリン酸エステル部位が加水分解されず，シグナルが持続す
ると考えられるので，細胞シグナル伝達の研究において様々な利用法が期待で
きる高機能ペプチドであると考えている（図10−16）。天然型リン酸エステル
型ペプチドについては成書にその合成法などが記載されているのでここでは省
略する。

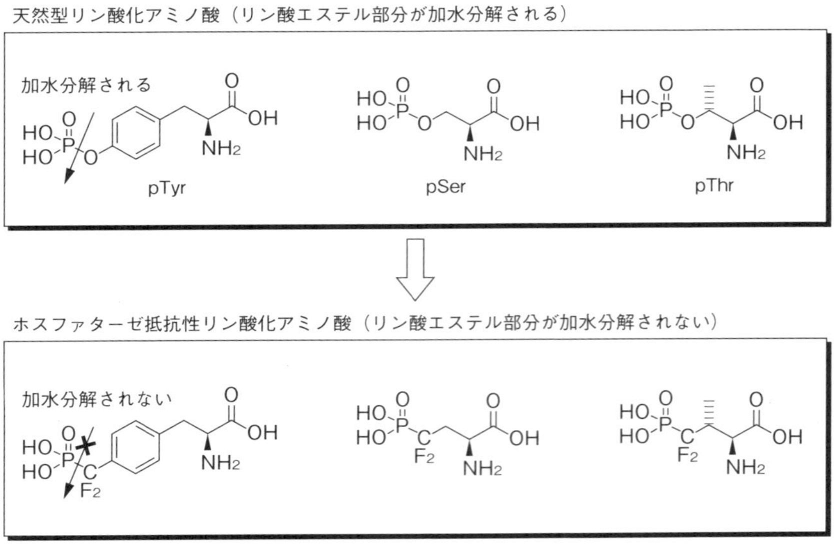

226　第 10 章　最近のペプチド・タンパク質の化学合成について

天然型リン酸化アミノ酸（リン酸エステル部分が加水分解される）

pTyr　　　　　　　pSer　　　　　　　pThr

ホスファターゼ抵抗性リン酸化アミノ酸（リン酸エステル部分が加水分解されない）

図10－16　ホスファターゼ抵抗性リン酸化アミノ酸

（5）　ペプチド結合の生物学的等価体（ペプチドイソスター）

　ペプチドは，生体内では，プロテアーゼなどの作用で，比較的容易に加水分解を受ける。そこで，ペプチド結合を，プロテアーゼ抵抗性を有する生物学的等価体（バイオイソスター）で置換し，ペプチドの安定化を図ろうとする試みが広く行われている[56]。ペプチドへの導入が試みられているアミド結合等価体の例を図10－17に示した。筆者らもペプチド結合の二重結合性に着目し，アルケン型ジペプチド等価体の合成研究を行ってきた[57]。

4．おわりに

　最近のペプチド・タンパク質の化学合成について，高機能ペプチドの開発も含め，概説した。高価な固相合成機を購入する必要もなく，簡単な化学実験設

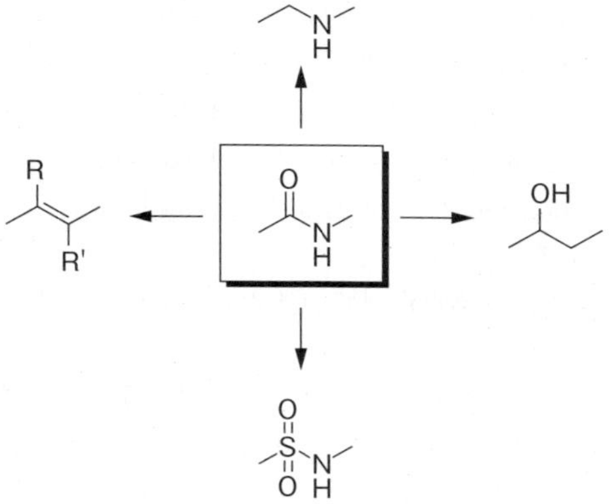

図10−17　代表的なアミド結合等価体

備，HPLC そしてドラフトがあれば10残基程度のペプチドであれば十分に合成可能である。また，この約15年の間にタンパク質化学合成に向けた方法論が種々開発されてきた。かつて，短鎖ペプチドは化学合成，長鎖ペプチド・タンパク質は遺伝子工学的手法によって調製するのが効率的であるとされてきた。しかし，現在，100残基程度のタンパク質ならばかつての困難を伴うことなく合成が可能であり，量的な供給についても実験室レベルでは化学合成に軍配が上がる場合も多い。また，化学合成を利用することで，高機能ペプチドの調製が可能になっており，様々な分野への応用展開が進展しつつある。最後に，化学合成そして遺伝子工学的手法，両者の長所と短所を十分に踏まえ，ペプチド・タンパク質の調製手段の選択をしていただくことが肝要であると考える。

文　献

1 ）Noren C., Anthony-Cahill S., Griffith M. et al：A general method for site-specific incorporation of unnatural amino acids into proteins. Science 1989；244；182−188.

2 ）Hohsaka T., Sisido M.：Incorporation of non-natural amino acids into proteins. Curr Opin in Chem Biol 2002；6 ；809−815.

3 ）Sisido M.：Extension of protein functions by the incorporation of nonnatural

228　第 10 章　最近のペプチド・タンパク質の化学合成について

amino acids. Bull Chem Soc Jpn 1999；72；1409－1425.

4) Suga H.：A highly flexible tRNA acylation method for non-natural polypeptide synthesis. Nat Methods 2006；3 ；357－359.

5) Ohuchi M., Murakami H., Suga H.：The flexizyme system：a highly flexible tRNA aminoacylation tool for the translation apparatus. Curr Opin Chem Biol 2007；11；537－542.

6) 泉屋信夫，加藤哲夫，青柳東彦，脇道典編：ペプチド合成の基礎と実験，丸善，1985.

7) 矢島治明，岡田芳男，木曽良明編：続　医薬品の開発　第14巻，廣川書店，1991.

8) 日本生化学編：新生化学実験講座　vol 1, No 6，タンパク質－合成及び発現－，東京化学同人，1992.

9) 日本化学会編：第 5 番　実験化学講座　vol 16，有機化合物の合成 IV －カルボン酸・アミノ酸・ペプチド－，丸善，2005.

10) Bondanszky M.：Principles of Peptide Synthesis 2nd ed., Springer-Verlag, 1993.

11) Chan W.C., White P.D. (ed)：Fmoc solid phase peptide synthesis. The Practical Approach Series, Oxford University Press, Oxford, 2000.

12) Yajima H., Fujii N.：Studies on peptides. 103. Chemical synthesis of a crystalline protein with the full enzymic activity of ribonuclease A. J Am Chem Soc 1981；103；5867－5871.

13) Kimura T., Chino N., Kumagaya S. et al：Strategy for the chemical synthesis of large peptides：synthesis of angiogenin as an example. Biochem Soc Trans 1990；18；1297－1299.

14) Nishiuchi Y., Nishio H., Inui T. et al：Total synthesis of green fluorescent protein (GFP), a 238 residue protein from jellyfish *Aequrea victoria*. Peptides 1998, Proceeding of the European Peptide Symposium, 25th Budapest 1998, 36－37, 1999.

15) Hojo H, Aimoto S.：Polypeptide synthesis using the *S*-alkyl thioester of a partially protected peptide segment. synthesis of the DNA-binding domain of c-myb protein (142－193) -NH$_2$. Bull Chem Soc Jpn 1991；64；111－117.

16) Aimoto S.；Polypeptide synthesis by the thioester method. Peptide Science 1999；51；247－265.

17) Dawson P.E., Muir T., Clark-Lewis I. et al：Synthesis of proteins by native chemical ligation. Science 1994；266；776－779.

18) Dawson P.E., Kent S.B.H.：Synthesis of native proteins by chemical ligation. Annu Rev Biochem 2000；69；923－960.

文　献　229

19) Hackenberger C. P. R., Schwarzer D.; Chemoselective ligation and modification strategies for peptides and proteins. Angew Chem Int Ed 2008 ; 47 ; 10030 – 10074.

20) Kent S.B.H. : Total chemical synthesis of proteins. Chem Soc Rev 2009 ; 38 ; 338 – 351.

21) Botti P., Carrasco M. R., Kent S. B. H. : Native chemical ligation using removable N^{α} – (1-phenyl-2-mercaptoethyl) auxiliaries. Tetrahedron Lett 2001 ; 42 ; 1831 – 1833.

22) Kawakami T., Aimoto S. : A photoremovable ligation auxiliary for use in polypeptide synthesis. Tetrahedron Lett 2003 ; 44 ; 6059 – 6061.

23) Marinzi C., Offer J., Longhi R. et al : An o-nitrobenzyl scaffold for peptide ligation : synthesis and applications. Bioorg Med Chem 2004 ; 12 ; 2749 – 2757.

24) Offer J., Boddy C.N.C., Dawson P.E. : Extending synthetic access to proteins with a removable acyl transfer auxiliary. J Am Chem Soc 2002 ; 124 ; 4642 – 4646.

25) Yan L.Z., Dawson P.E. : Synthesis of peptides and proteins without cysteine residues by native chemical ligation combined with desulfurization. J Am Chem Soc 2001 ; 123 ; 526 – 533.

26) Haase C., Rohde H., Seitz O. : Native chemical ligation at valine. Angew Chem Int Ed 2008 ; 47 ; 6807 – 6810.

27) Chen J., Wan Q., Yuan Y. et al : Native chemical ligation at valine : A contribution to peptide and glycopeptide synthesis 13. Angew Chem Int Ed 2008 ; 47 ; 8521 – 8524.

28) Crich D., Banerjee A. : Native chemical ligation at phenylalanine. J Am Chem Soc 2007 ; 129 ; 10064 – 10065.

29) Yang R., Pasunooti K.K., Li F. et al : Dual native chemical ligation at lysine. J Am Chem Soc 2009 ; 131 ; 13592 – 13593.

30) Brask J., Albericio F., Jensen K.J. : Fmoc solid-phase synthesis of peptide thioesters by masking as trithioortho esters. Org Lett 2003 ; 5 ; 2951 – 2953.

31) Ingenito R., Bianchi E., Fattori D. et al : Solid phase synthesis of peptide C-terminal thioesters by Fmoc/t-Bu chemistry. J Am Chem Soc 1999 ; 121 ; 11369 – 11374.

32) Kawakami T., Sumida M., Nakamura K. et al : Peptide thioester preparation based on an N-S acyl shift reaction mediated by a thiol ligation auxiliary. Tetrahedron Lett 2005 ; 46 ; 8805 – 8807.

33) Kawakami T., Aimoto S. : Sequential peptide ligation by using a controlled

230 第 10 章 最近のペプチド・タンパク質の化学合成について

cysteinyl prolyl ester (CPE) autoactivating unit. Tetrahedron Lett 2007；48；
1903-1905.

34) Hojo H., Onuma Y., Akimoto Y. et al：*N*-Alkyl cysteine-assisted thioesterification
of peptides. Tetrahedron Lett 2007；48；25-28.

35) Ohta Y., Itoh S., Shigenaga A. et al：Cysteine-derived *S*-protected oxazolidinones：
Potential chemical devices for the preparation of peptide thioesters. Org Lett
2006； 8 ；467-470.

36) Tsuda S., Shigenaga A., Bando K. et al：*N-S* Acyl-transfer-mediated synthesis
of peptide thioesters using anilide derivatives. Org Lett 2009；11；823-826.

37) Muir T.W.：Semisynthesis of proteins by expressed protein ligation. Annu Rev
Biochem 2003；72；249-289.

38) Giriat I., Muir T.W.：Protein semi-synthesis in living cells. J Am Chem Soc
2003；125；7180-7181.

39) David R., Richter M.P.O., Beck-Sickinger A.G.：Expressed protein ligation.
Eur J Biochem 2004；271；663-677.

40) 二木史郎：膜透過ペプチドを用いる細胞導入技術．ファルマシア 2008；44；321-
325.

41) Fawell S., Seery J., Daike Y. et al：Tat-mediated delivery of heterologous
proteins into cells. Proc Natl Acad Sci USA 1994；91；664-668.

42) Derossi D., Joliot A.H., Chassaing G. et al：The third helix of the Antennapedia
homeodomain translocates through biological membranes. J Biol Chem 1994；
269；10444-10450.

43) Futaki S.：Membrane-permeable arginine-rich peptides and the translocation
mechanisms. Adv Drug Deliv Rev 2005；57；547-558.

44) Pooga M., Hallbrink M., Zorko M. et al：Cell penetration by transportan.
FASEB J 1998；12；67-77.

45) Zhang J., Campbell R.E., Ting A.Y. et al：Creating new fluorescent probes for
cell biology. Nat Rev Mol Cell Biol 2002； 3 ；906-918.

46) Griffin B.A., Adams S.R., Tsien R.Y.：Specific covalent labeling of
recombinant protein molecules inside live cell. Science 1998；281；269-272.

47) Adams S.R., Campbell R.E., Gross L.A. et al：New biarsenical ligands and
tetracysteine motifs for protein labeling in vitro and in vivo：synthesis and
biological applications. J Am Chem Soc 2002；124；6063-6076.

48) Kapanidis A.N., Ebright Y.W., Ebright R.H.：Site-specific incorporation of
fluorescent probes into protein：Hexahistidine-tag-mediated fluorescent labeling

with （Ni^{2+}：nitrilotriacetic acid）$_n$-fluorochrome conjugates．J Am Chem Soc 2001；123；12123－12125．

49） Ojida，A．，Honda K．，Shinmi D．et al：Oligo-Asp Tag/Zn （II） complex probe as a new pair for labeling and fluorescence imaging of proteins．J Am Chem Soc 2006；128；10452－10459．

50） Taniguchi A．，Skwarczynski M．，Sohma Y．et al：Controlled production of amyloid beta peptide from a photo-triggered，water-soluble precursor "Click Peptide"．ChemBioChem 2008；9：3055－3065．

51） Shigenaga A．，Tsuji D．，Nishioka N．et al：Synthesis of a stimulus-responsive processing device and its application to a nucleocytoplasmic shuttle peptide．ChemBioChem 2007；8；1929－1931．

52） Li W．，Nicol F．，Szoka F.C.Jr．：GALA：A designed synthetic pH-responsive amphipathic peptide with applications in drug and gene delivery．Adv Drug Deliv Rev 2004；56；967－985．

53） 大高章，相本三郎：構造生物学の方法論の新しい展開，リン酸化ペプチドの化学合成．蛋白質 核酸 酵素 1999；44；302－309．

54） Otaka A．，Mitsuyama E．，Kinoshita T．et al：Stereoselective synthesis of CF$_2$-substituted phosphothreonine mimetics and their incorporation into peptides using newly developed deprotection procedures．J Org Chem 2000；65；4888－4899．

55） Panigrahi K．，Eggen M．，Meeng J-H．et al：The α,α-difluorinated phosphonate L-pSer-analogue：An accessible chemical tool for studying kinase-dependent signal transduction．Chem Biol 2009；16；2009．

56） Kazmierski W.M．（ed）：Peptidomimetics protocols．Humana Press，Totowa，NJ，1999．

57） 大石真也，鳴海哲夫，大野浩章ほか：アルケン型ジペプチドイソスターの合成法の開発と生理活性ペプチドの構造活性相関研究への応用．有機合成化学協会誌 2009；66；846－857．

索　引

＜ア＞

アグロバクテリウム
 ………………………180
アデノシン A$_{2A}$ 受容体
 ………………………59
アポリポタンパク質 A-I
 ………………………42
アミノ酸トランスポー
 ター………………151
アンジオテンシンⅡ
 ………………10，195
アンジオテンシン変換酵
 素………………9
アンジオテンシン変換酵
 素阻害………………58
アンジオテンシン変換酵
 素阻害ペプチド
 ………………9，165

＜イ＞

一塩基多型…………97
一酸化窒素…………20
遺伝子工学的なチオエス
 テル合成…………219
インクレチン………130
インスリン…………144
インテレクチン……110

＜ウ＞

ウイルス……………101
ウシ心臓タンパク質…41

＜エ＞

液相合成法…………206

液相法………………206
Ｘ線結晶解析法………96
エドマン分解………168
エンテロスタチン……42

＜オ＞

オピオイド…………52
オリゴ糖……………110
オリゴペプチド………32

＜カ＞

学習促進作用………51
拡張型 NCL 法……212
カゼイン………94，140
カルシウムチャネル…34
カルノシン…………89
カルモジュリン……186
カルモジュリン結合部位
 ………………186
がん予防……………102

＜キ＞

偽基質………………189
基質認識性…………155
機能が変化するペプチド
 ………………223
機能性ペプチド……160
筋萎縮関連遺伝子群…77

＜ク＞

グリシニン…………87
クリックペプチド…223
グルカゴン様ペプチド-1
 ………………129

グルタミン酸脱炭酸酵素
 ………………185
グルテリン…………181
グロビン……………43
グロブリン…………181

＜ケ＞

形質転換……………180
血圧降下ペプチド
 ………………9，182
ケミカルセンシング
 ………………128
下痢の防止…………104

＜コ＞

高架式十字迷路………53
口腔粘膜疾患………105
抗原エピトープ……183
抗ストレス効果……104
好中球…………94，97
抗不安作用…………51
抗利尿ホルモン……195
ゴールデンライス…183
固相合成法…………206
固相法………………206
骨代謝………………104
コハク酸セミアルデヒド
 ………………185
コラーゲンペプチド
 ………………167
コレシストキニン…129
コレステロール 7 α -水
 酸化酵素…………32
コレステロール代謝改善
 ペプチド…………31

索　引　233

＜サ＞

殺菌作用……………………99
三次機能……………………51

＜シ＞

シクロオキシゲナーゼ
………………………21，64
自己阻害ドメイン……188
脂質代謝改善ペプチド
………………………………31
歯肉炎…………………………105
ジペプチド……153，168
シャトルペプチド……223
消化管内分泌細胞……128
消化管ホルモン………128
小腸上皮細胞膜………151
食事由来ペプチド……168
食欲調節作用…………51
食欲抑制ペプチド……133

＜ス＞

膵臓結石……………………107
スキムミルク………………110

＜セ＞

生活習慣病…………………179
精神的ストレス緩和作用
………………………………51
整腸作用……………………104
生物学的等価体………226
セロトニン………………63
線維芽細胞………………172
全身免疫系………………98

＜ソ＞

ソイスタチン………………40

＜タ＞

大豆タンパク質…37，40
大豆ペプチド………………86
脱脂粉乳……………………110
玉突きモデル………………109
短鎖ペプチド………………170

＜チ＞

チオエステルの化学合成
………………………216
チオエステル法………209
中枢神経系………………51
腸管免疫系………………98
貯蔵タンパク質………181
鎮痛効果…………………104

＜ト＞

糖鎖…………………………96
動脈アテローム………102
動脈弛緩ペプチド……20
ドーパミン…………………63
ドーパミンD_1受容体
………………………………55
トキソプラズマ………101
特定保健用食品…19，38
特定網室…………………192
トランスジェニックウシ
………………………111
トランスフェリン
………………………94，99
トリプシン…………………96
トリペプチド…153，168

＜ナ＞

難消化性ペプチド……144

＜ニ＞

乳酸菌……………97，101
乳児用調製粉乳………110
乳清……………………………94
乳清タンパク質…………32
乳房炎乳……………………94
ニューロテンシン……68
ニューロペプチドY
………………………………64

＜ネ＞

ネコ免疫不全症ウイルス
………………………106

＜ノ＞

ノルアドレナリン……195

＜ハ＞

胚乳…………………………180
廃用性筋萎縮……………75
バクテリアルトランスロ
ケーション…………100

＜ヒ＞

ヒト末梢血中……………168
ヒドロキシプロリン
………………………167
ビフィズス菌
……97，99，100，101，110

＜フ＞

フェリチン…………………183
腹腔内グルコース負荷試
験……………………144
フジマメ……………………137
ブタ肉タンパク質……41
ブラジキニン………………10

234 索　引

プリオン複製阻害····106
プレカラムラベル法
··················172
プログルカゴン······142
プロスタグランジン···20
プロドラッグ型········13
プロヒビチン··········43
プロモーター·········181
プロラミン···········181

＜ヘ＞

ペプチドアレイ········44
ペプチドイソスター
··················226
ペプチドチオエステル
··················209
ペプチドトランスポー
ター·············151
ペプチド結合の生物学的
等価体···········226
ペプチドの誘導化····170

＜ホ＞

ホエイ（ホエー）
···············94，140
補体··················57
ポリペプチド鎖········96
本態性高血圧自然発症
ラット···········194

＜マ＞

膜透過性ペプチド····219
マススペクトロメトリー
··················166
慢性乳房炎············97

＜メ＞

迷走神経求心路·······143

メタボリックシンドロー
ム·············179
免疫グロブリン········97

＜モ＞

網羅的解析法·········170
網羅的な同定法······167

＜ヤ～ヨ＞

薬物輸送············160
ユビキチン・プロテア
ソーム経路········76
ユビキチン化·········75
ユビキチンリガーゼ···77
養殖魚··············106
抑制性神経伝達物質
··················183

＜ラ～レ＞

ラクトスタチン········31
ラクトフェランピン
··················100
ラクトフェリン
···················93
ラクトフェリン結合タン
パク質·········99，102
ラクトフェリンレセプ
ター···········99，110
卵白タンパク質········41
リポ多糖··········99，105
リン酸化ペプチド····225
リン脂質結合大豆ペプチ
ド···················39
ルミナコイド·········145
レニン··············195

＜A・B＞

ACE 阻害 ·············58
AT$_2$受容体············67
Atrogenes ·············77
atrogin-1 ·············77
Boc 法···············206

＜C＞

C3a ··················57
C5a ··················57
Caseinomacropeptide
··················137
casoxinC··············68
Cbl-b ················79
Cbl-b inhibitor ········82
Cblin ················82
c-Cbl ················79
CCK ···········67，129
CGRP ···············69
COX ················64
COX-2···············64
CRF ················69
C 型肝炎ウイルス····105
C-ローブ·········96，109

＜D＞

DNA マイクロアレイ法
··················104
Dolicholin ···········138
DP$_1$受容体············58

＜E・F＞

EP$_4$受容体 ·············58
Fmoc 法 ·············208
FOXO·················80

索　引　235

<G>

GABA············· 63, 183
GABA アミノ基転移酵
素····················· 185
GABA 経路············ 186
GABA$_A$受容体·········59
GAGA$_B$受容体
················· 63, 195
GLP-1 ················· 129

<H・I>

Haemophilus influenzae
···················· 100
Hyp-Gly················ 171
IgA プロテアーゼ···· 100
IGF-1 ·················80
IGF-1抵抗性 ············81
IgM ····················97
Intein-Extein システム
···················· 219
IPP····················166
IRS-1 ··················80

<L>

lactomedin 1 ············57
LC-MS ················· 166
LC-MS/MS ············ 166
LPS ············· 99, 105

<M・N>

MAFbx ················77
MuRF-1·················77
Native Chemical
Ligation 法 ·········· 209
NCL 法·················209
novokinin············24, 67

N-S アシル転移反応
···················· 216
NT$_2$受容体 ··············68
N-ローブ ········· 96, 109

<O・P>

oryzatensin ·············57
ovokinin ················23
PEPT1（PepT1）
············89, 139, 153
PEPT1 ノックアウトマ
ウス ················· 159
PEPT2（PepT2）
················· 89, 155
PGD$_2$ ·················58
PGE$_2$ ·············57, 58
phenyl isothiocyanate
···················· 170
PHT1············· 89, 155
PHT2·················· 155
*Porphyromonas
gingivalis*············· 100
Pro-Gly················ 171
Pro-Hyp ·············· 168

<R>

rapakinin ··········22, 67
rubimetide ·············21
Rubisco ················21
rubiscolin··············55

<S>

SHR····················194
sIgA ··················97
SNP··················97
S-N アシル転移·······211
soymorphin·············54

Streptococcus mutans
···················· 100

<T>

Tag ペプチド ········221
T-DNA ··············180
Th1/Th2 バランス·····99

<V～Z>

Val-Ala·············· 171
Wistar 系ラット······197
WKY ·················197
Y$_1$受容体··················64
Zein····················140

<数字・ギリシャ文字>

5-HT$_{1A}$受容体············61
6-aminoquinolyl-
N-hydroxysuccinimidyl
carbamate ·········· 171
β-lactotensin ···········68
β-コングリシニン
················· 87, 134
β-ラクタム系抗生物質
···················· 155
γ-アミノ酪酸 ·········183
γ-ヒドロキシ酪酸··· 186
δ （デルタ）·········54
Δ-ラクトフェリン
················· 97, 108
μ （ミュー）·········54
σ_1受容体············55

［責任編集者］

岡 　達三　おか　たつぞう　　　鹿児島大学農学部
二川 　健　にかわ　たけし　　　徳島大学大学院ヘルスバイオサイエンス研究部
奥 　恒行　おく　つねゆき　　　長崎県立大学大学院人間健康科学研究科

［著 　者］（執筆順）

吉川 正明　よしかわ　まさあき　大阪大学大学院工学研究科フロンティア研究セ
　　　　　　　　　　　　　　　　ンター
大日向耕作　おおひなた　こうさく　京都大学大学院農学研究科
長岡 　利　ながおか　さとし　　　岐阜大学応用生物科学部
島﨑 敬一　しまざき　けいいち　北海道大学名誉教授
原 　博　はら　ひろし　　　　　北海道大学農学研究院応用生命科学部門
宮本 賢一　みやもと　けんいち　徳島大学大学院ヘルスバイオサイエンス研究部
佐藤 健司　さとう　けんじ　　　京都府立大学大学院生命環境科学研究科
赤間 一仁　あかま　かずひと　　島根大学生物資源科学部
大高 　章　おおたか　あきら　　徳島大学大学院ヘルスバイオサイエンス研究部

機能性タンパク質・ペプチドと生体利用

2010年（平成22年）5月20日　初版発行

監　修　日 本 栄 養・
　　　　食 糧 学 会
責　任　岡　　　達　三
編集者　二　川　健　行
　　　　奥　　　恒　行
発行者　筑　紫　恒　男
発行所　株式会社 建 帛 社
　　　　　　　　 KENPAKUSHA
〒112-0011　東京都文京区千石4丁目2番15号
　　　　　TEL　（03）3944―2611
　　　　　FAX　（03）3946―4377
　　　　　http://www.kenpakusha.co.jp/

ISBN 978-4-7679-6150-7　C3047　　　　　中和印刷／プロケード
ⓒ　岡，二川，奥ほか，2010　　　　　　　Printed in Japan
（定価はカバーに表示してあります）

本書の複製権・翻訳権・上映権・公衆送信権等は株式会社建帛社が保有します。
JCOPY 〈㈳出版者著作権管理機構　委託出版物〉
本書の無断複写は著作権法上での例外を除き禁じられています。複写される
場合は，そのつど事前に，㈳出版者著作権管理機構（TEL03-3513-6969,
FAX03-3513-6979，e-mail：info@jcopy.or.jp）の許諾を得て下さい。